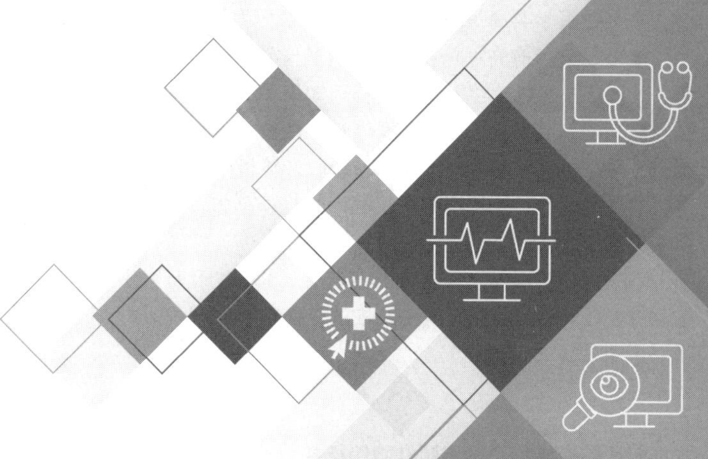

医学计算机基础教程

主　编◎杨剑兰　周　青
副主编◎王　文　卢　景　盛晓梅　杨　勍
吴鑫宇　张淑梅　苏　茜　熊罂宇
李思琦　李　娅

清华大学出版社
北　京

内 容 简 介

本书是医学类高等院校计算机基础课程教材。

本书根据当前高等院校对计算机教学改革的要求，将课程思政融入课程内容之中，并充分引入医学应用，以提升医学院校学生计算机基础知识和信息技术应用技能为宗旨组织教学内容，考虑到计算机及信息技术教育的基础性、广泛性和发展性，注重与时俱进，注意深度与广度的结合。本书内容包括信息与计算机技术基础、计算机系统、操作系统、计算机网络与应用、医院信息系统、办公软件高级应用和信息安全等，本书由医学院校长期从事医学计算机基础教育并具有深厚教学经验的教师编写，理论知识丰富、重点要素突出。

本书可作为医学院校各专业专科生、本科生及研究生的计算机基础课程教材，也可作为医药类成人继续教育院校、医药类高等职业院校的计算机基础课程教材，还可作为医疗卫生人员信息技术培训教材和自学参考用书。

图书在版编目（CIP）数据

医学计算机基础教程 / 杨剑兰,周青主编. -- 北京 : 清华大学出版社,2024. 7. -- ISBN 978-7-302-66813-8

Ⅰ. R319

中国国家版本馆 CIP 数据核字第 2024AB1202 号

责任编辑： 杜春杰
封面设计： 刘　超
版式设计： 文森时代
责任校对： 马军令
责任印制： 刘　菲

出版发行： 清华大学出版社
网　　址： https://www.tup.com.cn，https://www.wqxuetang.com
地　　址： 北京清华大学学研大厦 A 座　　**邮　　编：** 100084
社 总 机： 010-83470000　　**邮　　购：** 010-62786544
投稿与读者服务： 010-62776969，c-service@tup.tsinghua.edu.cn
质量反馈： 010-62772015，zhiliang@tup.tsinghua.edu.cn
印 装 者： 北京鑫海金澳胶印有限公司
经　　销： 全国新华书店
开　　本： 185mm×260mm　　**印　　张：** 15.5　　**字　　数：** 382 千字
版　　次： 2024 年 8 月第 1 版　　**印　　次：** 2024 年 8 月第 1 次印刷
定　　价： 59.80 元

产品编号：104279-01

前　　言

本书立足于培养医学院校学生的计算机基础知识与应用能力，教材编写组主要成员曾参与四部已出版医学计算机基础类教材的编写，并且具备十年以上医学院校计算机基础理论与实验课程的教学经验，授课专业包括临床医学、口腔医学、护理学、医学影像技术、医学检验技术等，在一线教学过程中积累了大量宝贵且丰厚的教学重难点研究资料、教学素材和学情分析，并动态深入地把握了社会和相应机构对医学人才的信息处理能力诉求。基于上述积淀，教材编写组制定了符合医学人才综合能力培养要求以及针对性较强的教学方案，并将其贯穿融合到本教材的设计、组织和撰写中。

经过多次研讨商定，本书各章节结构划分合理清晰，内容与时俱进；充分体现面向医学院校的应用目的，增加了大量医学领域案例；讲究教学效能，严谨地对篇幅进行取舍；在实践教程中，增加综合应用案例，案例选取上紧密围绕学生实际应用需求，力求使学生感受到信息技术工具的价值。尤其注重将“思政元素”融入理论与实验案例之中，培养学生严谨治学的态度，弘扬优秀传统文化，使学生全面地提高职业素养。

本书特色可概括为：既涵盖计算机基础学科要点，又囊括当前医院信息系统和信息科学的应用要点。注重打造与点亮思政元素，引导学生养成科学严谨的医学信息素养、职业精神和计算思维；培植家国情怀，通过精选案例弘扬优秀传统文化。为医学生进一步学习相关计算机课程、提高计算机应用能力、适应数字化医院的人才需求打下基础。

本书教学学时分配如下表所示。

学时分配表

序　　号	教 学 内 容	理论课学时	实验课学时
1	第 1 章　信息与计算机技术基础	3	2
2	第 2 章　计算机系统	3	2
3	第 3 章　操作系统	2	4
4	第 4 章　计算机网络与应用	2	2
5	第 5 章　医院信息系统	6	/
6	第 6 章　办公软件高级应用	2	16
7	第 7 章　信息安全	2	2
合计		20	28

本书由杨剑兰、周青担任主编并负责统稿。本书第 1 章由杨剑兰、熊罂宇、李娅编写，第 2 章由卢景编写，第 3 章由王文编写，第 4 章、第 7 章由周青、苏茜、李思琦编写，第 5 章由吴鑫宇、张淑梅、杨剑兰编写，第 6 章由盛晓梅、杨勍编写。

本书编写中参阅了大量技术资料及书籍，得到了云南省计算机教学指导与考试委员会与清华大学出版社编辑的指导和支持，在此表示诚挚的谢意。

由于计算机技术发展日新月异，课程建设是庞大艰深的项目，而编者水平有限，书中难免存在不足和疏漏之处，恳请各位读者批评指正。

编 者

2023 年 11 月

目　　录

第 1 章　信息与计算机技术基础

步入 21 世纪，人类已生活在信息科技时代，信息成为经济与社会发展的主导因素，与物质、能源并称为支撑人类社会生存与发展的三大资源。“利用身外之物扩展自身能力”是人类文明进化的主要推动力，也是科学技术产生和发展的根本原因，因此对信息进行处理的手段与工具的更迭也伴随和引导着人类文明的发展与变革，其中，计算机的发明与普及极大地推动了这一进程，计算机以其高效、准确以及智能化的信息处理能力，成为当前在各行各业中渗透最深入的一种信息处理工具。了解以计算机为核心的信息技术基础知识和掌握信息技术的基本应用是当代大学生必须具备的基本素质。

本章主要内容包括信息概述、计算机概述、人工智能概述、计算机中数的表示和计算思维概述。

1.1　信 息 概 述

“信息”是现代社会中广泛使用的一个概念，不同领域的科学家对“信息”的定义提出了不同角度和层次的阐释，至今关于信息的定义达 200 多种。信息论创始人，美国数学家香农基于在 1948 年创立的“通信的数学理论”，以通信系统为背景，提出：信息是能够用来消除不确定性的因素。控制论奠基人，美国数学家维纳认为：① 信息是组织程度的度量；② 信息是我们适应外部世界并使这种适应为外部世界所感知的过程中，同外部世界进行交换的内容的名称，这种信息不能脱离接收者的解释结构而存在。

我国著名信息科学家钟义信结合时代发展中信息概念边界的不断扩大，将原来各自独立研究的基于传感、通信、计算、智能、控制学科的信息定义高度统一为“全信息”理论，并以这一理论为基础，系统地研究和总结了全信息在整个信息处理过程的工作原理。本章将以钟义信提出的“全信息”理论为界定，阐述信息的明确定义、特征与价值。

1.1.1　信息的概念和特征

“全信息”理论中，对信息做了如下定义：作为主体（人和生物）所感知或所表述的“事物的运动状态及其变化方式”就是信息；信息不同于物质也不同于能量，信息具有巨大的价值。

信息具备如下主要特征。

1. 载体的依附性

信息可以存在并负载于载体上，可以被无限地进行复制、传播。语言、数据、文字、图像、声音、编码都是信息的载体。

2. 价值的相对性

拥有不同观察能力、不同理解能力和不同目的的观察者，从同一事物所获得的信息各不相同。

3. 价值的时效性

信息是事物的运动状态及其变化方式，当信息不再能反映事物变化后新的状态时，它的效用就会逐渐降低，直至完全失去。

1.1.2 信息科学

信息科学是以信息为研究对象、以信息运动规律为研究内容的一门学科，其研究目标是如何以科学的方法扩展人的智能、扩展人类认识世界并改造世界的能力。信息科学是在概括和综合多门学科的基础上形成的新兴横断科学，信息科学最基本的原理是：信息—知识—智能转换原理，如图 1-1 所示。

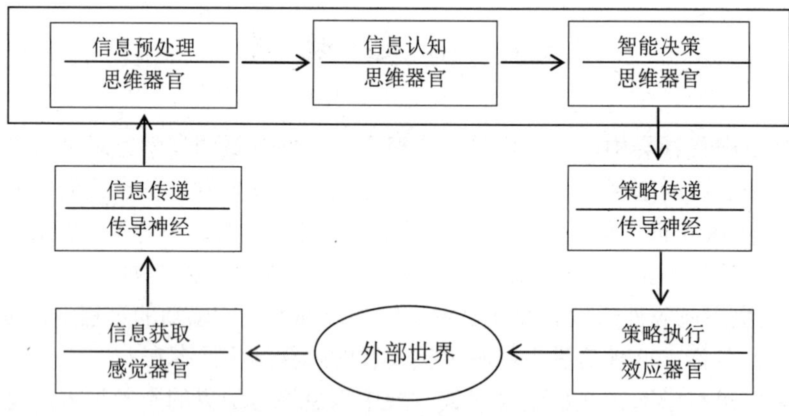

图 1-1　信息—知识—智能转换示意图

1.1.3 信息技术

技术是人类在认识和改造自然的过程中为了增强与扩展自身力量赢得更广阔的生存机会而产生与发展起来的，其中，信息技术是能够扩展人的信息器官功能的一类技术。而人的信息器官主要包括以下四类：

（1）感觉器官。包括视觉器官、听觉器官、嗅觉器官、味觉器官、触觉器官和平衡感觉器官等。

（2）传导神经网络。可以分为导入神经网络和导出神经网络等。

（3）思维器官。包括记忆系统、联想系统、分析推理和决策系统等。

（4）效应器官。包括操作器官（手）、行走器官（脚）和语言器官（口）等。

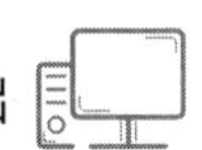

四类信息器官的主要功能如下：

（1）感觉器官：获取信息——通过视觉、听觉、嗅觉、味觉和触觉感知（即获取）外部世界各种事物运动的状态和方式；平衡感觉器官则可以根据运动主体与客体之间的关系获取平衡信息。

（2）传导神经网络：传递信息——通过导入神经网络把感觉器官获得的信息传递给思维器官；又通过导出神经网络把思维器官加工出来的信息传递给各种效应器官或某些内部器官。

（3）思维器官：加工和再生信息——实际上它担负着存储信息、检索信息、加工信息和再生信息的复杂任务。通过存储、检索、加工信息得到对于外部事物运动规律的认识，通过再生信息表示主体对于外部事物进行改造的策略和意图。

（4）效应器官：施用信息——通过操作器官和行走器官执行大脑发出的再生信息，或者通过语言器官表达再生信息，使这些信息产生实际的效果。

人类的这四类信息器官和它们的信息功能有机地联系在一起，使它们能够执行整体性的高级功能——用于认识世界和改造世界的过程中所需要的智力功能。图 1-2 为这四种信息器官互相联系形成智力功能的示意图。

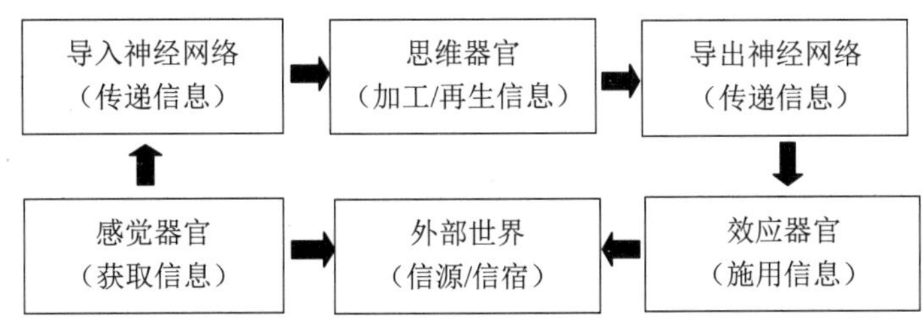

图 1-2　信息器官及其功能示意图

图 1-1 中，实现信息获取功能的技术对应“传感技术”，实现信息传递和策略传递的功能对应“通信技术”，实现信息预处理的功能对应“计算机技术和存储技术”，实现信息认知功能和智能决策的功能对应“人工智能技术”，实现策略执行的功能对应“控制技术”，实现反馈学习和策略优化的功能对应“信息系统自组织技术”，将以上过程进行概括归纳后得出信息科学的简化模型，如图 1-3 所示。

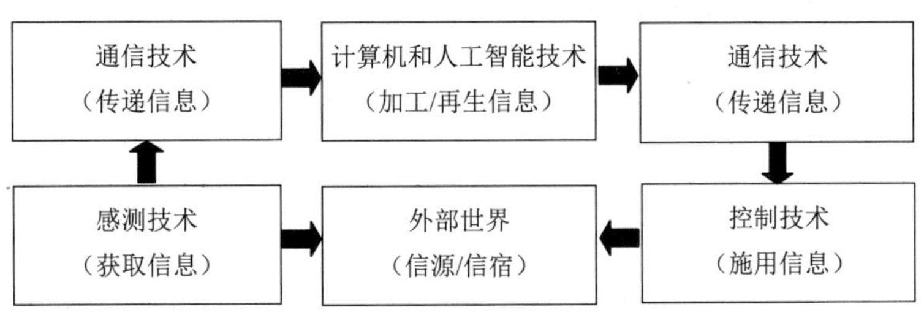

图 1-3　信息科学的简化模型图

从信息科学简化模型可知，扩展感觉器官功能的传感技术、扩展传导神经系统的通信技术、扩展思维器官预处理功能的计算机技术以及扩展效应器官功能的控制技术为外围技术，扩展思维器官认知功能和决策功能的人工智能技术为核心技术。

根据信息技术的定义和以上相应分析，得出信息技术的四项基本内容，即：

1. 感测技术

感测技术是感觉器官功能的延长。包括传感技术、测量技术、遥感技术、遥测技术等。它使人们能更好地从外部世界获得各种有用的信息。

2. 通信技术

通信技术是传导神经网络功能的延长。它的作用是传递、交换和分配信息，消除或克服空间上的限制，使人们能更有效地利用信息资源。

3. 计算机和智能技术

计算机和智能技术是思维器官功能的延长。包括计算机硬件技术、软件技术和人工智能技术，使人们能更好地加工和再生信息。

4. 控制技术

控制技术是效应器官功能的延长。其作用是根据输入的指令（决策信息）对外部事物的运动状态实施干预，即施用信息。

综上信息技术的具体定义如下：

（1）信息技术是指能够完成信息获取、传递、加工、再生和施用等功能的技术。

（2）信息技术是感测、通信、计算机和智能以及控制等技术有机结合的整体。

1.1.4 医学信息学

医学信息学又称卫生信息学或医学资讯学，是信息科学、医学和卫生保健学等学科的交叉学科。医学信息学的工具不仅包含计算机，还包括临床指导原则、医疗术语和通信系统。

医学信息学的覆盖领域包括临床信息学、临床研究信息学、护理信息学、口腔医学信息学、公共卫生信息学、医学图形信息学、健康信息学、生物信息学和药物信息学。

医学信息学的具体应用包括以下几个方面：

1. 医学信息标准的制定

医学领域的数据往往由不同的医疗、科研、管理机构和不同企业、个体产生，要实现跨部门、跨机构、跨场景的医学信息互联互通、数据共享和业务协同，就需要信息学专业人员联合相关机构制定相关医学信息标准，并由公认机构批准和发布，作为共同遵守、可重复使用的规范化准则和依据。例如，医疗信息编码标准制定了各种诊断、手术、药品、医疗器械等编码规范，为医疗信息数据的标识、查询、比对、统计和分析等提供了基础保障。目前，国际上流行的医疗信息数据标准主要有 ICD、SNOMED CT、DICOM、LOINC、HL7 等，国内也有自主研发的医疗信息数据标准，如中国医学科学院医学信息学术语（简称 CMA）、国家中医药管理局中医病证分类标准等。

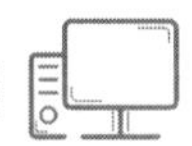

2. 数据治理、管理与分析

在基础医学、临床医学、公共卫生、中医药学等领域的科学研究和业务活动中产生了大量原始性、基础性的医学数据。这就需要医学信息学专业人员建立和维护数据管理机制，获取合理合法可用的健康医疗相关数据，进而用于数据分析挖掘以支持个体和人口健康并推动医学科技创新。

3. 促进卫生决策、进程和结果

医学信息学的主要目的是将所处理的数据、信息和知识有效地应用于临床诊疗实践、公共卫生决策、公众健康管理、医学科研与医药研发、医学科技评价与战略决策等方面，从而支持和促进临床医生、公共卫生专业人员、医学科研人员、患者和公众、管理者的决策，以优化流程、提高效率、促进创新。

1.2　计算机概述

计算机是一种能迅速而高效地自动完成信息处理的电子设备，它能按照程序对信息进行加工、处理和存储。在上一节中，我们知道计算机科学与技术是信息科学中重要的一个分支与支撑，本节将对计算机的产生、发展、特点、分类、应用和发展趋势等方面进行介绍。

1.2.1　计算机的发展历史

世界上第一台电子计算机由美国宾夕法尼亚大学、穆尔工学院和美国陆军火炮公司联合研制而成，于 1946 年 2 月 15 日正式投入运行，它叫 ENIAC，是 The Electronic Numerical Integrator and Calculator（电子数值积分计算机）的缩写。ENIAC 使用了 17468 个真空电子管，耗电 174 千瓦、占地 170 平方米，重达 30 吨，每秒可进行 5000 次加法运算，3 毫秒便可进行一次乘法运算。虽然它的功能还比不上今天最普通的一台微型计算机，但在当时它的运算速度、精确度和准确度也是历史上的计算工具无法比拟的，它将 60 秒射程的弹道计算时间由原来的 20 分钟缩短到 30 秒。ENIAC 奠定了电子计算机的发展基础，开辟了一个计算机科学技术的新纪元。

ENIAC 诞生后短短的几十年间计算机的发展突飞猛进。主要电子器件相继使用了真空电子管，晶体管，中、小规模集成电路和大规模、超大规模集成电路，带动计算机屡次更新换代。每一次更新换代都使计算机的体积和耗电量极大减小，功能极大增强，应用领域进一步拓宽。特别是体积小、价格低、功能强的微型计算机的出现使得计算机迅速进入了办公领域和家庭，在办公自动化和多媒体应用方面发挥了巨大的作用。目前计算机的应用已扩展到社会的各个领域。计算机的发展如下所述。

1. 第一代：电子管计算机（1946—1957 年）

主要特点：

（1）采用电子管作为基本逻辑部件，体积大，耗电量大，寿命短，成本高。

（2）采用电子射线管作为存储部件，因容量太小，后外存储器使用了磁鼓存储信息扩充容量。

（3）输入输出装置落后，主要使用穿孔卡片，速度慢且容易出错，使用十分不便。

（4）没有系统软件，只能用机器语言和汇编语言编程。

（5）主要服务对象是军事应用，包括导弹计算和与军事相关的空间的计算等。

2. 第二代：晶体管计算机（1958—1964年）

随着半导体技术的发展，20世纪50年代中期晶体管取代了电子管，晶体管计算机的体积缩小为电子管计算机的1%左右，耗电量也只有电子管计算机的1%，但它的运算速度提高到每秒几万次。其主要特点如下：

（1）采用晶体管作为基本逻辑元件，体积减小，重量减轻，能耗降低，成本下降，计算机的可靠性和运算速度均得到提高。

（2）普遍采用磁芯作为主存储器，采用磁盘和磁鼓作为外存储器。

（3）开始有了系统软件（监控程序），提出了操作系统概念，并出现了高级语言。

3. 第三代：集成电路计算机（1965—1970年）

1962年，世界上第一块集成电路诞生，在一块只有2.5平方英寸[①]的硅片上集成了几十至几百个晶体管。计算机的体积进一步缩小，运算速度可达每秒几百万次。其主要特点如下：

（1）采用中小规模集成电路制作各种逻辑部件，从而使计算机体积更小、更轻、耗电更少、寿命更长、成本更低，运算速度得到大幅提高。

（2）采用半导体存储器作为主存储器，取代了原有的磁芯存储器，使存储器的存取速度大幅提升。

（3）系统软件取得长足发展，出现了分时操作系统，多用户可以共享计算机软硬件资源。

（4）在程序设计方面采用了结构化程序设计，为研制更加复杂的软件提供了技术支持。

4. 第四代：大规模、超大规模集成电路计算机（1971年至今）

1971年Intel公司的工程师们把计算机的算术与逻辑运算电路集成在一片微小的硅片上，做成了世界上第一片微处理器（Intel 4004），该硅片上集成了2250只晶体管，从此，掀起信息革命浪潮的微型电子计算机（简称“微型计算机”）诞生。1983年，美国《时代周刊》第一期选出的1982年“时代风云人物”是1台微型计算机。微型计算机的体积小，易于搬动，运算速度达每秒上亿次，正是我们目前正在普遍使用的一代计算机。其主要特点如下：

（1）基本逻辑部件采用超大规模集成电路，使计算机体积、重量、成本均大幅度降低，出现了微型计算机。

（2）作为主存的半导体存储器集成度越来越高，容量越来越大；外存储器除了广泛使

[①] 1平方英寸=6.4516平方厘米。

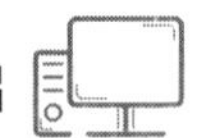

用软硬磁盘，还引进了光盘等移动存储器。

（3）各种使用方便的输入/输出设备相继出现。

（4）软件产业高度发达，各种实用软件层出不穷，极大地方便了用户应用。

微型计算机普及后，计算机技术与通信技术相结合形成的计算机网络把世界紧密联系在一起。随着多媒体技术崛起，计算机集图像、图形、声音和文字处理于一体，在信息处理领域掀起了一场革命，与之对应的信息高速公路在各国紧锣密鼓地筹划和实施。

1.2.2　计算机的主要特点

计算机的主要特点如下：

1. 运算速度快

计算机内部承担运算的部件叫作运算器，目前大多数个人计算机的 CPU 运算速度大约已达每秒 50 亿次，超级计算机可达每秒千万亿次。为保证运算结果的可用性，计算机控制导航要求“运算速度比飞机飞得还快”，气象预报需分析大量资料，运算速度必须跟上天气变化，否则便会失去“预报”的意义。

2. 计算精度高

计算机的计算精度是其他计算工具无法比拟的。利用计算机可以计算出精确到小数点后 200 万位的圆周率值。

3. 存储容量大

在计算机中承担存储职能的部件称为存储器。计算机可以将信息存储在存储器中，我国四大名著之一的《红楼梦》含标点共 87 万字，1GB 的空间可以存储约 671 部《红楼梦》。

4. 具有逻辑判断能力

计算机以逻辑运算进行逻辑判断，它能够分析命题是否成立，并且可以根据命题的成立与否采取相应的对策。逻辑运算是离散数学中重要的部分，因此离散数学也是深入了解计算机工作原理的基础。数学中有一个“四色问题”，该理论认为不论多么复杂的地图，如果想要使相邻区域颜色不同，那么最多只需 4 种颜色就够了。很久以前，不少数学家一直想去证明它或推翻它，但是一直没有成功，这个问题也就成了数学中著名的难题。直到 1976 年，两位美国数学家借助电子计算机进行了非常复杂的逻辑推理验证，从而使这个困扰了数学家们近一百年的问题终于被解决。

5. 可靠性高

计算机硬件故障通常是由元器件失效引起的，元器件越多，容错性就越好。计算机硬件中拥有上亿的元器件，为预防出现质量问题、提高系统稳定性与可靠性提供了巨大的保障。

6. 通用性强

现代计算机不仅可以进行科学计算也可用于数据处理、实时控制、辅助设计和辅助制造、办公自动化等领域，具备渗透各行各业的通用性。

1.2.3 计算机的分类

计算机的高速度、高可靠性和高精确度，以及其所具有的海量存储信息的能力，在各领域得到了广泛应用。根据其用途不同，计算机可分为通用机和专用机两类。通用机能解决多种类型的问题，通用性强；而专用机则配有解决特定问题的软、硬件，功能单一，但能高速、可靠地解决特定问题。

通常，按照计算机的运算速度、字长、存储容量、软件配置及用途等多方面的综合性能指标，将计算机分为巨型机、大型机、小型机、微型机、工作站、服务器。

1. 巨型机

巨型机是计算机中运算速度最快，性能最高，实现技术最复杂的机型，主要用于尖端科学研究领域。反导弹武器、空间技术、大范围天气预报、石油勘探和地震预测等都要求计算机有很高的运算速度和巨大的存储容量，因此一些国家竞相投入巨资开发速度更快、性能更强的超级计算机。巨型机的研制水平、生产能力及其应用程度已成为衡量一个国家经济实力和科技水平的重要标志。

1983 年 12 月 26 日，我国第一台命名为“银河-I”的亿次巨型计算机通过国家技术鉴定。它的成功研制标志着中国成为极少数能独立设计和制造巨型机的国家之一。

2. 大型机

从核心而言，大型机是高性能的计算机，具有大量内存和处理器，能够实时处理以十亿计的计算和事务。大型机需要具备高度灵活性、安全性和及时响应能力以适用于商用数据库、事务服务器。

3. 小型机

小型机功能和价格介于微型机和大型机之间。小型机用途广泛，既可用于科学计算、数据处理，也可用于生产过程中的自动控制和数据采集及分析处理。

4. 微型机

以微处理器为中央处理单元而组成的个人计算机简称微型机或微机，英文简称为 PC。20 世纪 70 年代，微型计算机的出现引发了计算机硬软件领域的一场革命。它既可以用于日常信息处理，又可以用于科学研究。微型计算机的出现使得计算机真正面向全人类，成为大众化的信息处理工具。

5. 工作站

工作站是一种高档微型计算机系统。它具有较高的运算速度，既具有大、中、小型机的多任务、多用户能力，又具有微型机的操作便利和良好的人机界面。工作站可连接多种输入/输出设备，而其最突出的特点是图形功能强，具有很强的图形交互与处理能力，因此

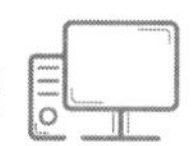

在工程领域，如计算机辅助设计 CAD 领域得到广泛应用。通常认为工作站是专为工程师设计的机型。

6. 服务器

服务器指在计算机网络中提供服务和资源的计算机，通常需要具有高速的 CPU 运算能力、长时间可靠运行以及强大的输入/输出能力。

1.2.4　计算机的应用

如今计算机的应用已广泛而深入地渗透到人类社会的各个领域。科研、生产、国防、文化、教育、医疗、生活都离不开计算机，其应用领域可归纳为以下六类。

1. 科学计算

强大的计算能力正是计算机的特长，在自然科学中，诸如数学、物理、化学、天文、地理等领域；在工程技术中，诸如航天、汽车、造船、建筑等领域；计算工作量巨大，均需要计算机工作提供算力支持。2015 年 5 月，北京师范大学天文系教授张同杰带领的宇宙中微子数值模拟团队通过“天河二号”超级计算机系统完成了 3 万亿粒子数的宇宙中微子和暗物质数值模拟，宇宙大爆炸 1600 万年之后至今约 137 亿年的漫长演化进程得以被揭示。2020 年，新型冠状病毒感染时，研究人员借助超级计算机的演算，发现其会让人体停止分解缓激肽，然后患者的肺部会被液体充满，进而引发炎症并带来呼吸困难。这一发现给疫情联防联控以及精准施策带来了帮助。

2. 数据处理

数据处理指用计算机收集、记录数据，经加工产生新的信息形式的技术，数据指数字、符号、字母和各种文字的集合。数据处理涉及的加工处理比一般的算术运算广泛得多，这类工作是当今计算机应用的主流。

3. 过程控制

过程控制又称实时控制，指用计算机及时采集检测数据，并在一定条件下迅速地对控制对象进行自动控制或自动调节，目前已在冶金、石油、化工、纺织、水电、机械和航天等领域得到广泛应用。微型计算机控制系统除了应用于工业生产，还广泛应用于交通、邮电、卫星通信等领域。

4. 多媒体技术

多媒体技术是应用计算机技术将文字、图像、图形和声音等信息以数字化的方式进行综合处理的技术。

5. 计算机通信

计算机通信是计算机技术和通信技术相结合的产物，计算机网络技术将不同地域的计算机通过通信线路连接起来，在网络软件的支持下达到资源共享的目的。多媒体技术的发展将计算机通信由简单的文字数据通信扩展到音频、视频图像的通信，使诸如远程会议、远程医疗、远程授课、电子商务等网上通信活动扩充和改变了人类进行交流的方式和途径。

6. 人工智能

人工智能的主要目的是用计算机模拟人类的智能，可用于机器人专家系统、推理证明、多轮对话等方面。

1.2.5 计算机在医学领域的应用

在医学领域，以计算机为核心构建的系统和应用如下：

1. 医院信息系统

医院信息系统是指利用计算机软硬件技术和网络通信技术等现代化手段，对医院及其所属各部门的人流、物流、财流进行综合管理，对在医疗活动各阶段产生的数据进行采集、存储、处理、提取、传输、汇总，并加工形成各种信息，从而为医院的整体运行提供全面的自动化管理及各种服务的信息系统。是否具备功能完善的医院信息系统已成为衡量医疗机构是否具备良好服务和先进水平的重要标准。

2. 医学图形图像处理

医学图形图像是反映人体内部结构的图像，是现代医疗诊断的主要依据之一。主要技术包括图像检测、图像分割、图像配准和图像融合技术，通过对图像进行分析和处理，实现对人体器官、软组织和病变体的位置检测、分割提取、三维重建和三维显示，进行定性与定量分析，从而提高临床诊断的效率、准确性和可靠性。临床广泛使用的医学成像种类主要有：X-射线成像（X-CT）、计算机断层扫描（CT）、正电子发射计算机断层显像（PET-CT）、核磁共振成像（MRI）、核医学成像（NMI）、超声波成像（UI）、显微镜下拍摄病理图像等。

3. 计算机辅助药物设计

新药研发是医药健康领域的重要部分，新药上市需经历临床前研究及临床 I、II、III 期研究后才能最终上市，低效率和高成本是新药研发的主要障碍。同时处理来自基因组学、蛋白质组学和临床试验中大量复杂的数据也为新药的研发带来了很大的挑战。依托人工智能技术的计算机辅助药物设计是近年来兴起的药物研发新手段，它借助计算机技术和人工智能算法对海量生物数据以及化学数据进行处理，以更高效地发现潜在的有效药物。

4. 智能诊断

智能诊断是当今健康医药的一个重要研究领域，目的是通过非人工的方式干预疾病诊断，提升患者的治疗效率。智能诊断主要涵盖临床虚拟助手、辅助诊断、疾病风险预测等方面，力求帮助提高医生的工作效率和减少人为失误。其中，临床虚拟助手的原理为将各

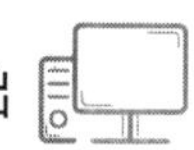

种病情的诊断标准、阈值判断、治疗处方、专家经验等以数据库的形式存储在计算机内，利用计算机强大的计算和逻辑推导能力模拟医生的工作过程，从而达到精确诊断与决策目的，可以在很大程度上解决临床医生知识的局限性问题，减少人为疏漏，提升医疗效率与药物的使用效率。

1.2.6　计算机的发展趋势

英特尔（Intel）创始人之一戈登·摩尔（Gordon Moore）1965 年提出“摩尔定律”，其内容为当价格不变时，集成电路的硅片上可容纳的晶体管数目，约每隔 18 个月便会增加一倍，性能也将提升一倍。换言之，每一美元所能买到的电脑性能，将每隔 18 个月翻两倍以上。这一定律揭示了信息技术进步的速度。在摩尔定律发现后 10 年，1975 年摩尔又做了一些修改，将翻番的时间调整为 24 个月。

硅基技术的进步都在遵循摩尔定律，每两年将处理速度和内存容量提高一倍，随着晶体管不断逼近其尺寸的极限、新材质技术的不断突破和新型社会需求的产生，计算机还向以下四个方面发展：

1. 生物计算机

生物计算机是以蛋白分子替代硅，生物芯片上集成的元件密度比人的神经密度还要高 100 万倍，传递信息的速度也比人脑思维速度快 100 万倍。生物计算机传递信息时阻抗小，能耗仅为现代计算机的十亿分之一，由于具备生物特点，可进行自我组织和自我修复。

2. 量子计算机

量子计算机是一类遵循量子力学规律进行高速数学和逻辑运算、存储及处理量子信息的物理装置。量子计算机由于具有不可克隆的量子原理，因此在信息存储和处理方面具备较高的安全性。在新药研发领域，量子计算机有着巨大的价值，它能描绘出万亿计的分子组成，并且可选择出其中最有可能的方法，这将提高人们发明新型药物的速度，并且能够更个性化地对药理进行分析。

2023 年 5 月，中国科学院院士、中科院量子信息与量子科技创新研究院院长、中国科学技术大学常务副校长潘建伟发表视频演讲时表示，我国科学家已经实现了 255 个光子的九章 3 号计算原型机，它针对特定问题的求解能力已经比经典的超级计算机快 1000 万亿倍。

3. 光计算机

光计算机是由光代替电子或电流，实现高速处理大容量信息的计算机。它以不同波长的光代表不同的数据，以大量的透镜、棱镜和反射镜将数据从一个芯片传递到另一个芯片，运算速度在理论上可达每秒千亿次以上。当电子通过晶体管和其他传统集成电路元件时，会遇到阻力并产生热量，而光子芯片不存在电阻问题，因为由激光产生的光子能快速通过波导、调制器、反射器等原件阵列，因此能耗极低，只有同等级电子芯片的六分之一，光计算机逐渐被研发及应用于人工智能、自动驾驶汽车、量子计算等领域。

1.2.7 计算机历史上的女性

长久以来人们普遍认为以计算机为代表的理工类学科是男性的主场，而女性更多地从事于人文社科领域。事实上，女性科学家同样为计算机的发展做出了不可磨灭的贡献。本节主要介绍一些对计算机发展有重大影响的女性科学家，以期鼓励更多女性学习者勇敢地探索计算机世界。

1. 第一位程序员：艾达·洛夫莱斯

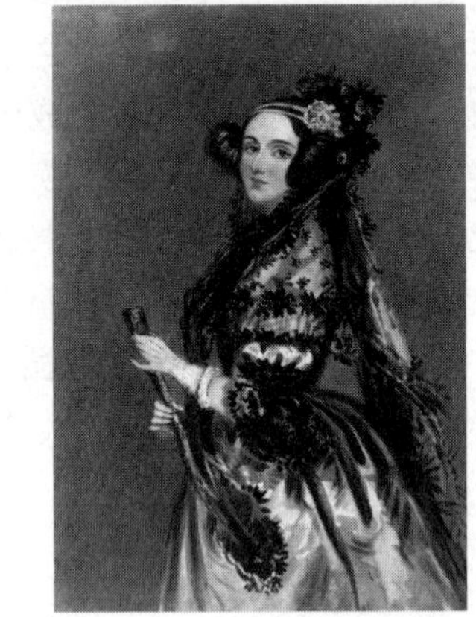

图 1-4 艾达·洛夫莱斯的水彩肖像

艾达·洛夫莱斯（Ada Lovelace，1815—1852 年）如图 1-4 所示。她十多岁时结识了后世誉为电脑之父的查尔斯·巴贝奇（Charles Babbage，1791—1871 年），后者提出了差分机和分析机的概念及原型，艾达发明了一种通过分析机计算伯努利数的算法，被认为是世界上第一个公开发表的计算机程序，她也因此被认为是世界上第一位程序员。并且，她富有远见地认为分析机不仅可以用于计算，还可以处理一切能加以抽象并用指令描述的任务，洞见了现代计算机的通用性。为了纪念她，NVIDIA 以 Ada 命名了在 2022 年发布的图形处理器微架构，该架构用于打造出色的游戏创作、专业图形、AI 和计算性能，被 NVIDIA GeForce 40 系列显卡采用。

2. “不可思议的格蕾丝”：格蕾丝·霍珀

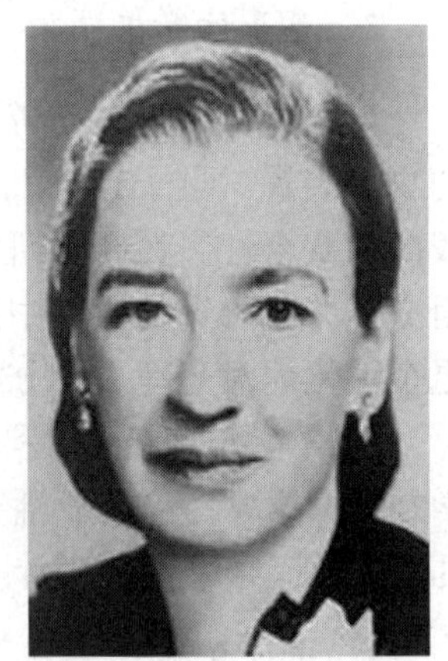

图 1-5 格蕾丝·霍珀

格蕾丝·霍珀（Grace Hopper，1906—1992 年）如图 1-5 所示。1949 年，格蕾丝·霍珀参与了开发通用自动计算机 1 号（UNIVAC I）的工作，这是世界上第一台商用电子计算机。当时人们用机器语言编写程序，而她认为可以用接近英文写作的方式编写程序，即高级编程语言。两年后，她在这款计算机上开发出了世界上第一个编译器。COBOL（通用商业语言，common business oriented language）是世界上第一个高级编程语言，它大量采用了霍珀的思想，因此霍珀也被称为“COBOL 之母”。在开发马克一号期间，为了节约存储空间，霍珀各用两位数来存储年、月、日，这个方法也延续到了 COBOL 语言中，也被多数编程语言、操作系统和应用软件采纳，从而导致了“千年虫”问题（只用两位数无法区分 2000 年和 1900 年）。20 世纪 70 年代，霍珀又提出了分布式网络。

霍珀曾给过年轻人一条寄语：“停在港口的船很安全，但这不是我们造船的目的。”

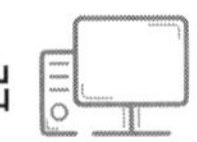

3. 中国计算机之母：夏培肃

夏培肃（1923—2014 年）如图 1-6 所示。夏培肃一生强调自主创新在科研工作中的重要性，坚持做中国自己的计算机。1958 年，她负责设计研制通用电子数字计算机 107 计算机，如图 1-7 所示，这是中国第一台自行研制的通用电子数字计算机。从 20 世纪 60 年代开始，夏培肃在高速计算机的研究和设计方面做出了系统的创造性的成果，解决了数字信号在大型高速计算机中传输的关键问题。她负责设计研制的高速阵列处理机使石油勘探中的常规地震资料处理速度提高了 10 倍以上，为中国石油勘探做出了重大贡献。她提出了研制功能分布式计算机的设想，领导团队成功研制了 GF10 系列计算机，还提出了最大时间差流水线设计原则，根据这个原则设计的向量处理机的运算速度比当时国内向量处理机快 4 倍。多年来，夏培肃还负责设计、研制成功多台不同类型的并行计算机。2002 年，中科院计算所自主研发了一款通用 CPU“龙芯一号”，这是我国首枚拥有自主知识产权的通用高性能微处理芯片，龙芯系列芯片后来被广泛应用于北斗系统，“龙芯一号”也被称为“夏 50”，“夏”就是向夏培肃的致敬。

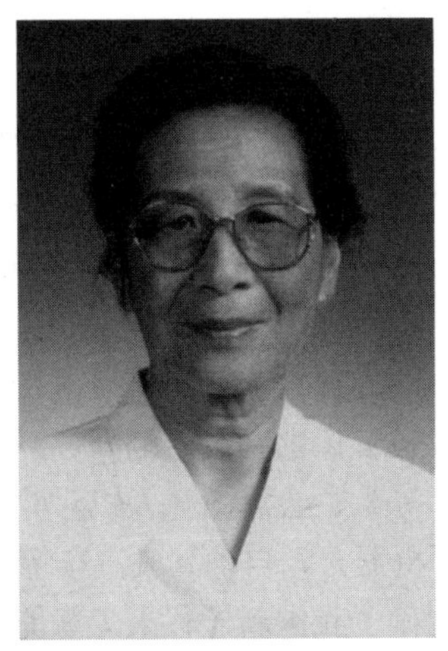

图 1-6　夏培肃

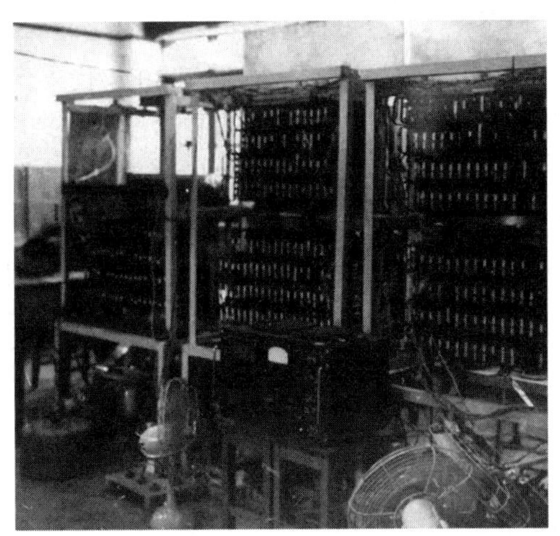

图 1-7　107 计算机

4. 中国龙芯之母：黄令仪

黄令仪（1936—2023 年）如图 1-8 所示。1960 年，黄令仪创建了国内首个半导体实验室并研发出了我国的半导体二极管，1965 年，为了突破“两弹一星”中的瓶颈，国家成立了中国科学院计算技术研究所二部专攻微型计算机和三极管等项目，这是中国第一个芯片研究团队，黄令仪呕心沥血，带领团队成功研制出了半导体三极管。2001 年，65 岁的黄令仪已进入退休生活，此时，中科院胡伟武教授（夏培肃的学生）向全国发出了打造中国芯的集结令，黄令仪受邀毅然选择加入龙芯研发团队并成为项目负责人，2002 年 8 月 10 日我国首款通用 CPU“龙芯 1 号”研制成功，走出国产计算机无芯可用的历史困境。在黄令仪与一众芯片科学同行的不懈努力之下，“龙芯 3 号”（见图 1-9）等一大批国产高性能芯片应运而生，使得众多重大领域（如复兴号高铁）实现了百分之百的国产化。

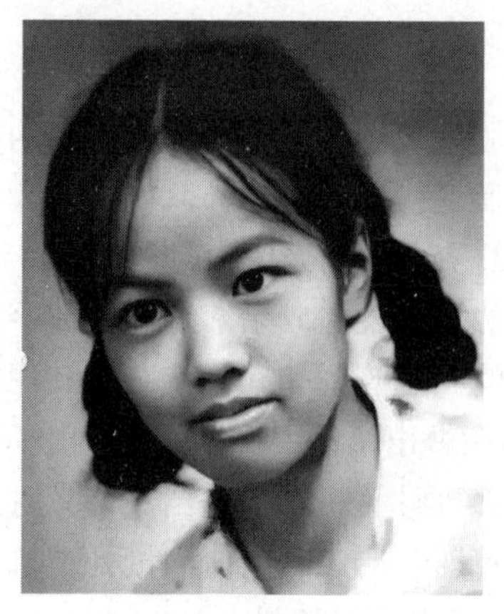

图 1-8　黄令仪

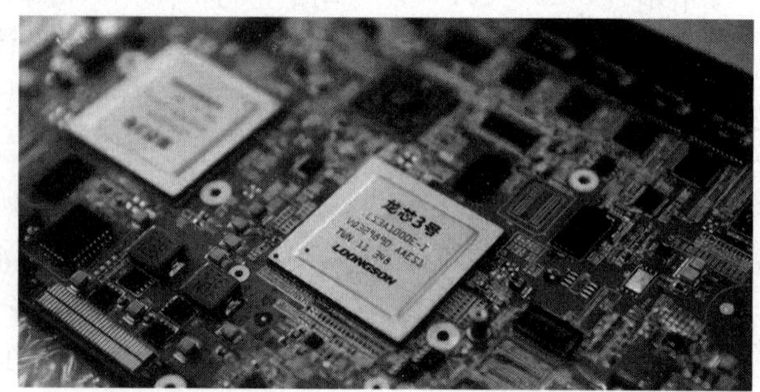

图 1-9　“龙芯 3 号”芯片

1.3　人工智能概述

最初的人工智能研究是 20 世纪 30 年代末到 50 年代初的一系列科学发展交汇的产物，在 20 世纪 40 年代和 50 年代，来自数学、心理学、工程学、经济学和政治学等不同领域的科学家们开始探讨制造人工大脑的可能性。1956 年，麦卡锡、明斯基等科学家在美国达特茅斯学院开会研讨“如何用机器模拟人类的智能”，首次提出“人工智能”（artificial intelligence，AI）这一概念，标志着人工智能学科的诞生。

人工智能是研究和开发能够模拟、延伸和扩展人类智能的理论、方法、技术及应用系统的一门新的技术科学，研究目的是促使智能机器会听（语音识别、机器翻译等）、会看（图像识别、文字识别等）、会说（语音合成、人机对话等）、会思考（人机对弈、定理证明等）、会学习（机器学习、知识表示等）、会行动（机器人、自动驾驶汽车等）。

2017 年我国印发了《新一代人工智能发展规划》，明确了我国新一代人工智能发展的战略目标：到 2020 年，人工智能总体技术和应用与世界先进水平同步，人工智能产业成为新的重要经济增长点，人工智能技术应用成为改善民生的新途径；到 2025 年，人工智能基础理论实现重大突破，部分技术与应用达到世界领先水平，人工智能成为我国产业升级和经济转型的主要动力，智能社会建设取得积极进展；到 2030 年，人工智能理论、技术与应用总体达到世界领先水平，成为世界主要人工智能创新中心。

1.3.1　人工智能的分类

从可应用性看，人工智能可分为专用人工智能和通用人工智能。面向特定任务的人工智能称为专用人工智能。

从发展程度的角度看，人工智能可以分为弱人工智能、强人工智能和超人工智能。

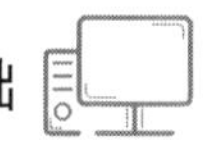

1. 弱人工智能

弱人工智能（weak artificial intelligence，weak AI）。是实现部分思维的人工智能，仅针对某项特定任务，如：2016—2017 年，AlphaGo 在围棋比赛中战胜人类冠军；2020 年英国《自然》杂志发表的一项研究报告了一款特殊的人工智能 AI 系统检测乳腺癌的能力甚至超过了人类放射科专家。但它的智能也只局限于特定方向，无法用于处理其他问题，因此称为弱人工智能。

2. 强人工智能

强人工智能（strong artificial intelligence，strong AI）。是指在各个方面都可以与人类智能相比肩的人工智能。

3. 超人工智能

超人工智能（artificial super intelligence，ASI）。其基本在所有领域都比人类智能更强，包括社交能力、科技创新、艺术设计能力等。

1.3.2　人工智能在医学中的应用

1. 计算机视觉

计算机视觉是指使用计算机及相关设备对生物视觉进行模拟，通过采集的图像识别物体信息，并根据此信息做相应的判断和决策。目前该技术被广泛应用于医疗影像诊断中，快速识别并标定异常结构，为医生提供参考，提高诊断效率。计算机视觉依赖于深度学习技术，而深度学习强大的识别能力则依赖于庞大的、可供训练的数据集。

2. 自然语言处理

自然语言处理也在生物医药领域得到了广泛的应用，自然语言处理是使用自然语言与计算机进行通信的技术，主要目标是使计算机能够理解人类的语言与符号，进一步通过语言与符号传递信息。目前，基于自然语言模型，利用在线问诊平台积累的大量问诊数据构建医学智能问答系统，能够解决常见患者的医学问题；通过对话摘要技术从对话中提取信息，能够辅助医生完成电子病历，从而减轻医生的工作负担。

3. 医疗机器人

人工智能和机器人技术的不断发展催生出了医疗机器人新兴产业。基于机器人的不同功能和应用领域，它们可以被划分为多个类别，如手术机器人、康复机器人、服务机器人等。其中，占比规模最大的是手术机器人，医生通过显示屏和内窥镜仔细观察患者体内的病灶情况，通过机器人手中的手术刀将病灶精确切除。但机器人手术若出现意外结果，则难以进行责任判定，这也困扰并限制了机器人在医疗领域的应用。

1.3.3 人工智能的伦理与争议

1. 技术奇点与人工超级智能

技术奇点指的是一个特定的时间点，在该时间点上，技术的发展已经累积了足够的量变，并引发飞跃式的质变。对于人工智能而言，技术奇点将是人工超级智能的诞生。尽管目前人工智能的发展还相对有限，我们无法判断人工超级智能是否以及何时会诞生，但人们已经开始担忧，在人工智能加持的环境下，人类是否仍能始终保持主导权。这类担忧的极点则为人工智能叛变（AI takeover），即具备高度发达的人工智能程序、计算机或机器人产生了自我意识，向人类发起叛变，最终完全奴役或彻底灭绝人类。

2. 与人类的竞争及技术性失业

从理论上来说，机器学习不可能做到百分之百准确，但在生产环境中，任何不确定和出错的风险都是难以忍受的，这将导致两个问题：一是人们是否能完全将控制权交给人工智能；二是当人工智能的判断与人类的判断相左时，究竟应以哪一方为准。特别是在机器人医疗、自动驾驶等与生命安全密切相关的行业，确权与认责仍旧存在巨大争议。

另一方面，人工智能在特定生产任务中已取得不错的成果，如生产线上的残次品鉴别。与人类相比，人工智能可以全年无休地工作、长期成本低，且不存在长期重复性工作导致的疲劳，诸如此类的劳动密集型岗位将最先面临人工智能导致的技术性失业冲击。在过去人们认为人工智能难以取代的创意行业中，伴随着大语言模型（large language model，LLM）的发展，人们发现人工智能生成内容（AI generated content，AIGC）也表现出令人惊艳的效果，甚至在某些程度上可以以假乱真，又激起了新一轮的热议。

3. 滥用与违法犯罪

机器学习需要大量可供学习的数据作为训练模型的基础，然而，在相关法律法规尚未完全明晰且没有数据取得方式约束规则的情况下，许多包含个人隐私的数据也被用于训练模型，这些数据随时都有泄露风险。另一方面，训练集的数据分布对模型效果有决定性影响，其中可能包含种族等方面的隐性歧视：由于少数种族的数据占比非常低，在生成任务中很可能被忽略或无法正确处理；若提供的数据本身带有强烈的倾向性，那么训练出来的模型也很可能带有同样偏见。

同时，人工智能在语音迁移、人脸迁移（Deepfake）等任务上已经有不错的表现，这其中可能存在被用于违法犯罪行为的风险，如电信诈骗。2017 年，一些通过 Deepfake 制作的名人虚假视频和虚假新闻等开始在互联网上传播，这类恶意行为不仅对当事人造成了极大的名誉损害，而且在民间引起不必要的恐慌和误解。

4. 能源消耗与环境破坏

以深度学习为代表的人工智能需要消耗大量的计算资源来完成训练和推理任务，其中的电力消耗非常巨大。阿姆斯特丹自由大学博士研究生亚历克斯・德・弗里斯（Alex de Vries）

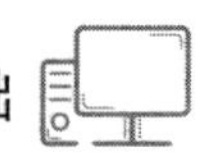

预测，2027 年新制造的人工智能备用电量将与荷兰整个国家的年用电量相当，甚至仅谷歌一家公司的用电量就能赶上爱尔兰全国的年用电量。由于许多地方难以使用清洁能源，仍然通过以煤为动力的发电方式来满足上述巨大的用电需求，人工智能的发展令碳中和的落实面临巨大考验。同时，这些设备在运行时也会产生巨大热量，需要大量的冷却水来保持它们处在安全的温度区间。据微软和谷歌披露，两者 2022 年的用水量分别为 640 万立方米和 2120 万立方米，且多为淡水。

1.4　计算机中数的表示

计算机内部是一个二进制的世界，在二进制系统中只有 0 和 1 两个数，不论是指令还是数据，在计算机中都采用二进制的编码形式。图形、声音等信息也必须转换成二进制编码形式，才能由计算机进行存储。因为在计算机内部，信息的表示依赖于机器硬件电路的状态，信息采用的表示形式直接影响到计算机的结构与性能。

1.4.1　计算机与二进制

采用二进制编码表示信息有以下几个优点：

（1）用 0，1 表示电磁状态的两对立面，容易在技术上实现。如晶体管的截止与导通、磁芯磁化的南极与北极、电位的低与高等。假如采用十进制，要制造具有 10 种稳定状态的物理电路，增加了物理元器件的复杂度。

（2）运算简单。数学推导证明，对 R 进制数进行算术求和或求积运算，其运算规则各有 R(R+1)/2 种。如采用十进制，则有 55 种求和与求积的运算规则；而对于二进制，则仅有 3 种，因而简化了运算器等物理器件的设计。

（3）机器可靠性高。由于电压的高低、电流的有无等都是两种分明的状态，因此基 2 码的传递抗干扰能力强，鉴别信息的可靠性高。

（4）通用性强。0 和 1 不仅成功地运用于数值信息编码，而且适用于各种非数值信息的数字化编码。特别是 0 和 1 两个符号正好与逻辑命题的“真”与“假”两个值相对应，从而为计算机实现逻辑运算和逻辑判断提供了方便。

计算机存储器中存储的都是由“0”和“1”组成的数据编码，不同的编码分别代表不同的含义，可用于表示机器指令，有的表示二进制数据，有的表示英文字母，有的则表示汉字，还有的可能表示色彩与声音。存储在计算机中的信息可采用各自不同的编码方案，即使是同一类型的信息，也可以采用不同的编码形式。

1.4.2　数制的概念

数制是以表示数值所用的数字符号的个数来命名的，例如，十进制数由十个数字组成，即 0，1，2，3，4，5，6，7，8，9。在计算机内的数值信息用二进制数表示，基本符号只有 0 和 1。

任何一种数制都包含两个基本要素：基数和位权。所谓某进位制的基数是指该进制中允许使用的基本数码的个数，例如，十进制的基数就是 10，逢十进一；二进制的基数就是 2，逢二进一。诸如此类，对于 R 进制数，有数字符号 0，1，2，…，R–1，共 R 个数码，基数是 R，运算时遵循逢 R 进一。

位权是指数制中每一固定位置对应的单位值，也就是一个数在不同位置上代表的数值大小。例如：个位上的“1”，就表示 1，而十位上的“1”，表示的确是 10 个 1。

例如：十进制数 $598 = 5\times10^2 + 9\times10^1 + 8\times10^0 = 500 + 90 + 8$。

1. 常用进位计数制

1）二进制

二进制由 0 和 1 两个数字组成，2 就是二进制的基数，逢二进一。二进制的位权是 2^i，i 为小数点前后的位序号。

2）八进制

八进制由八个数字组成，即 0,1,2,3,4,5,6,7 这八个数字，八进制的基数是八，逢八进一。八进制的位权是 8^i，i 为小数点前后的位序号。

3）十进制

十进制由十个数字组成，即 0,1,2,3,4,5,6,7,8,9 这十个数字，十进制的基数是十，逢十进一。十进制的位权是 10^i，i 为小数点前后的位序号。

4）十六进制

十六进制由十六个数字组成，即 0,1,2,3,4,5,6,7,8,9,a,b,c,d,e,f 这十六个数字，十六进制的基数是 16，逢十六进一，十六进制的位权是 16^i，i 为小数点前后的位序号。

2. 不同数制之间的转换

1）二、八、十六进制数（非十进制数）转换为十进制数

R 进制数转化成十进制数：数码乘以各自的权再累加。二进制数转换成十进制数的常用方法就是按权展开，然后按照十进制规则计算。

例：将二进制小数 1101.011B 转换成十进制数。采用按权展开法，过程如下：

$$
\begin{aligned}
1101.011\text{B} &= (1\times2^3+1\times2^2+0\times2^1+1\times2^0+0\times2^{-1}+1\times2^{-2}+1\times2^{-3})\text{D} \\
&= (8+4+0+1+0+0.25+0.125)\text{D} \\
&= 13.375\text{D}
\end{aligned}
$$

例：将八进制数 5675 转换成十进制数。

$$
\begin{aligned}
(5675)_8 &= 5\times8^3 + 6\times8^2 + 7\times8^1 + 5\times8^0 = 2560 + 384 + 56 + 5 \\
&=(3005)_{10}
\end{aligned}
$$

例：将十六进制数 3B 转换成十进制数。

$$(3B)_{16} = 3\times16^1 + 11\times16^0 = 48 + 11 =(59)_{10}$$

2）十进制数转换为二、八、十六进制数（非十进制数）

十进制数转换成 R 进制数的方法：

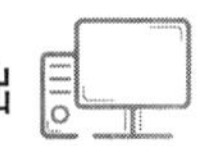

整数部分：除以 R 取余数，直到商为 0，余数从右到左排列。

小数部分：乘以 R 取整数，整数从左到右排列。

（1）十进制数转换成二进制数：数值由十进制转换成二进制时，要将整数部分和小数部分分别进行转换，再组合起来。

十进制整数部分转换成二进制数的最简便方法是“除 2 取余”法，也称为基数除法。

十进制小数部分转换成二进制数的常用方法是“乘 2 取整”法，也称为基数乘法。

例：$(25.3125)_{10}$ 转换为二进制数。

整数部分和小数部分的转换方法不同。

整数部分的转换（除 2 取余法）。

$(25)_{10} = (11001)_2$　　　　先余为低，后余为高

小数部分的转换（乘基 2 取整法）

$(0.3125)_{10} = (0.0101)_2$　　　　先取整为高，后取整为低

综上所述：

$(25.3125)_{10} = (11001)_2 + (0.0101)_2 = (11001.0101)_2$

（2）十进制数转换为八、十六进制数以此类推。

3）二进制和八进制、十六进制间的转换

由于 8 和 16 都是 2 的整数次幂，即 $8=2^3$，$16=2^4$，所以一位八进制数就相当于 3 位二进制数，而一位十六进制数就相当于 4 位二进制数。因此，八进制、十六进制同二进制之间的转换极为方便。

（1）八进制和十六进制转换成二进制。由于每一个八进制数对应二进制的三位，每一个十六进制数对应二进制的四位，因此，八进制数转换成二进制数的方法是：用 3 位二进制数取代每一位八进制数；十六进制数转换成二进制数的方法是：用 4 位二进制数取代每一位十六进制数。

如：2C1D(H)=0010 1100 0001 1101(B)

　　　　2　C　1　D

7123(O)=111 001 010 011(B)

　　　　7　1　2　3

（2）二进制转换成八进制和十六进制。整数部分：从右向左进行分组。小数部分：从左向右进行分组。转换成八进制三位一组；转换成十六进制四位一组。不足位时，整数部分在左边补零，小数部分在右边补零。

如：$\underline{0011}$ $\underline{0110}$ $\underline{1110}$.$\underline{1101}$ $\underline{0100}$(B)=36E.D4(H)

　3　6　E　D　4

$\underline{001}$ $\underline{101}$ $\underline{101}$ $\underline{110}$. $\underline{110}$ $\underline{101}$(B)= 1556.65(O)

　1　5　5　6　6　5

3. 二进制数的算术运算和逻辑运算

基本的算术运算有四种，即加、减、乘、除运算。

1）加法运算

规则： 0+0=0； 0+1=1； 1+0=1； 1+1=10。

例：1101+1011=11000

```
  1101
+ 1011
------
 11000
```

2）减法运算

规则： 0−0=0； 1−0=1； 1−1=0； 0−1=1（从高位借到了一个1）。

例：1101−0110=0111

```
  1101
 −0110
------
  0111
```

4. 字符编码

字符型信息包括数字、字母、符号和汉字，它们在计算机中都是用二进制数编码的形式来表示的，并为此制定了国际或国家标准。

（1）ASCII 码（American Standard Code for Information Interchange）是计算机中常用的字符编码。常用字符有 128 个，编码从 0 到 127。它最高位为 0，用一个字节中的 7 位表示 128 个不同的字符，包括大、小各 26 个英文字母，0～9 共 10 个数字，以及通用运算符和标点符号等。如字符“a”的编码为 1100001，对应的十进制数是 97。

（2）汉字区位码。1980 年，为了使每个汉字对应一个全国统一的编码，我国颁布了汉字编码的国家标准：GB2312-80《信息交换用汉字编码字符集》基本集，该字符集是我国中文信息处理技术的发展基础，也是国内所有汉字系统的统一标准，简称区位码。区位码用两个字节表示一个汉字，每个字节用 7 位码，字符集中共有 7445 个字符，包括 6763 个汉字和 682 个非汉字字符。

（3）汉字机内码。汉字机内码简称“内码”，指计算机内部存储、处理加工和传输汉字时所用的由 0 和 1 组成的代码。输入码被接收后就由汉字操作系统的“输入码转换模块”转换为机内码，与所采用的键盘输入法无关。机内码是汉字最基本的编码且内码是唯一的，不管是什么汉字系统和汉字输入方法，输入机器内部的汉字外码都要转换成机内码，才能被存储和进行各种处理。例如：

汉字	国标码	汉字内码
中	(01010110 01010000)B	(11010110 11010000)B
华	(00111011 00101010)B	(10111011 10101010)B

1.4.3 信息存储单位

上节已经提到，在计算机内部，各种信息都是以二进制编码形式存储的，信息的存储单位通常采用“位”“字节”“字”表示。

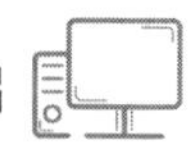

1. 位（bit）

位是度量数据的最小单位，用来表示 1 位二进制信息。

2. 字节（Byte）

一个字节由 8 位二进制数字组成（1 Byte＝8 bit）。字节是信息存储中最常用的基本单位。计算机的存储器通常也是用存储的字节数表示容量。常用的单位有：

KB（千字节）

1 KB=1024 Byte

MB（兆字节）

1 MB=1024 KB

GB（千兆字节）

1 GB=1024 MB

TB（太字节）

1 TB=1024 GB

3. 字（word）

字是位的组合，并作为一个独立的信息单位处理。字又称为计算机字，常用的固定字长有 8 位、16 位、32 位和 64 位等。信息单位用来描述机器内部数据格式，即数据（包括指令）在机器内的排列形式，如单字节数据、可变长数据（以字节为单位组成几种不同长度的数据格式）等。

4. 机器字长

机器字长一般是指参加运算的寄存器所含有的二进制数的位数，它代表了机器的精度。机器的功能设计决定了机器的字长。计算机的字长通常是字节的整倍数，如 8 位、16 位、32 位，发展到今天，微型机已达到 64 位，大型机已达到 128 位。

1.4.4 原码、反码和补码

如果带符号数的数值和符号都用二进制数码来表示，那么计算机对数据进行运算时，符号位应如何处理呢？是否也同数值位一起参加运算呢？为了妥善地处理好这个问题，就产生了把符号位和数值位一起进行编码的各种方法，这就是原码、反码和补码。

1. 原码

正数的符号位用“0”表示，负数的符号位用“1”表示，数值部分用真值的绝对值来表示的二进制机器数称为原码。原码存在符号位冗余的问题，一个数有两种表示，导致了加、减运算的复杂性。用$[X]_{原}$表示，设 X 为整数。例如：

$[X_1] = +77 = +1001101B$　　　$[X_1]_{原} = 0\ 1001101$

$[X_2] = -77 = -1001101B$　　　$[X_2]_{原} = 1\ 1001101$

原码的特点如下。

（1）用原码表示的数简单、直观，与真值之间转换方便。

（2）0 的表示不唯一：$[+0]_{原}$ = 00000000，$[-0]_{原}$ = 10000000。

（3）加、减运算复杂。不能用原码直接对两个同号的数进行减法运算或对两个异号数进行加法运算，而必须先判断数的正负性，再决定使用加法还是减法运算，才能进行具体的计算。因而使机器的结构复杂化或增加机器的运算时间。例如，将十进制数“+36”与“−45”的两个原码直接相加：

$[+36]_{原} + [-45]_{原}$ = 0 0100100 +1 0101101 = 1 1010001。

其结果符号位为“1”表示是负数；数值部分为“1010001”，是十进制“81”，所以计算结果为“−81”，这显然是错误的。

因此，为运算方便，在计算机中通常将减法运算转换为加法运算，由此引入了反码和补码。

2. 反码

正数的反码与其原码相同。负数的反码符号位为“1”，数值位为其原码数值位按位取反。0 的反码也有两种不同的形式。反码解决了原码的符号冗余问题，但同样存在加、减运算复杂的问题。表 1-1 为真值+127、+4、+0、−0、−4、−127 的原码、反码对照关系。

表 1-1 真值+127、+4、+0、−0、−4、−127 的原码、反码对照关系

真　值	原　码	反　码
+127	01111111	01111111
+4	00000100	00000100
+0	00000000	00000000
−0	10000000	11111111
−4	10000100	11111011
−127	11111111	10000000

3. 补码

正数的补码与原码相同，负数的补码是先求该数的反码，再在最低位加 1。数的补码与模有关。模是指一个计数系统的计数量程或一个计量器的容量。任何有模的计量器，均可化减法运算为加法运算。例如，时钟的模为 12，若准确时间为 6 点，而当前时钟却指向 10 点，这时可以使用两种方法来调整时钟时间：一是倒拨时针 4 小时，即 10−4=6；二是正拨时针 8 小时，即 10+8=12+6，仍为 6 点。可见，在以 12 为模的系统中，加 8 和减 4 的效果是一样的。因此，可以说−4 的补码为 8，或者说−4 和+8 对模 12 来说互为补码。

一个 n 位二进制计数器的容量为 2^n，则它的模为 2^n。它可以表示从 0 到 2^n-1 的共 2^n 个数，当它已经达到最大数 2^n-1 时，如果再加 1，计数器在最高位将溢出并变成全 0，即 n 位二进制计数器不能表示 2^n。或者说，2^n 和 0 在以 2^n 为模时，在计数器中表示形式是相同的。

在补码的表示中，模数的概念有助于简化运算。例如，负数的补码是其真值与模数相

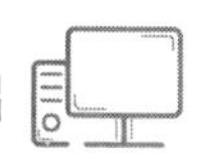

加。通过将减法运算转换为补码的加法运算，计算机可以更方便地处理带符号整数的运算。

补码的定义：

$[X]_{补}=2^n+X$

当 $X \geqslant 0$ 时，去掉 2^n 丢掉，得$[X]_{补}=[X]_{原}$

所以正数的补码与其原码相同。

当 $X<0$ 时，$[X]_{补}=2^n+X=2^n-|X|=(2^n-1)-|X|+1=|X|_{反}+1$

所以负数的补码是其真值与模数相加。负数补码为其反码加 1，即$[X]_{补}=|X|_{反}+1$。

例：写出真值−127 的 8 位补码机器数。

解：将真值的绝对值转换成二进制数：$(127)_{10}$=1111111B

写出原码：1 1111111（符号位为 1 表示负数，数值位为真值绝对值的二进制数）

写出反码：1 0000000（符号位为不变，数值位为其原码数值位按位取反）

写出补码：1 0000001（为其反码加 1）。

所以，真值−127 的 8 位补码机器数为：1 0000001。

表 1-2 所示为真值+127、+4、+0、−0、−4、−127、−128 的 8 位二进制原码、反码、补码对照关系。

表 1-2 真值+127、+4、+0、−0、−4、−127、−128 的 8 位二进制原码、反码、补码对照关系

真 值	原 码	反 码	补 码
+127	01111111	01111111	01111111
+4	00000100	00000100	00000100
+0	00000000	00000000	00000000
−0	10000000	11111111	00000000
−4	10000100	11111011	11111100
−127	11111111	10000000	10000001
−128	—	—	10000000

补码的特点如下。

（1）0 的补码只有一个，即$[0]_{补}$= 00000000。

（2）加、减法运算方便。当负数用补码表示时，可以把减法运算转换为加法运算。

（3）8 位二进制补码表示的整数范围为−128～+127；16 位二进制补码表示的整数范围为−32 768～+32 767；若机器字长为 n，则补码表示的整数范围为-2^n-1～$+2^{n-1}-1$。

（4）由补码求真值：补码最高位为 1 表示真值为负数，真值的绝对值为补码数值位“按位求反加 1”的和。

1.4.5 数的定点表示与浮点表示

现实世界中的数值数据不仅带有符号，而且通常含有小数。所以还要解决数值中的小数点的表示问题。在计算机中，并不是采用某个二进制位来表示小数点，而是用隐含规定小数点的位置来表示。

在计算机中，数的表示方法可分为定点表示法和浮点表示法两种。所谓定点表示法，就是小数点在数中的位置是固定不变的，又分为定点整数和定点小数，所表示的数称为定点数。定点表示适用于需要精确表示的场景，但对范围和精度有限制。所谓浮点表示法，就是小数点在数中的位置是浮动的，所表示的数称为浮点数。浮点表示能够表示很大或很小的数，并提供较好的精度，但在某些情况下可能存在舍入误差。

1. 定点小数表示法

定点小数表示法是指小数点隐含固定在符号位的右边、最高数值位的左边的一种表示方法，小数点本身不占位置。定点小数表示法只能用来表示纯小数。带符号定点小数在计算机中的存储格式如图 1-10 所示。定点小数表示法主要用在早期的计算机中。

2. 定点整数表示法

定点整数表示法是指小数点隐含固定在数值最低位右边的一种表示方法，小数点本身不占位置。定点整数表示法只能用来表示纯整数。带符号定点整数在计算机中的表示格式如图 1-11 所示。

数符 Sf	.(隐含小数点) 尾数 S

图 1-10　定点小数存储格式

数符 Sf	尾数 S(隐含小数点).

图 1-11　定点整数存储格式

用定点数表示法表示的数运算简单，但表示数的范围小，精度低。在数值运算时，大多数采用浮点表示法。

3. 浮点表示法

浮点表示法用来表示带小数点的实型数。浮点表示法采用科学记数法，包括尾数、指数和符号位。这使得计算机能够表示很大或很小的数。任何实数都可以用科学（指数）记数法表示为 2 的整数次幂和绝对值小于 1 的纯小数相乘的形式：$N = \pm S \times 2^{\pm P}$。其中，$S$ 是 N 的有效数字部分，称为 N 的尾数，尾数为纯小数；P 是指数，称为 N 的阶码。例如，数 1101.101 可表示为 $N = 1101.101 = 0.1101101 \times 2^4$。

在计算机中，通常用带符号的定点小数表示尾数，一般用原码表示；用带符号的定点整数表示阶码，一般用补码表示。小数点的实际位置由指数 P 确定，这种表示数的方法称为浮点表示法，用浮点表示法表示的数称为浮点数。浮点数在计算机中的存储格式，如图 1-12 所示。

阶符	阶码 P	数符	尾数 S

图 1-12　浮点数存储格式

浮点数的格式、字长因计算机而异。为尽可能地保留有效数字的位数，浮点数常采用规格化表示法。规格化表示法是使数值最高位为有效数值位，即对于用原码表示的尾数，其最高位为 1；尾数用补码表示时，应满足尾数最高位数值位与符号位不同，即 01××…×和 10××…×。例如，某计算机用 4 个字节表示浮点数，阶码部分为 8 位补码定点整数，

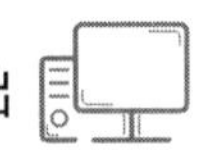

尾数部分为 24 位原码定点小数。浮点数 N=1101.101=0.1101101×2^4 的存储格式，如图 1-13 所示。

31	30　　　　　　　　　　24	23	22　　　　　　　　　　　　　　0
0	0　0　0　0　1　0　0	0	1　1　0　1　1　0　1　0...0
阶符	阶码部分	数符	尾数部分

图 1-13　浮点数示例

这种形式的浮点数在高档微型计算机已不再使用。

现在众多计算机厂家采用的是 IEEE 标准规定的浮点数表示方法，IEEE 浮点数格式分为单精度和双精度两种，单精度为 32 位，双精度为 64 位。Pentium 系列处理器采用的就是这种浮点数表示方法，即$(-1)^S 2^E(b_0.b_1b_2\cdots b_{P-1})$。

单精度浮点数表示数的范围是$-2^{128} \times (2-2^{-23}) \leqslant N \leqslant 2^{128} \times (2-2^{-23})$，大约是$-3.4\times10^{38}$～$3.4\times10^{38}$。双精度浮点数表示数的范围是$-1.7\times10^{308}$～$1.7\times10^{308}$。

同样的字长，浮点表示法比定点表示法表示的数的范围更大、精度更高。浮点运算时可以不考虑溢出，但运算更复杂。

1.5　计算思维概述

2006 年 3 月，卡内基·梅隆大学计算机科学系主任周以真（Jeannette M. Wing）教授在计算机权威期刊 *communications of the ACM* 杂志上给出并定义计算思维（computational thinking）。提出计算思维是数学、科学、工程和技术（STEM）的融合体，计算思维是运用计算机科学的基础概念进行问题求解、系统设计以及人类行为理解等涵盖计算机科学之广度的一系列思维活动。计算思维不仅是计算机科学家和数字工程师的专业思维，还应是跨越和覆盖各个学科领域的基本思维方式。

1.5.1　计算思维运作的过程

计算思维通过分解、抽象、算法、调试、迭代以及泛化将一个复杂的问题分解成一个个可分析解决的小问题，之后通过分析这些小问题的相互联系建立模型，并利用相应的代码和算法实现过程处理，再通过不断地调试和迭代实现最优的模型，给其他类似的问题提供解决思路和方法。

1.5.2　使用计算思维解决问题

在现实生活中，我们会遇到很多和距离相关的问题，不仅要考虑路程最短，还需考虑费用最少和时间最少等问题。图 1-14 为某校园内各建筑的连接图，连接线段上标注的数字为距离权值，现按照计算思维的过程求出从教学楼到其余各栋建筑的最短距离。

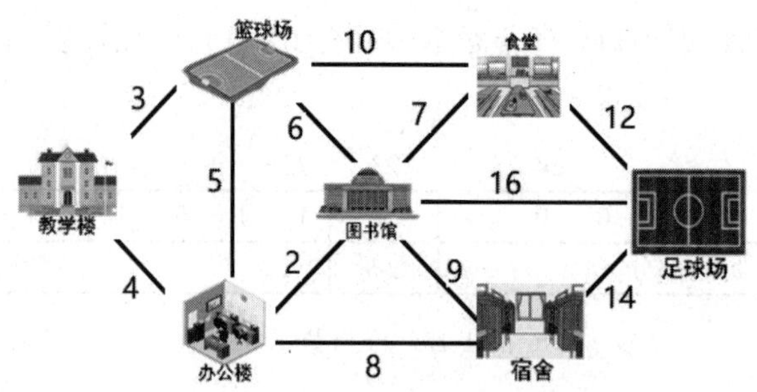

图 1-14　某校园内各建筑的连接图

1. 问题的分解和抽象

将学校的教学楼、足球场、图书馆等建筑抽象为带圈的点，将它们分别命名为 A、B、C、D、E、F、G，它们之间的距离标注为连接线上的值，总括为一个加权的无向图，如图 1-15 所示。需要求出点 A 到各个顶点的最短距离。

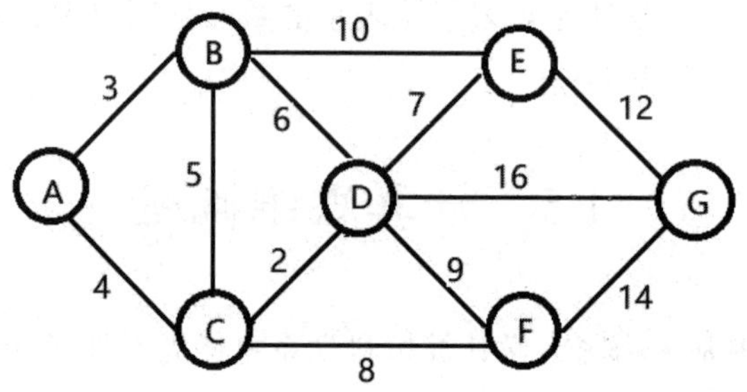

图 1-15　将图 1-5 抽象为加权图

2. 求解问题的算法

从一个源点到其他各顶点的最短路径问题称为“单源最短路径问题”。其中，Dijkstra（狄克斯特拉）算法是典型的单源最短路径算法，用于计算一个节点到其他所有节点的最短路径。本问题可使用 Dijkstra 算法的一般原理进行求解，方法是求出从 A 到各个后继顶点的最短通路，直到到达点 G 为止。步骤如下：

（1）把图中顶点集合 V 分成两组，第一组为已求出最短路径的顶点集合，用 S 表示；第二组为其余未确定最短路径的顶点集合，用 U 表示。

（2）将顶点 A 加入 S 中。此时，S={A(0)}，与点 A 直连的点包括 B、C 两个点，表示为 B(3),C(4)，括号中的数字表示该点到源点 A 之间的距离，例如 C(4)表示 C 到源点 A 的距离是 4。

U 集合包括除进入 S 集合的其他六个点，U={B(3),C(4),D(∞),E(∞),F(∞),G(∞)}。

按最短路径长度的递增次序依次把 U 集合中的顶点加入 S 集合中。在加入的过程中，总保持从源点 A 到 U 中各顶点的最短路径长度为经过比较后的最小值。

（3）基于步骤（2），我们选择将点 B 加入 S 集合中，同时更新 U 中顶点到达点 A 的距离。以顶点 D 为例，之前点 D 到点 A 的距离为∞；但是将点 B 加入 S 之后，点 D 到点 A 的距离为点 D 到点 B 的距离加上点 B 到点 A 的距离，也就是(D,B)+(B,A)=9。

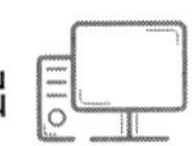

此时，S 集合包括 A、B 两个点，U 集合包括 5 个点。

S={A(0),B(3)}，U={C(4),D(9),E(13),F(∞),G(∞)}。

（4）将顶点 C 加入 S 中。上一步操作之后，U 中顶点 C 到起点 A 的距离最短；因此，将 C 加入 S 中，同时更新 U 中顶点的距离。依然以顶点 D 为例，之前点 D 到点 A 的距离为 9；但是将点 C 加入 S 之后，点 D 到点 A 的较短距离为点 D 到点 C 的距离加上点 C 到点 A 的距离，也就是(D,C)+(C,A)=6。

此时，S 中包括 A,B,C 三个点，U 集合中则包括 D,E,F,G 四个点，S={A(0),B(3),C(4)}, U={D(6),E(13),F(12),G(∞)}。

（5）将顶点 D 加入 S 中。此时，S={A(0),B(3),C(4),D(6)}, U={E(13),F(12),G(22)}。以此类推，我们再依次将 U 集合中各个点加入 S 集合中。

（6）将顶点 F 加入 S 中。

此时，S={A(0),B(3),C(4),D(6),F(12)}, U={E(13),G(22)}。

（7）将顶点 E 加入 S 中。

此时，S={A(0),B(3),C(4),D(6),F(12),E(13)}, U={G(22)}。

（8）将顶点 G 加入 S 中。此时，S={A(0),B(3),C(4),D(6),F(12),E(13),G(22)}。

（9）至此，U 集合已经为空，迭代结束。

（10）起点 A 到各个顶点的最短距离为 B(3),C(4),D(6),F(12),E(13),G(22)。

该例题演示还有另一种结果，即：在 E 点加入 S 集合中时，有两种方法，除了上述给出的方法，第二种方法为：E-D-C-A，实现的距离与第一种方法相同。

以上各个步骤概括为：以起始点为中心向外层层扩展，直到扩展到终点为止。各个顶点的最短距离组成 A 到 G 的最短距离，这就是该算法的主要特点。

3. 代码实现

使用 Java 语言程序将上述算法实现，截取部分代码如下：

```
//初始化顶点
Vertexes=new char[vlen];
for(int i=0;i<Vertexes.length;i++){
    System.out.printf("Vertexes(%d):",(i+1));
    Vertexes[i]=readChar();
//初始化边
AdjacencyMatrix=new int[vlen][vlen];
for(int i=0;i<elen;i++){
    char c1=readChar();
    char c2=readChar();
    int p1=getPosition(c1);
    int p2=getPosition(c2);
    if (p1==-1||p2==-1){
        System.out.println("input error:invalid edge!\n");
```

4. 调试和迭代

通过将代码上机运行，可得到相应处理结果，若对时间复杂度和空间复杂度不满意，则可以继续更改算法或程序，迭代出更优的解决方案。

5. 泛化

泛化能力（generalization ability）是指学到隐含在数据背后的规律，对具有同一规律的学习集以外的数据也能给出合适的输出，该能力称为泛化能力。

现将本次解题过程提取规律，总结为求解最短路径、最小费用等的问题，可以采取以下方法：

（1）初始化 S 集合和 U 集合，S 包含源点 x，U 包含除源点外的其他顶点，U 中顶点距邻接节点距离为边上的权重。通路形成条件为 x 到 y 有边。

（2）从 U 中选择一个距离 x 最小的顶点 y，把 y 加入 S 集合中。注意：距离是不断累加的，表示为到源点的总距离。

（3）更新 U 集合中各顶点的距离，通过比较得出最短距离以及对应的顶点。

（4）重复步骤（2）和（3）直到所有顶点都加入 S 中。

1.5.3 计算思维在医学中的应用

如今，应用计算思维解决医学相关的问题，包括医学研究、临床决策、指导临床应用等，已成为推动医学智能诊疗发展的关键。

例如：Yaakov Benenson 等人描述的可编程的有穷自动机利用一种特殊的酶，实现了两个状态的非确定性自动机，并将该自动机应用到一个医学模型，开创了 DNA 医学计算进行疾病诊断与治疗的发展方向。为提高医学图像质量，Rammurthy 等人采用细胞自动机和粗糙集理论，增加图像预处理步骤，为肿瘤患者区域图像改进了分割结果。Kevin Viard 等人提出了一种基于概率有限状态自动机的方法来检测正在执行的活动，该方法可以监测独自在家生活的虚弱人群的健康状态，通过在线识别个人的日常生活活动检测危险或异常行为。

第 2 章　计算机系统

计算机是一种可编程的功能部件，通常由多个相连的数据处理装置和外围设备组成，在内部存储程序的控制下工作，可完成算术运算和逻辑运算，而在运行过程中，一般无须人工干预。简单地说，计算机是一种由电路组成的、可以完成算术运算和逻辑运算的自动化机器。本章将介绍计算机的工作原理、计算机硬件系统、计算机软件系统，并对计算机的配置与选购做相应说明。

2.1　计算机系统概述

2.1.1　计算机的系统组成

无论是高性能的超级计算机，还是价格低廉的个人计算机，一个完整的计算机系统都是由硬件和软件两大部分组成的，如图 2-1 所示。硬件（hardware）是构成计算机的设备实体，由电子、机械和光电元件等各种物理装置组成，软件（software）是计算机使用的各种程序和数据文件的总称，是用户与硬件之间的接口界面。硬件和软件按层次结构组成复杂的计算机系统。

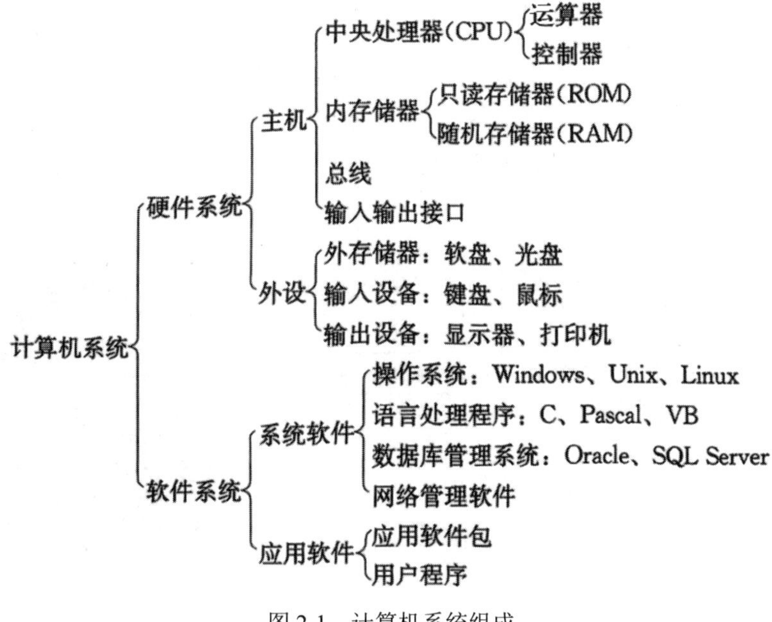

图 2-1　计算机系统组成

2.1.2 计算机硬件和软件的关系

计算机的硬件是看得见、摸得着的物理实体，而软件只有在使用计算机时，用户才能感觉到其存在，对一个完整的计算机系统来说，硬件和软件缺一不可。硬件是计算机的物质基础，没有硬件，计算机就成了无源之水；软件是计算机的运行基础，没有软件，计算机就不能解决任何问题。只有软件和硬件相结合，才能使计算机正常运行并发挥功能。我们把只有硬件没有安装软件的计算机称为裸机。

软件和硬件之间还存在一个重要关系，即软件和硬件在逻辑功能上等价，计算机的某个功能既可以由软件完成，又可以由硬件实现。如早期的计算机，乘除法运算和浮点运算都用软件实现，随着集成电路的发展，硬件成本大幅下降，之后大部分计算机的乘除法运算和浮点运算都改为由硬件实现。由于软件和硬件在物理上实现某一功能时是不等价的，即在实现的灵活性、速度、成本等方面不同，所以设计一个计算机系统时，要充分考虑软件和硬件的功能分配。不同时期的计算机软硬件功能分配是不同的，同一时期、不同计算机的软硬件功能分配也是不同的，这主要由计算机的设计目标和性能价格比决定。

2.1.3 计算机的工作原理

将预先编制好的程序存放到存储器中，在控制器的控制下自动、连续地执行程序中的指令，完成程序所要实现的功能。计算机采取的这种事先编制程序、存储程序、自动连续运行程序的工作原理，称为存储程序原理。现代计算机设计的核心思想就是存储程序，计算机工作的过程就是执行程序的过程。图 2-2 是计算机的基本结构图，可用来说明计算机的工作原理。

几十年来，计算机体系结构发生了许多演变，但存储程序原理仍是普遍采用的结构原则。这一原理由美籍匈牙利数学家、计算机科学家、物理学家冯•诺依曼（John Von Neumann）（见图 2-3），在 20 世纪 40 年代初，解决核武器问题时首次提出，因此也称为冯•诺依曼原理。此后，冯•诺依曼原理被广泛应用于计算机设计中，并成为现代计算机的核心概念之一。

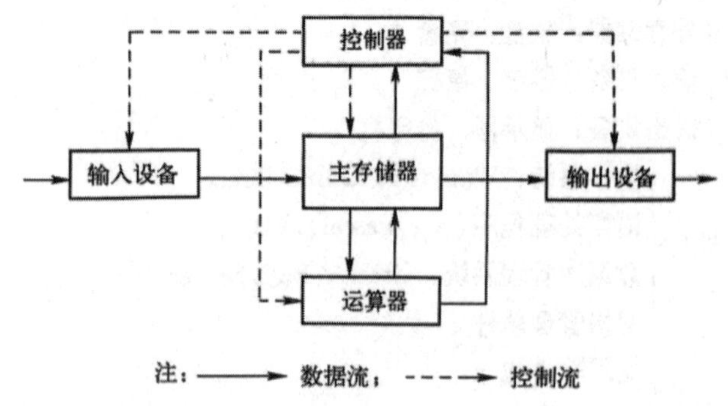

图 2-2 计算机的基本结构图

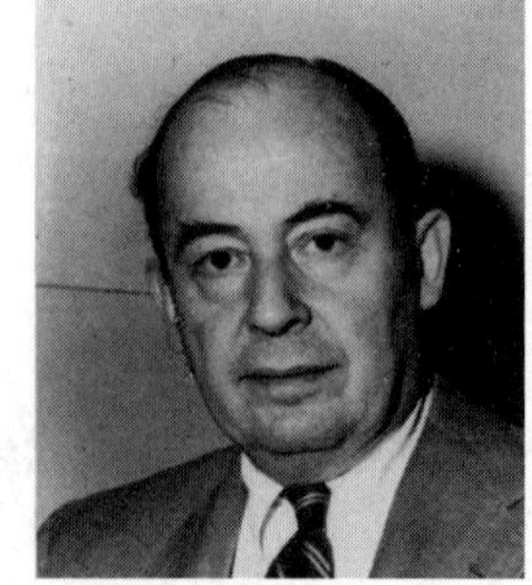

图 2-3 冯•诺伊曼（1903—1957 年）

存储程序原理简要概括如下：

（1）计算机由运算器、控制器、存储器、输入设备和输出设备五大部件组成（硬件构成）。

（2）指令和数据都以二进制的形式按顺序存放在存储器中（二进制原理）。

（3）机器自动按顺序取出每条指令，进行分析，执行其规定的操作（程序控制原理）。

存储程序原理的核心是“存储程序”和“指令流水线”两个概念。存储程序是指将计算机的指令和数据存储在同一存储器中，而指令流水线则是指将计算机的执行指令分为若干个部分，以便同时执行多条指令，从而提高运算速度。

存储程序原理所产生的影响是深远的，它不仅明确了计算机的体系结构，还为计算机的编程、操作和维护提供了基本框架。时至今日，虽然计算机的发展速度惊人，但就其结构原理来说，目前绝大多数计算机仍建立在存储程序概念的基础上。当然，随着计算机技术的不断发展，也出现了一些突破冯·诺依曼结构的计算机，统称为非冯·诺依曼结构计算机，如数据驱动的数据流计算机、需求驱动的归约计算机和模式匹配驱动的智能计算机等。

2.1.4　指令与程序

1. 指令（instruction）

指令是计算机执行某种操作的命令，指令格式是指表示一条指令的二进制代码形式，由操作码和操作数（也称为地址码）两部分组成，二进制代码的位数就是指令的字长。

操作码指明该指令要完成的操作，具体规定了指令操作的性质及功能，指定了相应的硬件要完成的操作，在一台计算机中，不同的指令，其操作码应有不同的编码。例如，算术运算、逻辑运算、存数、取数、转移等，每条指令分配一个确定的操作码。

操作数表示操作对象的内容或所在的存储单元地址。指令中应明确指出要参加运算的操作数的相关信息，可以在指令中直接给出操作数，但大多数情况是给出操作数的存储地址，以便 CPU 通过这个地址取得操作数。操作数的个数可以是 1 个、多个或 0 个（如停机指令不需要操作数的信息）。操作数地址可以是 CPU 寄存器、主存储器单元或外设接口中的寄存器。

例如，以下指令表示：将 BX 的内容送到 AX 中。

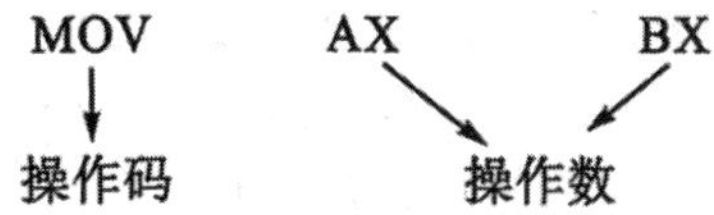

2. 指令系统（instruction set）

计算机全部指令的集合称为指令系统，也称计算机的指令集。指令系统是计算机软件和硬件的界面，反映了计算机硬件能够完成的功能，也是系统软件设计的基础。指令系统的设计包括指令格式、指令类型、寻址方式和数据形式，CPU 类型不同，指令系统也不同，因此功能也不同。

计算机的指令系统在发展中经历了从简单指令系统到复杂指令系统的过程，从最初只有几十条指令的指令系统扩展到有几百条指令的指令系统。从20世纪80年代起，指令系统的发展形成了精简指令系统计算机（reduced instruction set computer，RISC）和复杂指令系统计算机（complex instruction set computer，CISC）两大系列。RISC的最大特点是指令系统简单，指令执行速度快，设计实现容易。我国自行设计的龙芯、申威、飞腾CPU都属于RISC结构。

从理论上说，RISC在很多方面都优于CISC，但在实践过程中发现RISC也存在着一些不如CISC的方面，如，RISC对浮点运算等复杂指令的处理、对高级语言的支持和系列机的实现不如CISC计算机。实际上，目前RISC和CISC体系之间的差异正在缩小，有些RISC结构的处理器芯片吸收了CISC处理器芯片的一些优点，许多CISC处理器芯片也运用了与RISC体系相关的技术，以改善自身性能，如超流水线技术、组合逻辑控制和微程序控制相结合等。可以说，CISC和RISC结构优势的结合会成为CPU核心设计的趋势。

3. 程序（program）

为解决某一个问题而设计的按一定顺序组织在一起的代码化指令序列称为程序，或者可以被自动转换成代码化指令序列的符号化指令序列或符号化语句序列，即程序是计算机指令的有序集合。当人们需要用计算机解决某个问题时，首先要将问题分解为若干个基本操作，并把每一种基本操作转换成相应的指令，按一定的顺序进行编排，就编成了程序；当计算机执行这一程序时，就完成了预定的任务。所有程序都基于机器语言运行，机器语言是一个以二进制数字（0和1）构成的语言。一台计算机的指令种类是有限的，但是通过人们的精心设计，可以编写出解决各种不同类型问题的程序。

2.1.5 计算机的工作过程

1. 指令的执行过程

一旦启动计算机执行程序，计算机就可以依据程序自动、连续地工作。除采用人工对话方式外，完全无须人工干预，直至最终执行完程序，从而保证了计算机的高速运行。

由于程序是由计算机指令组成的，程序的执行可分解成一条条指令的执行，而每一条指令的执行又可分为取、分析和执行三个基本步骤。通过展示指令的执行过程，就可以简单了解计算机的工作过程，如图2-4所示。

取指令1	分析指令1	执行指令1	取指令2	分析指令2	执行指令2	…

图2-4　程序执行的过程

执行一条指令可分为3个基本操作：

（1）取指令：CPU访问存储器取出指令，根据程序计数器指定的地址，从存储器中取出一条指令送到指令寄存器中，同时将程序计数器的内容修改成下一条要执行的指令地址。

（2）分析指令：将指令寄存器中的内容送到指令译码器中进行分析，确定指令的功能和操作数的位置。

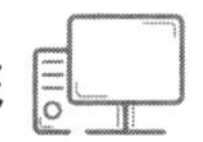

（3）执行指令：根据指令的功能，由控制器产生一系列的控制信号控制指令功能的执行，完成指令规定的各种操作。

如果是算术运算指令，就控制取操作数送到运算器中运算的操作，并写回结果；如果是访存指令，就控制对存储器的读或写操作。执行完后，按照程序计数器中新的内容，取下一条指令。

综上所述，计算机的基本工作过程可以概括为运行一个程序的过程，就是取指令、分析指令、执行指令，再取下一条指令，依次周而复始地执行指令序列的过程，重复上述过程，直到遇到结束程序的指令。

2. 程序的执行方式

1）串行执行（顺序执行）

在早期计算机系统所使用的处理器中，其取指令、分析指令和执行指令的部件采用的是串行执行的方式，也可理解为顺序执行，如图 2-4 所示，即一条指令执行完后再执行下一条指令，且周而复始地执行该过程（注意，该过程不考虑跳转和分支指令）。

因为只有在上一条指令执行完后，才能取出下一条指令并执行，其特点是各个功能部件（取指令、分析指令、执行指令的部件）不能同时工作，如：在取指令时，分析指令和执行指令的部件处于空闲状态。致使计算机各个部件的功能无法充分发挥，工作效率较低、速度慢。

2）并行执行（流水线执行）

为了提高计算机的运算速度，在现代计算机系统中引入了流水线控制技术，也称程序的并行执行。并行执行使负责取指令、分析指令和执行指令的部件实现并行工作，其执行过程如图 2-5 所示。

取指令 1	取指令 2	取指令 3	取指令 4	取指令 5	……	取部件
	分析指令 1	分析指令 2	分析指令 3	分析指令 4	……	分析部件
		执行指令 1	执行指令 2	执行指令 3	……	执行部件

图 2-5　程序并行执行的过程

在计算机的中央处理单元中，为了使功能部件对指令的处理实现“流水线化”的并行处理，通常在这些功能部件之间插入由触发器构成的“流水线”寄存器，这样就实现了对指令处理的“流水线化”，使得处理器内的功能部件处于几乎 100%的满负荷状态，显著提高了处理器的吞吐量和数据处理能力。

假设取、分析和执行指令的时间均为 T，那么在并行执行情况下，当第一条指令进入执行部件时，第二条指令进入分析部件，第三条指令进入取部件，即一个 T 可以完成三个操作；如果在串行执行情况下，每个时间点只允许一个部件完成一个操作，其余部件空闲等待，即一个 T 只可以完成一个操作。我们就可以简单理解为，程序并行执行的效率大约为串行执行的三倍（不考虑跳转和分支情况），且执行的指令越多，并行执行的优势就越明显。但需要说明的是，由于各部件同时工作，并行执行也有一个缺点就是较难控制。

扩展知识

我国自主研发的龙芯 GS232 处理器核的指令通道采用了 5 级流水线结构，即取指流水级、译码流水级、发射流水级、执行流水级和提交流水级，如图 2-6 所示。

		第三条指令 取指流水级	第三条指令 译码流水级	第三条指令 发射流水级	第三条指令 执行流水级	第三条指令 提交流水级
	第二条指令 取指流水级	第二条指令 译码流水级	第二条指令 发射流水级	第二条指令 执行流水级	第二条指令 提交流水级	
第一条指令 取指流水级	第一条指令 译码流水级	第一条指令 发射流水级	第一条指令 执行流水级	第一条指令 提交流水级		

图 2-6　龙芯 GS232 处理器核的指令通道流水级

2.2　计算机硬件系统

计算机的硬件主要包括中央处理器（CPU）、内存、外存、主板、显卡、总线、输入/输出设备等，中央处理器和内存是核心部件，现代计算机对图形、图像的处理要求较高，显卡的重要性也日益凸显出来。

2.2.1　中央处理器（CPU）

中央处理器是整个计算机系统的核心部件，简称 CPU（central processing unit），外观如图 2-7 所示。早期的 CPU 是由许多分立元件构成的，在现代计算机中，将运算器、控制器、寄存器等部件集成在一块超大规模集成电路芯片上，所以 CPU 也称为 CPU 芯片或微处理器芯片。随着集成电路技术的进步，在 CPU 芯片上还集成了浮点运算、高速缓存、图形处理、存储管理等部件，其功能越来越强大。

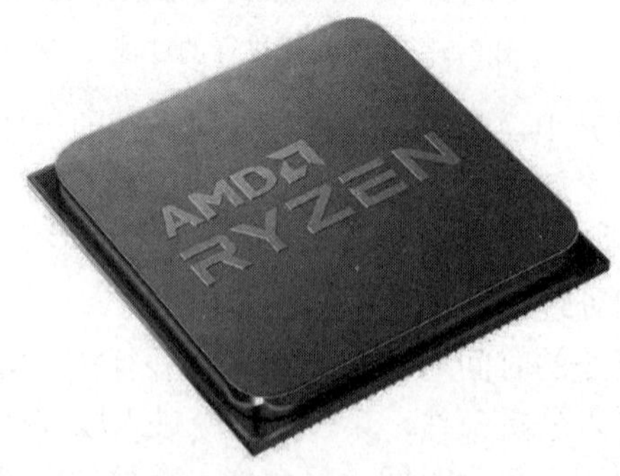

图 2-7　中央处理器 CPU

CPU 的工作原理是将指令和数据从主存读取到 CPU 内部的寄存器中，通过运算器和控制器对数据进行处理，再将结果存储回主存中。早期的 CPU 只能处理几百个指令，而现代

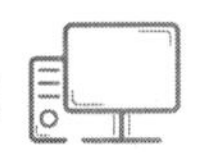

的 CPU 可以处理数亿条指令。作为计算机中执行程序的部件，其性能对计算机系统的影响最大。

1. 运算器

运算器是计算机的数据处理中心，主要由算术逻辑单元（arithmetic logical unit，ALU）、通用或专用寄存器组成，其核心功能是实现数据的算术运算和逻辑运算。

运算器的两个输入端用于接收参加运算的操作数，在控制信号的控制下，能有选择地完成各种算术或逻辑运算，最后通过输出端将结果输出。ALU 的内部包括负责加、减、乘、除运算的加法器以及实现与、或、非运算的逻辑运算器。通用寄存器组由若干通用寄存器组成，用来暂存从主存中取出的数据或运算结果。一般来说，通用寄存器的数量越多，ALU 中暂存的信息就越多。

2. 控制器

控制器（control unit，CU）是 CPU 的指挥控制中心，指挥和协调计算机各部件的工作，简单地讲，控制器就是决定计算机在什么时间根据什么条件做什么事情。

控制器的作用是控制程序的执行，它要指挥整个系统，必须具备以下三项基本功能。

1）指令控制

计算机的工作过程就是连续执行指令的过程，控制器要能够控制指令的执行顺序，即实现指令的有序执行。当程序是顺序执行时，要给程序计数器一个增量，作为下一条指令地址；当程序要跳转执行时，要用跳转目标地址修改程序计数器的内容。

2）时序控制

指令的执行是在时钟信号的严格控制下进行的，即在什么时间开始、在什么时间结束。一条指令的执行时间称为指令周期，因此，控制器应具有时间控制功能，可以产生计算机需要的时序信号，控制微命令发出的时刻和顺序，以保证计算机的工作有条不紊。

3）操作控制

操作控制是根据指令流程，确定在指令周期的各个环节中要产生的微操作控制信号，以有效地完成各条指令的操作过程。

控制器的组成比其他部件更复杂，如对指令进行分析、解释的部件，产生时序信号的部件，产生操作控制信号的部件等，组成部件主要包括以下五个。

（1）程序计数器（programming counter，PC）。用来存放下一条要执行指令的存储器地址，按此地址从对应存储单元取出的内容就是要执行的指令。在程序执行之前，应将程序的首地址（程序中第一条指令的地址）置入程序计数器。

（2）指令寄存器（instruction register，IR）。用于存放从存储器中取出的待执行的指令。

（3）指令译码器（instruction decoder，ID）。用来对指令寄存器中的指令进行译码分析，即指令寄存器中待执行的指令需经过“翻译”才能明白要进行什么样的操作。

（4）时序控制器。时序控制器产生计算机工作中所需的各种时序信号，对各种操作进行时间上的控制，决定每个微操作的开始时刻和操作的持续时间。

（5）微操作控制器。微操作控制器是控制器的主体，用于产生与各条指令相对应的微操作，从而控制整个系统各部件的工作。微操作就是不能再分解的操作，执行微操作总是需要相应的控制信号（也称微操作控制命令）。

3. 寄存器

寄存器实际上就是 CPU 内部的一组高速存储单元，具有数据准备、数据调度和数据缓冲等作用，可以用来临时保存操作数、运算结果或地址指针等信息。由于访问寄存器比访问存储器更方便，速度也更快，不同类型的 CPU 都配有不同数量、不同字长的一组寄存器。从应用角度看，可以将寄存器分成以下两类。

1）通用寄存器

通用寄存器在 CPU 中数量最多，它们既可以存放数据，也可以存放地址或地址指针，使用频度非常高，是调度数据的主要手段，有的 CPU 还具有多个寄存器组，可切换使用。

2）专用寄存器

专用寄存器功能专一，都有特殊的用途。如指令指针寄存器用来存放程序中要执行的下一条指令地址，用于控制程序的流程；标志寄存器用来保存程序的运行状态，如有无进位或借位、运算有无溢出、是否允许中断、是否连续运行等。

CPU 对计算机系统的重要性毋庸置疑，我们可以预见，在未来，CPU 的发展将越来越注重低功耗、高性能和高可靠性。芯片制造技术的进步将带来更高的集成度和更小的芯片尺寸，从而进一步提高 CPU 的性能和功耗比。同时，为了应对大数据和人工智能等新技术的挑战，CPU 还需要进一步发展新的指令集，支持更复杂的计算和存储操作。

扩展知识：龙芯处理器的发展历程

龙芯由我国的龙芯中科股份有限公司独立自主研发，具有完全自主、技术先进、兼容生态三个方面的特点，其从整个架构的顶层规划，到各部分的功能定义，再到细节上每条指令和每个寄存器的编码、名称、含义，全部自主重新设计，具有充分的自主性。

国产龙芯系列处理器经历了从无到有、性能从弱到强的发展历程，如表 2-1 所示。

表 2-1　龙芯处理器的发展历程

时　间	事　件
2001 年 05 月	在中科院计算所知识创新工程的支持下，龙芯课题组正式成立
2001 年 08 月	龙芯 1 号设计与验证系统成功启动 Linux 操作系统
2002 年 08 月	我国首款通用 CPU 龙芯 1 号（代号 X1A50）流片成功
2003 年 10 月	我国首款 64 位通用 CPU 龙芯 2B（代号 MZD110）流片成功
2004 年 09 月	龙芯 2C（代号 DXP100）流片成功
2006 年 03 月	我国首款主频超过 1GHz 的通用 CPU 龙芯 2E（代号 CZ70）流片成功
2007 年 07 月	龙芯 2F（代号 PLA80）流片成功，龙芯 2F 为龙芯的第一款产品芯片
2009 年 09 月	我国首款四核 CPU 龙芯 3A（代号 PRC60）流片成功
2010 年 04 月	龙芯中科技术有限公司成立，龙芯正式从研发走向产业化
2012 年 10 月	八核 32 纳米龙芯 3B 1500 流片成功

续表

时　间	事　件
2013 年 12 月	龙芯中科技术有限公司迁入位于北京市海淀区中关村环保科技示范园龙芯产业园内
2015 年 08 月	龙芯新一代高性能处理器架构 GS464E 发布
2015 年 11 月	龙芯第二代高性能处理器产品龙芯 3A2000/3B2000 实现量产并推广应用
2017 年 04 月	龙芯最新处理器产品龙芯 3A3000/3B3000 实现量产并推广应用
2017 年 10 月	龙芯 7A 桥片流片成功
2019 年 12 月	第三代处理器产品四核龙芯 3A4000/3B4000 实现量产并推广应用
2020 年 10 月	四核龙芯 3A5000/3B5000 研制成功，产品性能接近开发市场主流产品水平
2021 年 04 月	龙芯发布自主指令集架构（简称龙芯架构/LoongArch）

龙芯产品线包括龙芯 1 号小 CPU、2 号中 CPU 和 3 号大 CPU 三个系列：

（1）龙芯 1 号（小 CPU）。龙芯 1 号系列处理器，采用 GS132 或 GS232 处理器核，集成针对特定应用的外设接口，形成面向特定应用的 SoC 单片解决方案，主要应用于云终端、手持终端、工业控制、数据采集、消费电子等领域。该系列主要包括龙芯 1A、1B、1C、1D 和 1H 处理器。

（2）龙芯 2 号（中 CPU）。龙芯 2 号系列处理器，采用 GS464 或 GS264 高性能处理器核，集成丰富的外设接口，形成面向嵌入式计算机、移动信息终端、工业控制、汽车电子等 64 位高性能低功耗 SoC 芯片。该系列主要包括龙芯 2F、2H 和 2K 处理器。

（3）龙芯 3 号（大 CPU）。龙芯 3 号系列处理器，片内集成多个 GS464、GS464E 或 GS464V 高性能处理器核和必要的 I/O 接口，面向桌面计算机、存储、服务器、高端嵌入式计算机等应用。该系列包括 4 核龙芯 3A、3B 系列处理器（工艺从 65nm 到 14nm 不等）。

2.2.2 存储器

存储器作为计算机的重要组成部分，是计算机的记忆部件，用来存放程序和数据，其性能直接关系整个计算机系统性能的高低。将不同类型的存储器按照一定的方法组织起来，可构成计算机的存储系统。随着计算机应用的发展，对存储器速度的要求越来越高，对存储器容量的要求越来越大，但由于价格的原因，一种存储器已无法满足要求。为此，在计算机中采用多种存储器构成层次结构的存储系统，如图 2-8 所示。

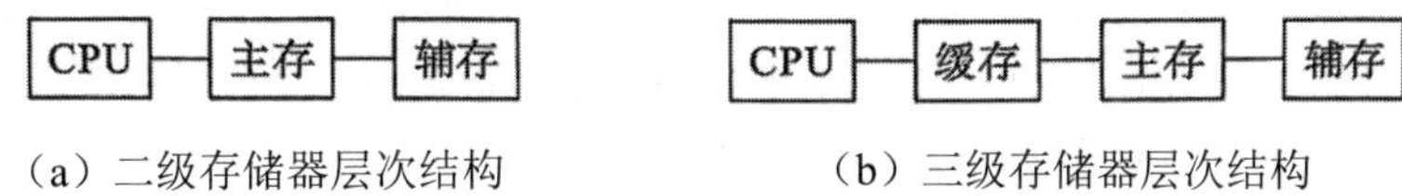

（a）二级存储器层次结构　　（b）三级存储器层次结构

图 2-8　存储器的层次结构

早期的计算机采用由主存和辅存构成的二级存储系统，目的是解决主存容量的不足。当一个大的程序不能完全调入主存时，可将其中一部分先调入主存，其余部分留在辅存，要用时再调入主存，并将不再使用的部分调出主存。主存和辅存构成的二级存储系统由软件和硬件共同实现其功能，对普通用户完全透明。后来，为了解决主存速度不够快的问题，存储器系统增加了缓存，缓存通常封装在 CPU 内。执行程序时，CPU 首先访问缓存，如果缓存中没有，再去访问主存，以此构成了缓存-主存-辅存的三级存储系统，较好地解决了存储系统容量、速度和价格之间的矛盾。其中，缓存的容量最小，速度最快，成本最高；辅存的容量最大，速度最慢，成本最低，主存介于二者之间。三级存储系统实现了以接近缓存的速度存取程序和数据、以辅存的容量和成本存放程序和数据。

2.2.3 存储器的分类

存储器的分类方式众多，按存储介质可以分为半导体存储器、磁表面存储器、光盘存储器等；按保存信息的时间长短可分为永久性存储器和非永久性存储器；本节主要介绍按作用分类和按存取方式分类的存储器类型。

1. 按存储器的作用分类

存储器按照在计算机中所起的作用可分为主存、缓存和辅存。

1）内存（主存）

任何程序或数据要为 CPU 所使用，必须先放到内存中，内存是 CPU 可以直接编程访问的存储器，存放着 CPU 即将运行的程序和数据。如果只是 CPU 工作速度很高，但内存存取速度较低，就会造成 CPU 经常处于等待状态，既降低了处理速度，又浪费了 CPU 的能力，所以内存的速度在很大程度上决定了系统的运行速度。

但事实是，CPU 和内存的存取速度存在着一个数量级的差距，为了弥补这一差异，提高整个系统的性能，减少 CPU 与内存之间的速度差异，我们设想：如果把在一段时间一定地址内被频繁访问的信息集合，从内存读到一个能高速存取的小容量存储器中存放起来，供程序在这段时间内随时使用，从而使 CPU 减少或不再去访问速度较慢的内存，就可以加快程序的运行速度。即在慢速的内存和快速的 CPU 之间插入一个速度较快、容量较小的部件，起到缓冲作用，使 CPU 既可以以较快速度存取该部件中的数据，又不使系统成本上升过高，这就是高速缓冲存储器（Cache）。

2）缓存（Cache）

在 CPU 和内存之间设置一个容量小、速度快、价格高的随机存储器，称为高速缓冲存储器，简称缓存。它存放着 CPU 立刻要用的少量程序和数据，这些程序和数据是内存中当前活跃信息的副本，CPU 可直接进行访问。在这种方式下，CPU 对内存的所有数据请求都首先送到缓存中，由缓存在自身查找。如果命中，则切断 CPU 对内存的请求，并将数据传送出去；如果未命中，则将数据请求转给内存。

有了缓存以后，CPU 访问内存的速度大大提高了。但要注意，增加缓存只是加快 CPU 访问存储器系统的速度，所以增加缓存对系统整体速度只能提高 10%到 20%。另外，如果访问缓存没有命中，CPU 还要访问内存，这时反而延长了存取时间。

缓存存储器可以分级，一级缓存只有十几 KB 到几百 KB，速度极快，又分成指令缓存和数据缓存，使得取指令和读/写数据的操作能同时进行。二级和三级缓存一般有几 MB 到十几 MB，速度略慢，指令和数据不再分开存放。

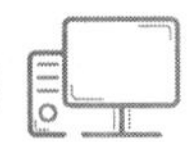

3）外存（辅存）

外存是 CPU 不可以直接编程访问的存储器，存放 CPU 当前暂不使用的大量程序和数据，是内存的后援存储器。外存储器具有存储容量大、价格低、可长期保存信息的优点，是计算机重要的外部设备。常用的外存储器主要有硬盘存储器、光盘存储器、U 盘存储器。

（1）硬盘。硬盘是计算机最主要的存储设备，是存储计算机数据资料的仓库，用于存储各种软件、程序和数据。它们既是输入设备，又是输出设备，但只能和计算机内存交换信息。硬盘和内存不同，在计算机断电之后，信息可以长期保存，所以硬盘才是计算机真正的存储部件。

硬盘主要分为机械硬盘（hard disc drive，HDD）和固态硬盘（solid state disk，SSD）。

① 机械硬盘。机械硬盘即传统普通硬盘，它的主要特点是将盘片、磁头、盘片转轴及控制电机等部件制成一个不可随意拆卸的整体，形成一个密封组合式的硬盘驱动器，如图 2-9 所示。机械硬盘从外观上看是一个密封的金属盒子，其中有若干片固定在同一个轴上、同样大小、同样转速的金属圆盘片。

圆盘片的表面采用溅射工艺形成存储信息的薄膜磁层，要求磁层牢固、平整、光滑、厚薄均匀。圆盘片的上下两面都可以存放信息，每个存放信息的盘面称为磁盘记录面。除磁盘记录面的边缘和中心区域外，磁盘记录面上分布着许多具有一定宽度的同心圆环，叫磁道。每个磁道又分成若干个存储信息的区域，叫扇区。扇区是磁盘和主存交换信息的最小单位，数据和信息以扇区为单位存放在盘片上。

② 固态硬盘（见图 2-10）。固态硬盘由闪存阵列芯片、控制芯片和缓存芯片等组成。闪存阵列芯片构成存储体，用来存储数据；控制芯片是固态硬盘的中枢，负责对固态硬盘的工作进行管理，合理调配数据在各个闪存芯片上的负荷，对闪存芯片进行读写操作，连接闪存芯片和外部接口；缓存芯片则辅助控制芯片工作，暂存读出和写入的数据。

图 2-9　机械硬盘

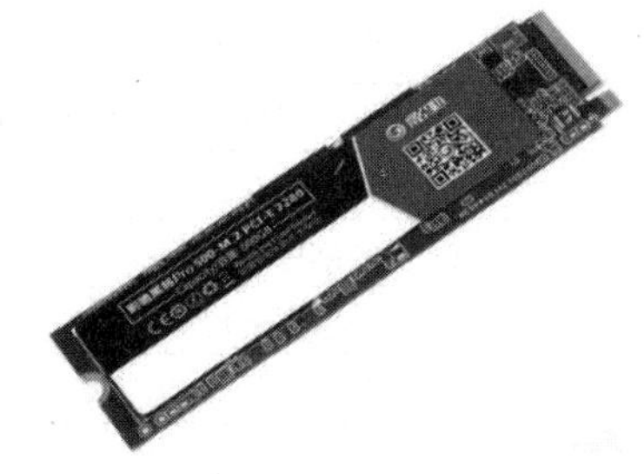

图 2-10　固态硬盘 SSD

由于固态硬盘没有普通硬盘的旋转介质，所以固态硬盘的优点也比较明显：读写速度快、防震性好、体积小、重量轻、低功耗、无噪声等。固态硬盘的缺点一是价格较高，和同等容量的机械硬盘相比，价格高好几倍；二是写入次数有限，但应用平衡写入算法，可有效延长寿命。

（2）光盘存储器。光盘存储器比磁盘存储器的出现晚得多，直到 20 世纪 90 年代才广泛使用。由于光盘存储器具有记录密度高、可靠性好、价格便宜、保存时间长的优点，很快就成为计算机重要的外部存储器。

光盘存储器是利用光学原理进行读写信息的存储设备，由光盘控制器、光盘驱动器、光盘片三部分组成，以二进制数据的形式存储程序和数据。写入数据时，通过在光盘表面烧出小坑记录数据，计算机数据采用“0”“1”记录，没有坑的地方代表“0”，有坑的代表“1”。读取数据时，激光头会向光盘发出激光束，当激光束照射到光盘的凹面或非凹面时，反射光束的强弱会发生变化，光驱就根据反射光束的强弱，把光盘上的信息还原成数字信息，即“0”或“1”，再通过相应的控制系统，把数据传给电脑。

光盘存储器根据读写激光头发出激光的波长不同，分为CD（compact disc）、DVD（digital versatile disk）和BD（blu-ray disc）三大类。它们使用的激光波长和记录层不同，记录的数据量大小也不同。最新的BD蓝光光盘存储器使用的激光波长是405nm，单层容量为25GB，可以记录2层、4层、8层的信息，最高存储容量达几百GB。不同DVD光盘的存储容量如表2-2所示。

表2-2　不同DVD光盘的存储容量

DVD光盘类型	120mmDVD光盘存储容量	80mmDVD光盘存储容量
单面单层（SS/SL）	4.7GB	1.46GB
单面双层（SS/DL）	8.5GB	2.66GB
双面单层（DS/SL）	9.4GB	2.92GB
双面双层（DS/DL）	17GB	5.32GB

（3）U盘存储器。U盘存储器于1998年研制成功，采用闪存芯片（flash memory）作为存储介质，是一种寿命长、非易失性（断电后仍能保存所存储的数据信息）的存储器，具有可重复读写且读写速度快、体积小、重量轻、功耗低、可靠性高、携带方便等许多优点。U盘存储器通过USB接口和计算机相连，简称U盘。其接口的规范决定着其与系统传输的速度，USB接口规范特点如表2-3所示。

表2-3　USB接口规范特点

USB版本	理论最大传输速率	速率称号	推出时间	适用范围
USB1.0	1.5Mbps（192KB/s）	低速	1996年1月	键盘、鼠标等设备
USB1.1	12Mbps（1.5MB/s）	全速	1998年9月	ZIP、扫描仪和打印机等
USB2.0	480Mbps（60MB/s）	高速	2000年4月	—
USB3.0	5Gbps（500MB/s）	超高速	2008年11月	—

U盘存储器的内部有一块电路板，在上面有闪存芯片、主控芯片及时钟源和电阻器、电容器。闪存芯片用来存储数据，主控芯片负责对U盘的管理，实现和主存的数据交换，时钟源用来产生主控芯片工作及数据交换时同步用的时钟信号。

由于U盘具有热拔插的功能，可在计算机工作时插入和拔出。U盘的使用和硬盘类似，可在U盘上存放文件，对文件进行修改、查找和删除，对文件的操作都是按块进行的。有的U盘设计有写保护功能，当写保护开关打开时，U盘只能读不能写，可防止U盘上的信息被删改，如防止病毒将恶意文件写入 U 盘。

2. 按存取方式分类

存储器按照存取方式可分为随机存储器和只读存储器。

1）随机存储器

随机存储器（random access memory，RAM）又称读/写存储器，是 CPU 可以直接编址访问的存储器，即 CPU 可以按存储单元的地址随机访问存储器的任意一个单元，访问时间与单元地址无关，访问 0 号单元与访问 1000 号单元用的时间完全相同。计算机启动后，存放在磁盘中的程序和数据调入主存后 CPU 就可以访问了，但断电后，随机存储器中的信息会全部丢失。计算机的内存条就是由随机存储器构成的，如图 2-11 所示。

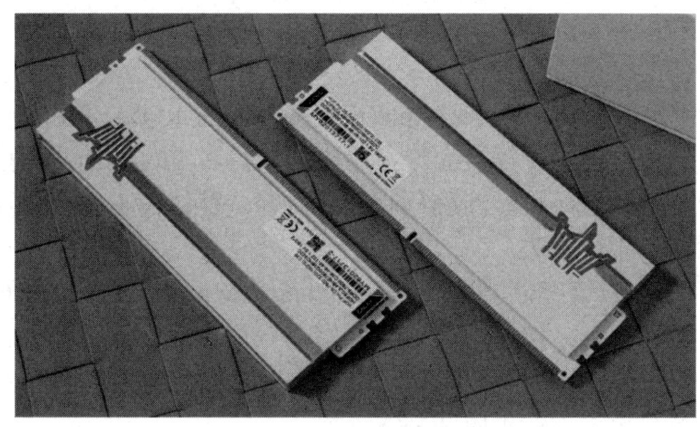

图 2-11　内存条

在计算机中使用的半导体随机存储器又分为静态随机存储器（static RAM，SRAM）和动态随机存储器（dynamic RAM，DRAM）两大类，两者最重要的区别在于是否需要刷新。两种存储器性能和用途的比较如表 2-4 所示。

表 2-4　静态随机存储器和动态随机存储器的比较

存储器类型	速　度	集成度	功　耗	价　格	是否需要刷新	用　途
静态随机存储器（SRAM）	快	低	大	高	不需要	作为 Cache、小容量主存
动态随机存储器（DRAM）	较慢	高	小	低	需要	作为大容量主存

（1）静态随机存储器。依靠一种双稳态电路存储信息，只要电源正常供电，信息就可以长期保存。静态存储器除了作为 Cache 和小容量主存，还在一些特殊场合使用。如在微型计算机中存储系统设置参数的 CMOS 存储器，在关机后由电池供电，以保证系统参数不丢失。

（2）动态随机存储器。依靠存储电路中的电容器存储信息，由于电容器漏电的存在，时间长了存放的信息就会丢失或出现错误。因此，需要对这些电容定时充电，即必须在信息丢失前进行恢复，这个过程称为刷新。由于动态随机存储器具有集成度高、功耗低、价格低等优点，计算机的主存主要是由动态随机存储器构成的。

2）只读存储器

只读存储器（read-only memory，ROM）和随机存储器有一些相同的特性，都采用随机访问方式，访问时间和地址无关。但只读存储器和随机存储器有两点重要的区别：一是正常工作时只能读、不能写；二是断电后存储的信息不会丢失。只读存储器用来存放不需要修改且断电后仍需要保存的程序和数据，如计算机系统中的加电自检程序、启动程序、基本输入/输出程序和系统参数就存放在主板上的只读存储器芯片 BIOS 中。

最早的只读存储器存储的信息是不能修改的，用户使用起来不方便。随着存储器技术的不断发展，出现了各种可以修改的只读存储器。只读存储器根据其是否可修改、如何修改分为可编程只读存储器、可擦可编程只读存储器、电擦除可编程只读存储器和闪存。

（1）可编程只读存储器（programmable ROM，PROM）。可编程只读存储器可以编写一次程序，即允许用户修改一次。厂家在制造芯片时，将全 0 或全 1 制作在芯片中，用户可根据需要进行修改。

（2）可擦可编程只读存储器（erasable programmable ROM，EPROM）。可擦可编程只读存储器不仅可以擦除重写，而且允许擦除上万次。和 PROM 不同的是，EPROM 可用紫外光照射芯片以擦除信息，再重新编程写入新内容。存储在 EPROM 中的内容可以保存若干年，且断电后信息不会丢失。

（3）电擦除可编程只读存储器（electrically erasable programmable ROM，EEPROM）。EPROM 虽可多次编程写入，但整个芯片只要写错一位，就必须从电路板上取下来全部擦掉重写，实际使用很不方便。为了改进这一缺点，EEPROM 采用电擦除技术，它允许在线编程，而且是以字节为单位进行擦除和写入。

（4）闪存（flash memory）。随着存储器技术的发展，对 EEPROM 的进一步改进就有了闪存，它的写入速度类似于 RAM，掉电后信息也不会丢失。闪存擦除信息不需要用紫外光照射，写入信息也不需要专门的设备，而是在线状态下直接进行擦除和写入即可；但是闪存的擦除和写入是按块进行的，不能按字节或单元擦写。和 EEPROM 相比，闪存具有擦写速度快、集成度高、成本低、使用灵活的优点，是目前使用最多的只读存储器。

2.2.4 主板

主板（main board）又叫系统板（system board）或母板（mother board），是整个计算机的中枢，计算机通过主板将 CPU、内存条、电源和各种外设有机地结合起来，形成一套完整的系统。计算机正常运行时，对系统、存储器和其他 I/O 设备的操控都必须通过主板完成，因此，计算机的整体运行速度和稳定性在一定程度上取决于主板的性能。主板位于机箱的内部，是一块矩形的印刷电路板（PCB）。

1. 主板的结构

主板都采用开放式结构，一般有 BIOS 芯片、I/O 控制芯片、CPU 插槽、多个扩展插槽（PCI/PCI-E 插槽）、各种外设接口、直流电源供电插座等，如图 2-12 所示。有的集成主板上还集成了显卡芯片、音频芯片和网卡芯片等。

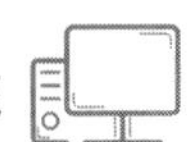

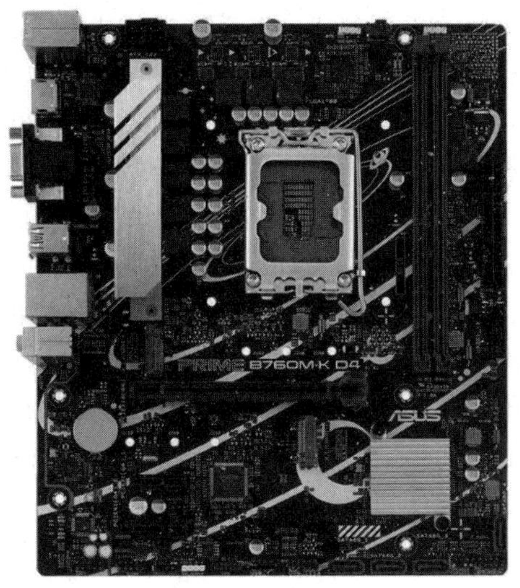

图 2-12 主板

2. 主要芯片

芯片是主板的核心部件，是 CPU 与周边设备沟通的桥梁，对主板性能起着决定性的作用，进而影响到整个计算机系统的性能。早期的主板上芯片多、占用的空间大；后来的主板将许多芯片的功能集成到包含少数几个芯片的芯片组中，使主板上的芯片数量大大减少，只需要存储器控制中心、输入/输出控制中心、BIOS、平台控制中心等几个芯片，就可以实现主板的功能；近年来又出现了只包含单一芯片的芯片组，进一步减少了主板上芯片的数量。

1）存储器控制中心

存储器控制中心（memory controller hub，MCH）相当于早期主板上的北桥，是最重要的芯片，MCH 芯片决定了主板支持 CPU 的种类和型号，以及内存的型号、容量和速度。

MCH 芯片在主板上的位置靠近 CPU，负责 CPU、内存、图形显示设备、输入/输出控制中心之间的连接。MCH 芯片通过前端总线和 CPU 相连，通过存储总线和内存相连，通过 PCI-E×16 总线和图形显示设备相连，通过专用总线和输入/输出控制中心相连。由于 MCH 芯片处理的数据量大，所以发热量也大，芯片上覆盖有散热的金属片。

2）输入/输出控制中心

输入/输出控制中心（I/O controller hub，ICH）相当于早期主板上的南桥，也是一个重要的芯片，ICH 芯片集成了早期主板上大量芯片的功能，如中断控制器、总线控制器、定时/计数器、直接存储器、存取控制器等，ICH 芯片的型号不同，实现的功能也有差别。

ICH 芯片在主板上的位置离 CPU 较远，主要负责各总线的连接，包括 PCI 总线、USB 总线、PCI-E×1 总线和硬盘接口、BIOS 等芯片，计算机系统中的大部分外设都通过 ICH 和主机交换信息。早期的 ICH 芯片处理的数据量不大，一般不需要覆盖散热片，但随着现在数据处理量的增加，也采取了散热措施。

3）BIOS 芯片

BIOS（basic input/output system）是基本输入/输出系统的简称，BIOS 芯片由一片闪存芯片构成，是主板上必不可少的重要芯片。当系统启动或重启时，首先运行 BIOS 中的自检程序，对主存、主板、硬盘、显卡、键盘和其他设备及接口进行检测和初始化。如果自检正确，就执行自举程序，将系统盘上的操作系统装入主存，并将控制权交给操作系统。

BIOS 芯片中还存放着 CMOS 设置程序，用于修改系统运行参数。在自检以前按下相应按键可进入 CMOS 设置程序，设置系统的日期、时间、启动顺序、硬盘参数等。

4）平台控制中心

随着 CPU 技术的发展，在新的酷睿 CPU 中集成了存储控制器、PCI-E 控制器等功能，主板芯片组中的 MCH 芯片失去了作用，于是将 MCH 芯片中的剩余功能和 ICH 芯片集成到一起，形成了平台控制中心（Platform Controller Hub，PCH），可以管理几乎所有的外设。采用 PCH 芯片设计的主板，芯片组中只有一个芯片，主板的型号也取决于 PCH 芯片的型号。

3. 插槽和外设接口

在主板上有许多插槽和外设接口，用来安装 CPU、内存条，连接电源及其他外部设备。

1）CPU 插槽

CPU 插槽用来安装 CPU 芯片，不同主板的 CPU 插槽类型也不同，在插孔数、体积、形状上都有区别，能安装的 CPU 芯片也就不同，所以 CPU 插槽不能互相接插。如 Socket 478 插槽有 478 个针孔，可安装 478 针的 Pentium 4 CPU；Socket 1155 插槽有 1155 个针孔，支持采用 LGA1155 封装的 Intel Core i7、Core i5、Core i3 等 CPU。

2）内存条插槽

内存条插槽用来安装内存条，对内存条的类型、速度、容量都有要求。现在的主板上至少有 4 个内存条插槽，对采用双通道工作模式的内存条来说，如果插一条，要插在第一个插槽，如果插两条，要插在第一和第三个插槽，当然插槽上一般都有颜色进行区分。尽管 DDR3 和 DDR2 内存条插槽都是 240 线的，但二者并不兼容，最新的 DDR5 和 DDR4 内存条也不兼容，它们都需要对应的内存条插槽。

3）总线扩展插槽

早期主板的总线扩展插槽主要是 ISA、AGP 插槽，现在主板的总线扩展插槽主要是 PCI 和 PCI-E 插槽，用来连接符合 PCI 和 PCI-E 总线标准的接口卡，如显卡、网卡等。今后的趋势是 PCI-E 插槽会全面取代所有扩展插槽，成为统一标准。

4）电源插槽

主板上的电源插槽用来连接机箱中的电源和主板，给主板上的各个部件供电。ATX 主板的电源插槽是 2 排，早期的是 20 针插槽，后来的是 24 针插槽，另外还有一个 4 针或 8 针的插槽给 CPU 供电。

5）硬盘接口

在主板上有和硬盘相连的接口，分 IDE（integrated drive electronics）接口和 SATA（serial ATA）接口两种类型。早期使用的是 IDE 接口硬盘，属于并行接口，它采用 IDE 电缆和主板上的 IDE 接口相连，IDE 信号电缆有 40 条信号线（后增加到 80 条信号线），其中 16 条是数据线；当前的主流硬盘是 SATA 接口硬盘，属于串行接口，SATA 信号电缆中包含

7 条信号线，其中 3 条是地线，还有两对差分数据线，一对发送数据，一对接收数据，供电电缆有 15 条，可提供 3.3V、5V、12V 三种电源。

6）其他外设接口

主板上还有和其他外设相连的接口，如和键盘、鼠标相连的 PS/2 接口，和网络相连的 RJ-45 接口，和音箱、耳机相连的音频设备接口，和 USB 设备相连的 USB 接口等。

计算机技术在不断发展，新的插槽和接口标准在不断出现，主板使用的技术也在不断更新，主板的功能和结构也会发生新的变化。

2.2.5　显卡

显卡（video card）又称显示适配器（video adapter），是主机与显示器之间的接口，负责将主机送来的影像数据处理成显示器可以识别的格式，并向显示器提供逐行或隔行扫描信号，控制显示器的正确显示，以完成图形图像的输出。

1. 显卡的组成

显卡主要由显示芯片、显示存储器等部分组成，其中，显示芯片（video chipset）是显卡的主要处理单元，又称为图形处理器（graphic processing unit，GPU），它直接决定了显卡的性能；显示存储器是和内存相似的存储器，简称显存。

GPU 负责视频信息的处理和对显示器的工作进行控制，其复杂程度不亚于 CPU。GPU 的使用减轻了 CPU 的负担，完成部分原本属于 CPU 的工作，增强了图形处理能力，现在的发展趋势是将 GPU 和 CPU 集成到同一块芯片中。

2. 显卡的分类

1）独立显卡

独立显卡是指将显示主板、显示芯片、显存、散热器及其相关电路做在一块独立的电路板上，如图 2-13 所示。插在主板的扩展插槽里，现在一般是 PCI-E 扩展插槽，此前还有 AGP、PCI 等扩展插槽。独立显卡的优点是单独装有显存，不占用系统内存，性能强，容易进行硬件升级；缺点是系统功耗大，发热量也大，费用较高。独立显卡一般分为两类，一类是用于绘图和 3D 渲染的专业显卡，一类是专门为游戏设计的娱乐显卡。

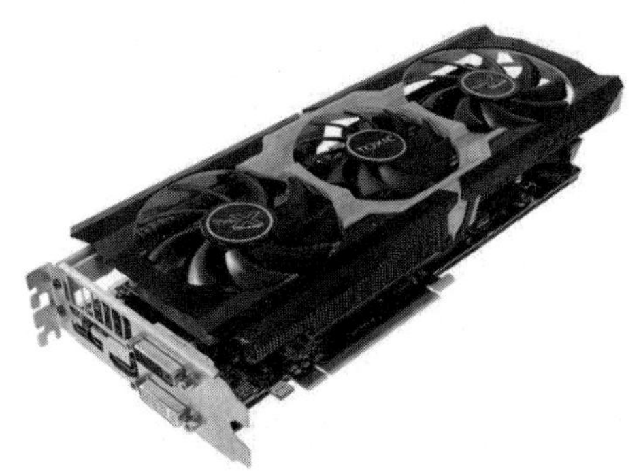

图 2-13　显卡

2）集成显卡

顾名思义，集成显卡直接集成在主板的北桥芯片中，看不到单独的部件，与其融为一体。有的集成显卡在主板上有独立的显存芯片，不需要系统内存，独立运作，但其显存容量较小；有的则不带显存，而是使用系统的一部分内存作为显存，具体数量由系统根据需要动态调整。

集成显卡的优点是功耗低、发热量小，部分集成显卡的性能已经可以媲美入门级的独立显卡；缺点是性能相对较弱，且固化在主板上无法单独更换，如果要换，就只能连同主板一起更换。

3）核芯显卡

核芯显卡是 Intel 产品新一代图形处理核心，和以往的显卡设计不同，Intel 凭借在处理器上的先进工艺以及新的精简架构设计，将图形核心与处理核心整合在同一块基板上，构成了一个完整的智能处理器。这种设计大大缩减了处理核心、图形核心、内存及内存控制器间的数据周转时间，有效提升了处理效能，并大幅降低了芯片组的整体功耗，有助于缩小核心组件的尺寸，为笔记本、一体机等产品的设计提供了更大的选择空间。

需要注意的是，核芯显卡和传统意义上的集成显卡并不相同。核芯显卡将图形核心整合在处理器当中，进一步加强了图形处理的效率，并把集成显卡中的“处理器+南桥+北桥（图形核心+内存控制+显示输出）”三芯片解决方案精简为“处理器（处理核心+图形核心+内存控制）+主板芯片（显示输出）”的双芯片模式，有效降低了核心组件的整体功耗，更利于延长笔记本的续航时间。

2.2.6 总线

总线是一组信号线的集合，是计算机系统各部件之间传输地址、数据和控制信息的公共通路。总线的特点在于其公用性，它可同时连接多个部件或设备，总线上任何一个部件发送的信息都可被连接到总线上的其他所有设备接收到，但同一个时刻只能有一个设备进行信息传送。

1. 总线的分类

计算机系统中含有多种类型的总线，可以从不同的角度进行分类。按传送信息的类型可分为数据总线、地址总线及控制总线；按层次结构可分为前端总线（或 CPU 总线）、系统总线和外设总线；按数据传送格式可分为串行总线和并行总线；按时序控制方式可分为同步总线和异步总线。

1）按传送信息的类型划分

（1）数据总线（DB）。数据总线用于传送数据信息，是计算机系统内各部件之间进行数据传送的通路，其传送方向是双向的，可以由处理器发向其他部件，也可由其他部件发回处理器。

数据总线一般由 8、16、32、64 或更多条数据线组成，这些数据线的条数称为数据总线的宽度，是表现系统整体性能的关键因素之一。因为每条数据线一次只能传送一位二进制数，所以数据线的条数（即数据总线的宽度）就决定了每次能同时传送的二进制位数，条数（宽度）越多，存取速度越快。例如，指令的长度为 64 位，数据总线宽度为 32 位，则取一条指令需要访问两次存储器，若数据总线宽度为 64 位，则只需访问一次。

（2）地址总线（AB）。地址总线用于传送地址信息，它规定了数据总线上数据的出处和去处，即表示的是某一个内存单元地址或 I/O 端口地址。例如，当 CPU 要从存储器中读取一个数据时，需要先形成存放该数据的地址，并将地址放到地址总线上，然后从指定的存储单元中取出该数据。地址总线的传送方向和数据总线不一样，它是单向传送的。地址总线的宽度决定了能够产生的地址码的个数，进而决定了计算机系统能够管理的最大存储器容量。

（3）控制总线（CB）。控制总线用于传送各种控制信号，以实现对数据总线、地址总线的访问，和对使用情况进行控制。控制信号的作用是在系统内各部件之间发送操作命令和定时信号，从总体上讲，控制信号的传送方向是双向的，但就某一具体信号而言，其信息的走向都是单向的。

2）按总线的层次结构划分

（1）前端总线（CPU 总线）。前端总线包括数据总线、地址总线和控制总线，一般是指从 CPU 引脚上引出的连接线，用来实现 CPU 与主存储器、I/O 接口芯片、控制芯片组之间的信息传输，也用于系统中多个 CPU 之间的连接。前端总线是生产商针对具体的处理器设计的，没有统一标准。

（2）系统总线（I/O 通道总线）。系统总线同样包括数据总线、地址总线和控制总线，是主机系统与外围设备之间的通信通道。在主板上，系统总线表现为与 I/O 扩展槽连接的一组逻辑电路和导线，系统总线有统一的标准，各种外设适配卡可以按照这些标准进行设计。系统总线标准包括 ISA、AGP、PCI 和 PCI-E，目前常用的主要是 PCI 和 PCI-E。

（3）外设总线（外围总线）。外设总线是指计算机主机与外部设备接口的总线，实际上是一种外设的接口标准。目前在微型计算机上流行的接口标准有 IDE（EIDE/SATA）、SCSI、USB 和 IEEE 1394 四种。前两种主要与硬盘、光驱等设备连接，后两种可以用来连接多种外部设备。

3）按数据传送格式分类

（1）串行总线。一次只传送一位数据，一组数据代码在发送端要通过移位寄存器将并行数据转换成串行数据，分时进行传送；在接收端也要通过移位寄存器将串行数据又转换成并行数据，传送时还要加入起始位和终止位等信息。串行总线用的数据线少，远距离传送时可降低成本，外总线就采用串行传送方式。

（2）并行总线。有多根数据线，一次可传送多位数据，芯片内总线和系统内总线多采用并行方式传送。

4）按时序控制方式分类

（1）同步总线。采用统一的时钟信号控制总线传送，一个总线周期的时间是固定的，包含一个或几个时钟周期。

（2）异步总线。没有固定的时钟周期划分，操作和数据传送以应答方式实现，操作时间根据实际需要安排。

2. 常见总线

总线标准除了定义信号线的功能，还要制定总线的机械和电气方面的规范，使负载适宜、接头合适，能提供所需的电压和时序信号。为了将不同厂家生成的各种设备和接口连接到总线上，必须详细定义总线的标准。大家都遵循统一的标准生产，就可以方便地将这些设备和接口连接起来。

微型计算机自问世以来，数据宽度和系统性能不断提高，从 8 位机一直发展到了 64 位机，总线标准也随之发展，下面简单介绍 8086 CPU 使用最广泛的 4 种系统总线：ISA 总线、PCI 总线、AGP 总线和 PCI-E 总线，以及目前使用最多的外设总线 USB。

1）ISA 总线（industry standard architecture）

ISA 是一种并行总线，广泛用于早期的微型计算机中，是第一个事实上的总线工业标准，现已淘汰。由美国 IBM 公司推出，是数据传输率为 16Mb/s 的 16 位标准总线，主要用于与低速 I/O 设备的连接。

2）PCI 总线（peripheral component interconnect）

PCI 总线是 Intel 公司于 1991 年推出的局部并行总线，也是外部设备互连总线，用于连接高速的 I/O 设备模块，如显示适配器、网络接口控制器、硬盘控制器等。通过芯片连接，上面与更高速的 CPU 总线相连，下面与低速的 ISA 总线相接。一经推出就在 Pentium 及以后的计算机中得到了广泛使用，很快取代了 ISA 总线。

PCI 总线采用同步控制、集中式总线仲裁方式，主要包括以下性能特点：

（1）传输速度快。PCI 总线的宽度为 32 位，可扩充到 64 位，对 32 位 PCI 总线来说，当总线工作频率是 33.3MHz 时，数据传输速率可达 133MB/s；对 64 位 PCI 总线来说，当总线工作频率是 66.6MHz 时，数据传输速率可达 533MB/s。

（2）支持多种 CPU。PCI 总线是一种独立于 CPU 子系统的总线标准，可支持多种 CPU，从而适用于不同 CPU 组成的系统。PCI 总线将 CPU 子系统和外围设备分开，因此外围设备的设计与升级和 CPU 无关，CPU 技术的变化也不影响外围设备的使用。

（3）支持即插即用。即插即用是指当外设接口卡插入 PCI 接口后，用户不必调整开关或跳线插头就可以被系统使用。PCI 总线具有自动设置功能，在每个 PCI 接口中有配置寄存器，在系统初始化时由 BIOS 完成设置，装入相应的 PCI 设备驱动程序。

（4）可连接多个主设备。在一条 PCI 总线上可以有多个主设备，各个主设备通过总线仲裁部件竞争总线使用权。每个连接到 PCI 总线的主设备都有独立的总线使用请求和总线使用允许信号线，各个主设备平等竞争使用总线。

（5）支持猝发传送。猝发传送是指，给出一个地址，可以传送多个数据。使用普通的传送方式，每次传送都要先给出地址，再传送数据，对大批量的数据传送效率不高。猝发传送方式只在第一次传送时送出地址，然后传送数据，而以后的传送周期，不用再传送地址（地址自动加 1），只需传送数据。当数据块是连续传送时，采用猝发传送可大幅提高传送效率。

（6）地址线和数据线复用。PCI 总线采用了地址线和数据线分时复用技术，同一条信号线，在控制信号的控制下，先作为地址线使用传送地址，再作为数据线使用传送数据，

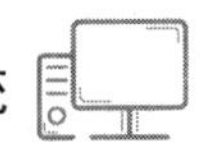

这样可以有效减少总线的引脚数，简化总线的设计。

3）AGP 总线（accelerated graphics port）

Intel 公司于 1996 年 7 月正式推出了 AGP 总线，它是一种显卡专用的为提高视频带宽而设计的局部总线。严格地说，AGP 不能称为总线，因为它是点对点连接，即连接控制芯片和 AGP 显卡，但在习惯上依然称为 AGP 总线。

在 AGP 出现以前，几乎所有显卡都采用 PCI 总线接口。随着显卡 3D 图形处理性能的大幅提升，显卡处理的数据越来越多，需要的数据传输速度高于 PCI 总线的最高数据传输速度，因而成为系统的主要瓶颈。推出 AGP 的主要目的就是提高 3D 图形处理能力、加速图形显示，AGP 在内存与显卡之间提供了一条直接通道，使 3D 图形数据不经过 PCI 而直接送入显示子系统，这就突破了 PCI 的系统瓶颈。

AGP 主要包括以下性能特点：

（1）传输速度快。AGP 对数据读写采用流水线操作，从而减少了内存等待时间，提高了数据传输速度。具有多倍率的数据传输频率。AGP 使用了 32 位数据总线和多时钟技术，带宽是 PCI 总线的两倍，达到了 266Mb/s；随后 AGP 2×问世，通过每周期传送两次 32 位数据，将带宽翻倍，达到了 533Mb/s，AGP 4×模式带宽突破了 1Gb/s，AGP 8×模式带宽甚至可达 2.1Gb/s。

（2）并行操作。在 CPU 访问系统 RAM 的同时，允许 AGP 显卡访问 AGP 内存，显卡可以独立于 AGP 总线带宽，从而进一步提高了系统性能。

4）PCI-Express 总线（peripheral component interconnect express）

PCI-Express（简称 PCI-E）是新一代的总线接口，2002 年由 Intel 公司联合 AMD、DELL、IBM 等多家公司提出并完成。它采用点对点的串行连接，比起 PCI 总线的共享并行架构，每个设备都有自己的专用连接，不需要向整个总线请求带宽。

PCI-E 主要包括以下性能特点：

（1）数据传输带宽高。在技术上允许实现×1、×2、×4、×8、×16、×32 的通道规格，目前 PCI-E×1 和 PCI-E×16 是主流。PCIe 6.0 规范 PCIe×1 Full Duplex 达到 8GB/s，可满足声卡、网卡和存储设备对数据传输带宽的需求；PCI-E×16 专为显卡设计，以提高图形和视频信号的传输率，支持双向数据传输，PCIe 6.0 规范 PCIe×16 Full Duplex 达到 128GB/s，远超 AGP 8×的 2.1Gb/s 带宽，相当于普通 PCI 速度的 960 倍，能大幅提高 CPU 和 GPU 之间的带宽。

（2）采用串行方式连接。除提供极高的数据传输带宽之外，PCI-E 和 ISA、PCI、AGP 总线不同的另一点是 PCI-E 用串行方式，每个针脚可以获得比传统 I/O 标准更多的带宽，降低了 PCI-E 设备的生产成本和体积。

（3）兼容性好。在软件层面上，PCI-E 兼容目前的 PCI 技术和设备，支持 PCI 设备和内存模组的初始化，目前的操作系统、驱动程序无须重写，都可以支持 PCI-E 设备。

另外，PCI-E 还具有支持热插拔、数据同步传输、高阶电源管理等优点。

5）USB 总线（universal serial bus）

USB 是通用串行总线，允许外设在开机状态下热插拔，实现和主机简单快速的连接。USB 总线采用异步串行传送方式，在两条信号线上以差分方式串行传送数据。USB 总线协议规定了 4 种传送方式，分别是等时传送、控制传送、中断传送和批量传送；另外还规定了信息在 USB 总线上以包的形式传送，包可分为标记包、数据包、应答包和特殊包 4 类，每个包都有自己的标识，指明包的作用。

USB 主要包括以下性能特点：

（1）传输速率高。USB2.0 最高传输速率的理论值可达 480Mb/s，比串口快 100 倍，比并口快近 10 倍，而且 USB 还支持多媒体。

（2）标准统一。常见的总线接口有 SATA 接口的硬盘、串口的键盘鼠标、并口的打印机扫描仪，有了 USB 后，各种串、并接口就被全面取代了，这些外设都可以用同样的标准与计算机连接，于是就有了 USB 硬盘、USB 键盘、USB 鼠标、USB 打印机等。

（3）携带方便。USB 设备大多体积小、重量轻，对用户来说，携带小体积的硬件就能保存大容量的数据，非常方便。

（4）可以连接多个设备。在机箱上，一般都有多个 USB 接口，理论上最多可串接 127 个外设，既实现了扩展连接外设的目的，又减少了 I/O 接口的数量。

USB 总线接口技术在不断发展中经历了四代版本，传输速率从 12Mb/s、480Mb/s、5Gb/s 到 40Gb/s，呈几何倍数增长。虽然到 USB 3.2 Gen2 之后的速率就可以满足视频传输的需求了，但因为没有自带视频传输协议，所以 USB 需要进行转接之后才能传输视频，而 USB4 之后自带了 DP 协议，可以直接连接显示器。

这四代接口的颜色经历了白色、黑色、蓝色到青蓝色或红色的改变，从接口类型上分 A、B、C 型，常见的是 A 型，C 型也称 Type-C，最大的优点是支持盲插，不区分正反面。USB4 的外形就直接使用了 Type-C 接口，这时候就不能通过颜色进行判断了，而要看接口旁边的标识，不同的图案会显示接口的速率和支持的协议。

2.2.7 输入/输出设备

输入/输出设备（input and output devices，简称 I/O 设备），是用户和计算机系统之间进行信息交互的主要通道，也是数据处理系统的外部设备。

1. 输入设备

输入设备用于将数据、程序、文字、图片、音频和视频等各种形式的信息输入到计算机系统中，让计算机能够接收到用户的命令，这里介绍几种最常用的输入设备。

1）键盘（keyboard）

键盘是最常用的用于输入指令或数据的计算机外部设备。用户通过键盘，可以给计算机发送文字指令，也可以编辑程序并输入程序需要的数据。

现在使用的标准键盘源于英文打字机，根据英文字母在键盘上的排列方式命名为“QWERTY”型键盘，如图 2-14 所示。早期的计算机键盘以 83 键为主，现在有 101、104 和 108 键等多种规格的键盘，104 键盘比 101 键盘多出两个 Windows 功能键和一个菜单键，108 键盘比 104 键盘多出 3 个电源管理键（关机、待机、唤醒）和 1 个组合功能键。

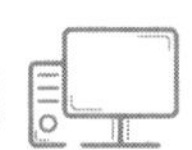

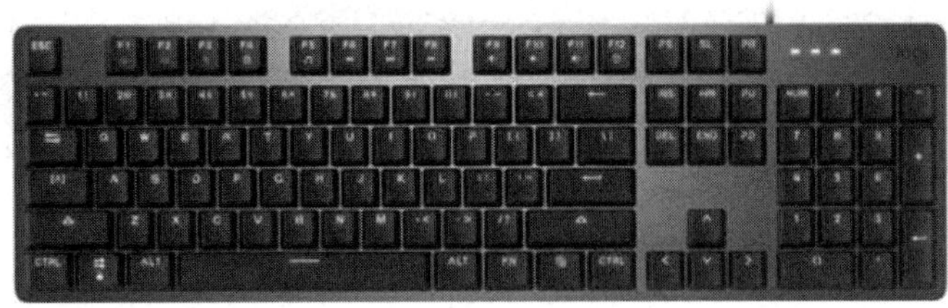
图 2-14 键盘

键盘由按键和对应的控制电路组成。按键按一定的规律排列，当一个键按下时会产生一个信号；控制电路由专用微处理器构成，不断地执行按键扫描程序，当识别出有按键信号时，根据按键的位置得到一个扫描码，将所有的扫描码输入控制软件，由软件决定相应的输出。

键盘的专用微处理器不但能识别单个按键信号，还有一块缓冲区存放着多个键的扫描码，用于识别组合按键信号，如上档键（Shift）、控制键（Ctrl）和替换键（Alt）等的组合，当多个键同时按下时，若干个键的扫描码存入缓冲区，按先进先出的顺序处理。由于人按键的速度远低于计算机的处理速度，不会出现先按的键被后按的键覆盖的情况。

键盘可以有多种分类方法，比如按编码分为全编码键盘和非编码键盘两种；按应用可以分为台式机键盘、笔记本电脑键盘、手机键盘、工控机键盘、速录机键盘、双控键盘、超薄键盘七种；按码元性质可以分为字母键盘和数字键盘两种；按工作原理可以分为机械键盘、无触点电容键盘、薄膜接触式键盘、导电橡胶式键盘等。以下就几种常见键盘进行介绍。

（1）机械键盘。机械键盘使用机械金属弹簧作为弹力机构。按下键位时触点闭合，松开键位时触点分离。机械键盘的优点是结构简单，长期使用手感不会变化；缺点是机械弹簧容易损坏，而且触点会在长时间使用后氧化，导致按键失灵。

（2）无触点电容键盘。无触点电容键盘利用类似电容式开关的原理，通过按键时改变电极间的距离引起电容容量改变，从而驱动编码器。特点是无磨损且密封性好，但按键信号的产生要复杂一些，成本也比较高，属于高档键盘。

（3）薄膜接触式键盘。薄膜接触式键盘采用双层胶膜，胶膜中间夹有一条条银粉线，胶膜与按键对应的位置会有碳心接点，按下按键后，碳心接触特定的几条银粉线，即会产生不同的信号，每个按键都可以送出不同的信号。薄膜接触式键盘结构简单、成本低，是目前使用最广泛的键盘。

（4）投影键盘。投影键盘是用投影作为一种新的输入方式，采用内置的红色激光发射器可以在任何表面投影出标准键盘的轮廓，然后通过红外线技术跟踪手指的动作，最后完成输入信息的获取，再通过蓝牙技术将按键信息传输到主机。

（5）人体工程学键盘。人体工程学键盘是为了解决人们长时间使用键盘可能导致手腕、手臂和肩背等的疲劳而专门设计的键盘。这类键盘设计上基于人体工程学的原理，在标准键盘上将指法规定的左手键区和右手键区这两大板块左右分开，并形成一定角度，使操作者不必有意识地夹紧双臂，保持一种比较自然的形态，如图 2-15 所示。这类键盘充分考虑了人的生理特征，可以有效减轻人们长时间使用键盘的疲劳程度。

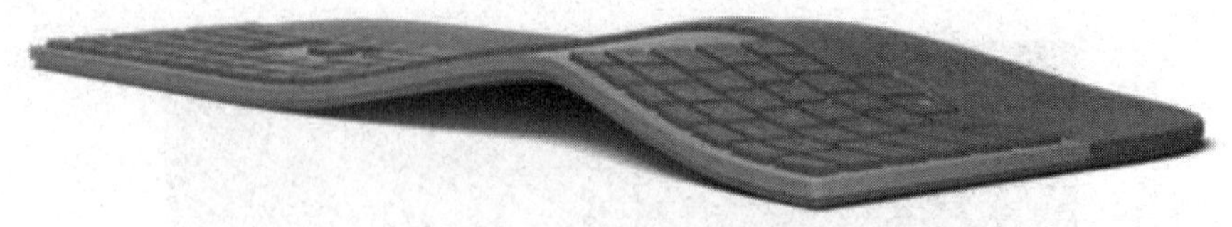

图 2-15　人体工程学键盘

2）鼠标（mouse）

1981 年美国施乐公司最先推出了鼠标，1983 年苹果公司将鼠标用于其个人计算机上，随后微软公司也在 Windows 操作系统中支持鼠标。伴随着图形界面操作系统的广泛使用，鼠标与键盘一样，成为人们最常用的输入设备，如图 2-16 所示。

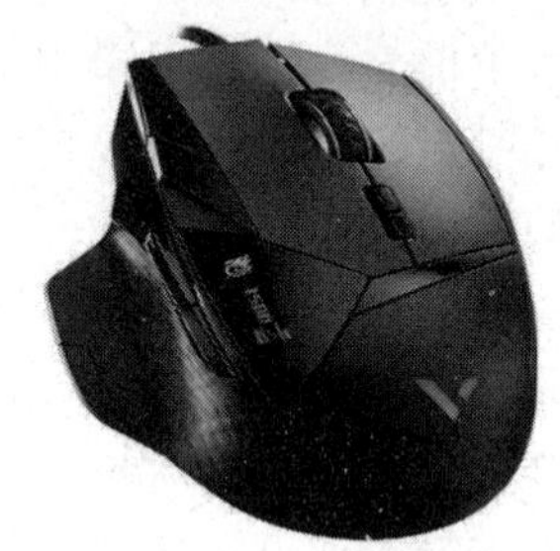

图 2-16　鼠标

鼠标的使用给输入方式带来了重大的变化，当移动鼠标时，代表鼠标的指针同步在显示屏上移动，单击、双击或拖动鼠标时，程序将鼠标的操作转换为命令执行。鼠标既可以用于计算机显示系统的纵横坐标定位，又可以用于替代键盘输入命令，简化了对计算机的命令输入，还可用于绘制图形，促进了计算机在 CAD（计算机辅助设计）领域的广泛应用。

鼠标按工作原理和内部结构主要可分为机械鼠标、光机鼠标、光电鼠标和光学鼠标。

（1）机械鼠标。主要由滚动球、辊柱和光栅信号传感器组成。拖动鼠标则带动滚动球转动，滚动球带动辊柱转动，光栅信号传感器产生光电脉冲信号，反映出鼠标的垂直和水平方向的位移变化，再通过程序的处理和转换，控制屏幕上鼠标指针的移动。机械鼠标精确度和灵敏度较差，已经被淘汰。

（2）光机鼠标。顾名思义，就是一种光电和机械相结合的鼠标。它在机械鼠标的基础上进行改良，将磨损最厉害的接触式电刷和译码轮改为非接触式的 LED 对射光路元件，通过引入光学技术提高鼠标的定位精度。光机鼠标的外形与机械鼠标没有区别，不打开外壳很难分辨。

（3）光电鼠标。通过发光二极管发出红光和红外线，检测鼠标的位移，由光敏二极管接收反射回的光信号，转换形成电脉冲信号，再通过程序的处理实现信号输入。光电鼠标用光电传感器代替了滚动球，提高了定位精度和灵敏度。

（4）光学鼠标。又称为第二代光电鼠标，在鼠标底部有一个小型感光头，面对感光头的是一个发射红外线的发光管，这个发光管每秒钟向外发射 1500 次红外线，然后感光头就将这 1500 次的反射回馈给鼠标的定位系统，以实现准确的定位。光学鼠标精确度高、灵敏度好，可在任何地方无限制地移动，适用于各种场合。

不管是键盘还是鼠标，为了方便，现在大多数用户的选择都是无线型的。它们通过 USB 无线接收器与计算机相连，在一定的物理范围内，都可实现对计算机的输入操作。还有的无线键盘和鼠标制作在一起，共用一个 USB 无线接收器，进一步简化了外设与计算机系统的连接。

3）触摸屏（touch screen）

触摸屏成为继键盘、鼠标之后的又一种常用的输入设备，带来了输入方式的改变。触摸屏输入方式简单、直观、节省空间、响应速度快，极大地方便了用户与计算机系统的交流。

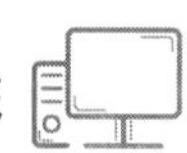

触摸屏由一种透明的特殊材料制成，其本质是传感器。触摸屏有一套独立的绝对坐标定位系统（鼠标属于相对定位系统），手指每次触摸时，触摸的位置会转换为屏幕上的绝对坐标，控制器检测到用户触摸显示屏的位置坐标，将其传送给输入处理程序，转换成触点坐标，再解释为相应的命令加以执行。

触摸屏根据传感器的类型来划分，有红外线触摸屏、近场成像触摸屏、电阻式触摸屏和电容式触摸屏，现在广泛应用于平板计算机、笔记本计算机上的基本是电容式触摸屏。

4）扫描仪（scanner）

扫描仪是一种图像输入设备，可以捕获图像并转换为计算机可以识别的格式，以供显示、编辑、存储和输出，扫描仪的输入对象以文字和图像为主。

扫描仪的工作原理是利用高密度的光束照射图像，扫描头沿扫描对象来回移动以接收反射光，由于不同的颜色及灰度对光的反射不同，反射的光被聚焦在电荷耦合的光电器件上，光电器件将反射光转换成的电流信号的强弱不同，电流信号再经 A/D（模拟/数字）转换后送给计算机处理，即可形成扫描图像。

2. 输出设备

输出设备用于把计算机的计算结果转换为人们能够识别的文字、图片、音频和视频等表现形式。常见的输出设备有显示器、打印机、音箱和绘图仪等。

1）显示器（monitor）

显示器是最常用的计算机输出设备，可以将数字信号转换为光信号，在显示屏上显示出文字、图像和视频信息。

显示器按显示器件划分为阴极射线管（cathode ray tube，CRT）显示器、液晶（liquid crystal display，LCD）显示器和发光二极管（light emitting diode，LED）显示器。

（1）CRT 显示器。CRT 显示器是计算机系统中最早使用的显示器，由电子枪、显示屏及控制电路组成，显示信息的原理是用要显示的信息控制阴极射线管的电子枪发射电子束，电子束轰击涂有荧光粉的屏幕形成显示信息。CRT 显示器成本低、显示质量好、可靠性高，但功耗大、体积大、十分笨重，已经被淘汰。

（2）LCD 显示器。LCD 显示器是一种超薄平面显示设备，由荧光管、导光板、偏光板、滤光板、玻璃基板、液晶材料、薄膜式晶体管等构成。液晶是一种同时具备了液体的流动性和类似晶体的某种排列特性的物质，在电场的作用下，液晶分子的排列会产生变化，从而影响到它的光学性质，这种现象叫作电光效应。利用电光效应就可以制作出液晶显示器。

液晶层中的液晶滴都被包含在细小的单元格结构中，一个或多个单元格构成屏幕上的一个像素。在玻璃板与液晶材料之间是透明的电极，利用显示的信息控制电极的电压从而改变液晶的旋光状态，就能在屏幕上得到显示的信息。

LCD 又分成不同的面板，如 IPS 面板的可视角度高、响应速度快，色彩还原准确，面板不易变形；VA 面板的对比度更好。总体来说，LCD 显示器功耗低、重量轻、体积小，是目前的主流显示器，如图 2-17 所示。

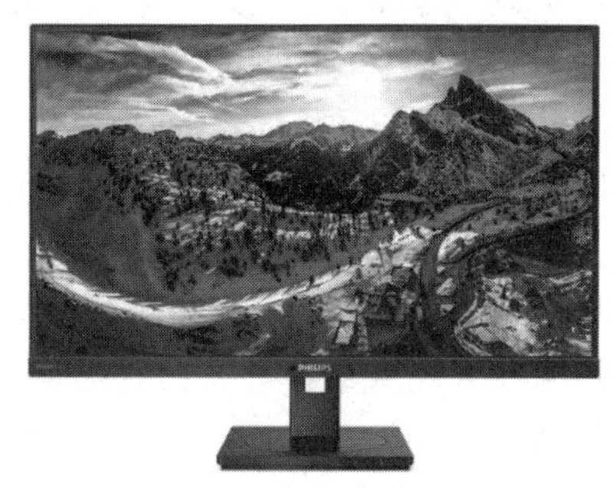

图 2-17　显示器

（3）LED 显示器。LED 显示器采用控制半导体发光二极管技术实现彩色显示，每个二极管就是一个像素。LED 显示器具有色彩艳丽、亮度和清晰度高、使用温度范围广泛、工作电压低、功耗小、寿命长、耐冲击和工作稳定可靠等优点，主要用于大屏幕显示，当用于计算机的显示器时，要求二极管的体积非常小。与 LCD 显示器相比，在亮度、功耗、可视角度和刷新速率等方面都更具优势，已成为最具发展前途的新一代显示设备。

2）打印机（printer）

打印机是计算机常用的输出设备之一，使用打印机可以将文字、图形和图像等资料和文件进行打印输出。输出的介质可以是纸张、胶片和相纸等，输出形式也可以多种多样，可以打印标准规格的打印纸，也可以打印信封、光盘背面和即时贴等。打印机是一套完整、精密的机电一体化的智能系统，如图 2-18 所示，衡量打印机好坏的指标主要包括打印分辨率、打印速度和噪声。

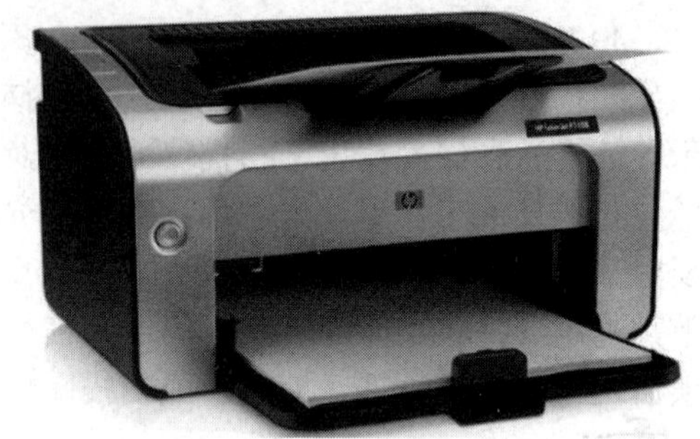
图 2-18　打印机

打印机按颜色输出可以分为单色打印机和彩色打印机，单色打印机只能输出一种颜色，通常为黑色，彩色打印机可以输出各种颜色，彩色照片是其输出形式的一种；按工作方式主要分为针式、激光、喷墨和 3D 打印机。

（1）针式打印机。针式打印机属于机械打印机，由打印头、字车、色带机构、走纸机构和传感器组成。打印头上装有一组钢针，在字车的带动下移动，打印信息控制钢针打在色带和纸上，可在纸上印刷出精确的点，依靠一组组点的组合形成文字和更大的图形。针式打印机结构简单、成本低，但打印速度慢、打印质量差、噪声大，适合打印多层发票，目前主要在银行、超市等场所使用。

（2）激光打印机。激光打印机属于非击打式打印机，使用激光技术在纸上生成字符和图形。激光打印机由激光扫描系统、电子摄影系统和控制系统组成。其打印原理是用激光扫描充有电荷的感光鼓，可在上面形成电荷字符潜像，再将墨粉吸附上去，最后打印到纸上。激光打印机具有打印质量好、速度快、噪声小等优点；但其结构复杂、打印成本较高，主要用于办公自动化、出版等领域。

（3）喷墨打印机。喷墨打印机也属于非击打式打印机，由打印头、字车、走纸机构、控制电路等部件组成。打印头上装有喷头和墨水盒，在控制电路的控制下，通过喷头把数量众多的微小墨滴精确地喷射在要打印的媒介上，实现打印功能。喷墨打印机实现彩色打印较容易，打印的颜色逼真，具有打印质量较好、速度快、噪声小等优点；但其结构较复杂、打印耗材成本高。喷墨打印机广泛用于各种设计领域，也可用于打印文档资料和彩色照片。

（4）3D 打印机。3D 打印机是一种新型打印机，采用的是累积制造技术，是有快速成形技术的一种机器。它在打印前要在计算机上设计一个完整的三维立体模型，以特殊蜡材、粉末状金属或塑料等可粘合材料为原料，根据模型进行逐层打印，实现三维物体的立体打印输出。

3D 打印机的打印原理和喷墨打印机类似，最大的区别在于打印头喷出的是实实在在的

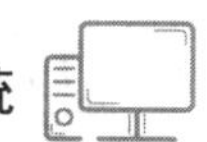

原材料，3D 打印机在每打印完一层后，为了保证打印头和打印物体间的距离，都要控制打印平台向下移动微小的距离，其工作步骤如下。

① 建模——先通过计算机软件进行建模，也可用现成的模型。

② 设计——进行三维打印设计，将建成的三维模型分割成逐层的截面（即切片），从而指导打印机逐层打印。

③ 打印——打印机通过读取文件中的横截面信息，用特殊蜡材、粉末状金属或塑料的材料将这些截面逐层打印出来，再将各层截面黏合起来，制造出一个立体的实体。

④ 制作——3D 打印机的分辨率对大多数应用来说已经足够（在弯曲的表面可能会比较粗糙，像图像上的锯齿一样），要获得更高分辨率的物品，可先用 3D 打印机打出稍大一点的物体，再经过表面打磨即可得到表面光滑的“高分辨率”物品。

3D 打印机的发明给制造业带来了一次革命。3D 打印无须机械加工或模具，就能直接从计算机图形数据中生成任何形状的物体，极大地缩短了产品的生产周期，提高了生产效率，降低了生产费用。另外，以前部件设计完全依赖于生产工艺能否实现，而 3D 打印机的出现，使得企业在生产部件的时候不再考虑生产工艺问题，一些传统方式无法加工的奇异结构都可以通过 3D 打印机实现。尽管 3D 打印机的应用范围有限，功能有待完善，但 3D 打印技术市场潜力巨大，势必会成为未来制造业的众多突破技术之一。

2.2.8　输入/输出接口

计算机通过各种输入/输出接口把不同的设备连接到主板上，通过这些接口，用户可以连接鼠标、键盘、打印机、U 盘、音频播放器、视频播放器等设备。用户在使用过程中，应该认识各种接口的形状，把设备连接到正确的接口上。常用的外设接口有 USB 接口、Type-C 接口、HDMI 接口、DP 接口、RJ45 接口（网线接口）、SPDIF 接口、音频接口等，如图 2-19 所示。

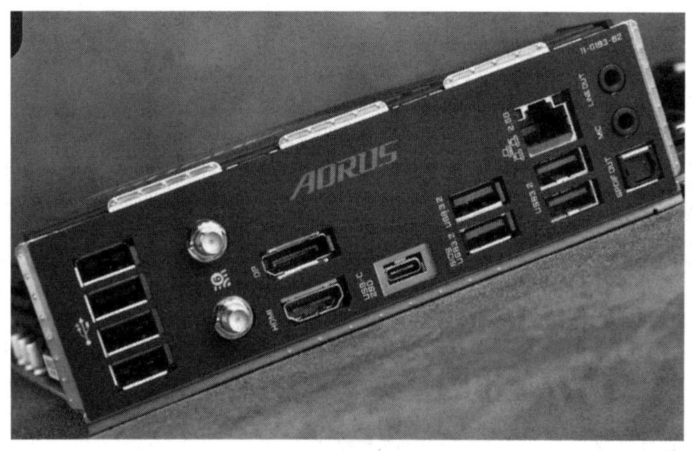

图 2-19　输入/输出接口

下面介绍部分外设接口：

（1）USB 接口：用于连接 U 盘、打印机、移动存储设备、键盘和鼠标。图 2-19 的 USB 包括黑色的 USB2.0 接口 4 个、蓝色和红色的 USB3.2 接口 4 个，低速设备接黑色接口，高速设备接蓝色接口。

（2）Type-C 接口：全新的 USB 接口形式。USB4.0 都采用 Type-C 接口，集充电、显示、数据传输等功能于一身，支持双向功率传输，送电和受电均可，统一了 USB 接口的物理规范。Type-C 接口最大的特点是支持正反两个方向插入，解决了“USB 永远插不准”的难题。

（3）HDMI 接口：全称 high definition multimedia interface，高清多媒体接口。HDMI 是一种全数字化音频和视频发送接口，可以发送未经压缩的音频及视频信号。HDMI 可以同时发送音频和视频信号，由于音频和视频信号采用同一条线材，大大简化了系统线路的安装难度。主要用于连接液晶显示器。

（4）DP 接口：全称 DisplayPort，是一标准化的数字式视频接口。该接口免认证、免授权金，主要用于视频源与显示器等设备的连接，也支持携带音频、USB 和其他形式的数据。此接口的设计是为取代传统的 VGA、DVI 和 FPD-Link（LVDS）接口。通过主动或被动适配器，该接口可与传统接口（如 HDMI 和 DVI）向后兼容。

（5）RJ45 接口：是布线系统中信息插座连接器的一种，由插头（接头、水晶头）和插座（模块）组成，这两种元器件组成的连接器连接于导线之间，以实现导线的电气连续性，插头有 8 个凹槽和 8 个触点，RJ45 是标准 8 位模块化接口的俗称，主要用于连接以太网。

（6）SPDIF 接口：（sony/philips digital interconnect format，索尼/飞利浦数字互连格式）是一种数字音频接口，用于在 CD 播放器和放大器或计算机和声卡等设备之间传输音频信号。SPDIF 使用同轴电缆或光缆传输音频信号，可以传输立体声或多声道格式的音频，包括杜比数字和 DTS 环绕声。优点是可以在比模拟音频电缆更长的距离上传输音频信号，不受电磁干扰，信号衰减最小；缺点是最多只能传输 24 位音频，最大采样率为 96kHz，不足以传输高分辨率音频，也不适合传输视频信号。

（7）音频接口：MIC 接口是介质接口连接器的英文缩写，用于连接音响、话筒的声音输入设备；line out 是将声卡处理后的模拟信号输出到音箱等音频设备上的输出接口。

2.3 计算机软件系统

软件是在硬件的基础上，按照一定的算法用程序设计语言设计出来的，是计算机系统不可分割的重要组成部分。如果把计算机硬件比作躯体，软件就是思想和灵魂，两者缺一不可。软件依照其完成的功能，可分为系统软件和应用软件两大类，如图 2-20 所示。

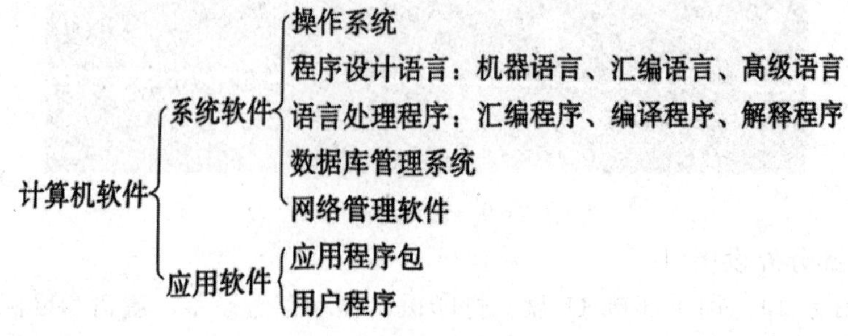

图 2-20　计算机软件系统的分类

2.3.1　系统软件

系统软件是一组为专门的计算机系统或同一系列的计算机系统设计的软件，用来管理和控制计算机的运行，提高计算机的工作效率，扩大和发挥计算机的功能，方便用户使用。系统软件通常由计算机生产厂家或专门的软件公司编制，任何用户都会用到系统软件，其他程序也要在系统软件的支持下编写或运行。系统软件主要包括操作系统、程序设计语言、语言处理程序、数据库管理系统等。

1. 操作系统

操作系统是管理计算机软硬件资源、提高计算机使用效率、方便用户使用计算机的一组程序。操作系统是计算机最重要的系统软件，是任何一个计算机系统必须配置的。操作系统的性能在很大程度上决定了整个计算机系统工作性能的优劣。一个好的操作系统可以有效地管理和利用系统所有的软硬件资源，提高计算机的工作效率，方便用户操作使用。目前，被广泛使用的操作系统有 Windows、UNIX、Linux 等。

2. 程序设计语言

程序设计语言是为编制计算机程序而制定的计算机语言，能实现人和计算机之间的交流，将人的想法传达给计算机。程序设计语言有着明确和严格的语法规则，按照和人类自然语言的接近程度，程序设计语言可分为机器语言、汇编语言、高级语言三大类。

1）机器语言

机器语言是用二进制数表示的计算机语言，一条计算机指令就是机器语言的一个语句。用机器语言编制的程序叫机器语言程序，是计算机能够直接理解和执行的唯一的程序设计语言。机器语言用一组二进制数表示一条机器指令，要求编程人员熟记机器指令的格式和代码，了解计算机内部的结构和工作过程，十分复杂、烦琐，而且编程效率低，极大地限制了机器语言的应用。

2）汇编语言

为了改变机器语言程序编制难、阅读难、调试难的情况，人们开始使用有助于记忆和理解的符号表示机器指令代码，这种符号称为助记符，可以是字母、数字或其他符号，由助记符组成的语言就是汇编语言。

在汇编语言中，常用有一定意义的单词或缩写表示机器指令的功能，如用 ADD、SUB、MUL、DIV 分别表示加、减、乘、除指令，MOV 表示数据传送指令，IN、OUT 表示输入/输出指令，用 A、B、C、D 或其他字母表示寄存器。由于汇编语言是面向机器的语言，每种机器的汇编语言都和机器语言密切相关，一条用助记符表示的汇编语言指令语句，一般可以翻译成一条机器指令的二进制代码串；反过来，代表一条机器指令的二进制代码串总可以用一条汇编语言语句表示。

汇编语言的主要优点是能够反映 CPU 的内部结构，充分发挥机器的特性，也保留了机器语言的灵活性。使用汇编语言可以像机器语言一样编制出高质量的程序，而编制效率却高得多，许多系统程序和控制程序都是用汇编语言编制的，特别是系统的核心程序，必须使用汇编语言和机器语言才能编制。

3）高级语言

高级语言是相对机器语言和汇编语言而言的，它是一种与具体机器结构无关、描述解决问题的方式接近人类自然语言和数学语言的程序设计语言。由于高级语言独立于计算机的硬件结构，所以具有很好的通用性和可移植性。在一种机器上编制的程序可以在另一种机器上运行或稍加修改就可以运行，这就避免了有相同功能的软件在不同机器上的重复开发。高级语言的另一个重要优点是接近人类使用的自然语言和数学语言，这使得设计者可以把主要精力放在理解和描述问题上，不必去了解计算机的内部结构和工作过程，也不必记忆太多的规则，因而可以大幅提高编程效率，适合各种类型的软件设计人员使用。

用高级语言编程比较容易，编程效率高，查错修改简单。高级语言的不足之处是不能充分利用计算机的硬件资源，程序执行效率不如机器语言和汇编语言，对某些特殊的问题难以解决。目前世界上使用的高级语言多达几十种，但应用广泛的并不多，常用的有 C、C++、Java、Python、C#、Visual Basic 等。

3. 语言处理程序

计算机只能直接识别和执行机器语言，因此要在计算机上运行高级语言程序就必须配备语言处理程序。针对不同的程序设计语言，需要不同的语言处理程序将其翻译成计算机能识别的语言。

1）汇编程序

用汇编语言编制的程序，计算机不能直接执行，要通过翻译变成计算机语言程序才能执行。完成这个工作的系统软件叫汇编程序，当用汇编语言编制的程序输入计算机后，调用汇编程序可以将其翻译成计算机语言程序。在计算机技术中，用字符形式表示的程序称为源程序，用计算机指令代码表示的程序称为目标代码程序，目标代码程序经链接定位后就可以执行了。

2）编译程序

按照对高级语言源程序翻译成目标代码程序的处理方法不同，语言处理程序可分成编译程序和解释程序两大类。

编译程序是针对编译型高级语言的，如 C 语言，翻译的过程就像翻译一篇文章，全部翻译完后交稿，即给出目标代码程序。经正确编译的目标代码程序链接后以可执行文件的形式存放在磁盘上，随时可以执行。其特点是执行速度快，占用主存少，一经正确编译，就可长久保留，但修改不方便。

3）解释程序

解释程序是针对解释型高级语言的，如解释型 Basic 语言。解释程序就像口头翻译，取一句源程序语句翻译一句、执行一句，发现错误，随时指出，允许用户立即进行修改，解释完源程序后不生成任何目标代码程序。由于解释型高级语言需要解释程序和源程序同时在主存中才行，而且每次执行都要重新解释，所以占用主存空间较大，速度较慢，但人机交互功能强，可修改性好。

4. 数据库管理系统

数据库管理软件是将大量数据有组织、动态地存储起来，方便查阅和检索的软件。它不仅提供创建数据库的功能，还提供管理和维护数据库的功能，即用户可以建立、修改、删除数据库，也可以对数据库中的数据进行查询、增加、修改、删除、统计、输出等操作。常用的数据库系统有 Oracle、SQL Server、Access、MySQL 等。

2.3.2 应用软件

应用软件是为解决某个具体问题而设计的程序。应用软件适用于特定的应用领域，其种类和数量远大于系统软件。由于要解决的问题的难易程度不同，因此应用软件的大小相差悬殊，从只有几行的一元二次方程求解程序到几十万行的天气预报程序，从小学生辅助教学软件到办公自动化软件，以及工资管理软件、卫星图像处理软件等，都属于应用软件。

应用软件可以由用户自己开发，或从网上下载，也可在市场上购买。市场上销售的应用软件一般有程序库、软件包和套装软件等。其中为避免重复劳动，提高生产效率，许多专门领域的应用程序合成应用软件包提供给用户使用，如绘图软件包、辅助教学软件包、数学计算软件包、机械零件设计软件包等。

应用软件也可以分为通用应用软件和专用应用软件。通用应用软件功能强大，适用性好，应用广泛。专用应用软件是针对某个应用领域的具体问题而开发的软件，具有很强的实用性和专业性。

常用的应用软件有以下几类。

（1）办公自动化软件：如 WPS Office、Microsoft Office 等。

（2）多媒体应用软件：如 Photoshop、Premiere、CorelDRAW、3D Studio Max、Maya 等。

（3）即时通讯软件：如微信、QQ、钉钉等。

（4）辅助设计软件：如 AutoCAD、华途 AXCAD、中望 CAD 等。

（5）企业应用软件：如用友、金蝶、金算盘等财务管理软件。

（6）网络应用软件：如 Edge、Chrome 等浏览器，迅雷下载和百度网盘等。

（7）安全防护软件：如 360 安全套装、诺顿、卡巴斯基、金山毒霸和各种防火墙等。

（8）系统工具软件：如 WinRAR、Ghost 等。

（9）娱乐休闲工具：如爱奇艺、优酷、腾讯视频等视频影音类软件，QQ 音乐等音频软件。

随着计算机应用的深入和普及，新的软件会不断出现。但是必须明白，应用软件是在系统软件的支持下运行的，一般系统软件又是在操作系统的支持下运行的，所有的软件都是在硬件的支持下运行的。

2.4 计算机的性能指标

性能指标是衡量计算机性能的重要依据，计算机的主要性能指标有基本字长、存储容量、运算速度、系统可靠性、外部设备和软件配置等。

2.4.1 基本字长

基本字长是指计算机 CPU 一次可以处理的一组二进制数的位数，这组二进制数在计算机中作为一个整体存储、传送和处理。基本字长和计算机内寄存器、运算器和数据总线的位数密切相关，对计算机中数的表示范围、运算精度及运算速度都有重要影响。

字长越长，表示的操作数位数就越多，因此，能表示的数的范围就越大，运算精度和运算速度也就越高。但实现较长的字长时，计算机中的寄存器、运算器和总线也需要较多的硬件，会提高硬件的成本。

当前计算机的字长都采用 8 的整倍数，主要有 8 位、16 位、32 位、64 位 4 种。如超级计算机和大型计算机的字长都是 64 位，广泛使用的个人计算机字长是 32 位或 64 位，各种电子设备中的嵌入式计算机字长是 8 位、16 位和 32 位。在基本字长不能满足应用的需求时，还可利用软件和硬件的逻辑功能等价性，用软件的方法扩展字长，实现双倍字长或多倍字长运算。

2.4.2 存储容量

存储容量是指计算机的存储器系统可以存放的二进制数的位数或字节数。位是计算机中表示数据的最小单位，指一位二进制数，它的英文名称为 bit，也称为比特，习惯用小写英文字母“b”表示。字节是计算机中衡量存储容量和程序大小、数据多少的最基本的单位，一个字节包含 8 位二进制数位，其英文名称为 Byte，习惯用大写英文字母“B”表示。

计算机的存储容量越大，说明计算机的记忆功能越强，存放的程序和数据越多。为了简单起见，在计算机中，表示存储容量一般采用以下缩写方式：1KB（2^{10}B）、1MB（2^{20}B）、1GB（2^{30}B）、1TB（2^{40}B）、1PB（2^{50}B）、1EB（2^{60}B）、1ZB（2^{70}B）、1YB（2^{80}B）。

计算机的存储器分为高速缓存、主存和外存三类。高速缓存集成在 CPU 中，容量最小，一般只有几十 KB 到几 MB。主存的容量大一些，个人计算机的主存容量可以有几 GB，超级计算机的主存容量可达几百 TB，甚至几 PB，如曙光 5000A 超级计算机的主存容量为 100TB，天河二号超级计算机的主存容量为 1.4PB。嵌入式计算机的主存容量根据需要决定，少的可能只有几 KB，多的有几 MB。外存的容量比高速缓存和主存大得多，个人计算机的外存容量可达几 TB，超级计算机的外存容量更大，可达 PB 级，天河二号超级计算机的外存容量就达到了 12.4PB。

2.4.3 运算速度

运算速度是计算机重要的性能指标，运算速度更快一直是高性能计算机追求的目标。由于不同计算机的结构差异很大，因此描述计算机运算速度的方法也有多种。

1. 平均每秒执行的指令条数

用 CPU 平均每秒执行的指令条数衡量计算机的运算速度一直是普遍使用的方法，每秒执行 100 万条指令的计算机，其速度为 1MIPS（million instruction per second），MIPS 的值越大，计算机的运算速度越快。个人计算机的运算速度可达几千 MIPS，超级计算机的运算速度可达几十亿 MIPS。

2. 平均每秒执行的浮点运算次数

由于不同的计算机指令系统不同，指令功能的强弱有很大差别，现在多用每秒完成的浮点运算次数衡量计算机的运算速度，如每秒执行 100 万次浮点运算的计算机，其运算速度为 1MFLOPS（million floating point operation per second），超级计算机的速度都是用这一指标衡量的。

3. CPU 主频

CPU 的主频是体现计算机运算速度的重要指标。CPU 主频是指 CPU 使用的时钟脉冲的频率，其倒数为 CPU 时钟周期。CPU 时钟周期是 CPU 完成一个或几个微操作需要的时间，若干个时钟周期组成一个指令周期，为一条指令的执行时间。对具有相同系统结构的 CPU，主频越高，时钟周期越短，其运算速度也越快，微机常用这一指标衡量运算速度。如具有相同结构的 Core i7 CPU，主频为 3.2GHz 的 CPU 就比主频为 2.66GHz 的 CPU 运算速度快。

4. 每条指令平均执行时钟周期数

CPU 执行一条指令平均用的时钟周期数用 CPI（cycles per instruction）表示，也是衡量计算机运算速度的一个指标。在主频不改变的条件下，CPI 越小，说明在单位时间内 CPU 执行的指令就越多。CPI 常被用来计算 CPU 执行程序的时间，当知道 CPI 时，根据主频和程序中需要执行的指令条数就可以计算出该程序的执行时间。

CPI 的倒数称为 IPC（instruction per cycles），表示 CPU 每个时钟周期可以执行的指令条数。

5. 基准程序测试

衡量计算机运算速度的另一种方法是执行一组典型的程序，看其需要多长时间，需要时间越短的计算机运算速度越快。有专门的软件公司编制适合多种需要的基准测试程序，通过运行这些基准程序，可比较具有不同系统结构的计算机的运算速度。

2.4.4 数据通路宽度与数据传输率

数据通路宽度与数据传输率主要用来衡量计算机总线的数据传送能力。

（1）数据通路宽度：指数据总线一次能并行传送的数据位数，它影响计算机的有效处理速度。数据通路宽度分为 CPU 内部和 CPU 外部两种。CPU 内部的数据通路宽度一般与

CPU 基本字长相同，等于内部数据线的位数；而外部数据通路宽度等于系统数据总线的位数。有的 CPU 内、外数据通路宽度一样，有的则不同。

（2）数据传输率：指数据总线每秒传送的数据量，也称为数据总线的带宽。它与总线数据通路宽度和总线时钟频率有关。

2.4.5 系统可靠性

系统可靠性关系到计算机是否有使用价值，一般用平均无故障时间衡量。平均无故障时间越长，其可靠性越高。在许多应用中，对计算机可靠性的要求非常高，如军用计算机、用于实时控制的计算机，必须在环境恶劣的条件下正常工作，需要针对高温、高寒、振动和各种干扰信号采取相应的措施。

现代电子技术的发展已使计算机的可靠性大大提高，为了进一步提高可靠性，计算机中还采用了纠错技术和容错结构。

2.4.6 外设和软件的配置

计算机的外设和软件配置可以从另一个角度反映计算机的性能。外设配置是指计算机配置了哪些外设，配置了什么性能的外设。不同的外设配置对计算机的性能也有很大的影响。对微型计算机来说，基本外设配置是显示器、键盘、鼠标、扬声器、硬盘驱动器，还有一些输入/输出接口电路。由于微机采用总线结构，在主板上留有多个扩展槽，扩充外设配置十分方便，如可增加音箱、打印机、扫描仪、摄像头、光盘驱动器、移动硬盘等装置。超级计算机系统一般具有良好的可扩展性，允许配置的外设数量和种类更多，如磁盘阵列存储器、磁带存储器、高性能打印机等。

软件配置是指计算机中安装的软件，可以逐步扩展。首先，计算机应安装功能强大、使用方便、适合硬件的操作系统，还应根据需要安装数据库管理、语言处理、办公自动化等多种软件。否则，有再好的硬件配置也不能充分发挥其效用，也不会被用户喜欢。

最后要指出的是，衡量一台计算机的性能，要对各种性能指标和系统配置综合考虑。选购计算机时，要从实际使用目的出发，在满足应用的前提下，尽量获得最优的性价比。

第3章　操 作 系 统

操作系统（operating system，OS）是负责控制和管理计算机软硬件资源的最基本的系统软件。

3.1　操作系统概述

3.1.1　操作系统的概念及目标

操作系统是指控制和管理整个计算机系统的硬件和软件资源，并合理地组织和调度计算机的工作流程和资源的分配，为用户和其他软件提供方便的接口和环境的系统软件。

操作系统的目标特性主要有三个方面：方便性、有效性和可扩展性。

（1）方便性指的是操作系统使计算机更易于使用。

（2）有效性指的是操作系统使计算机系统资源得到更高效的利用。

（3）可扩展性指的是操作系统在确保其原有功能正常使用的前提下，可以开发、测试并引入新的系统功能。

从用户的角度出发，操作系统需要提供方便利用软硬件资源的接口；从资源管理的角度出发，操作系统需要管理计算机所有的软硬件资源，控制数据的流转、存储及处理。在硬件升级或新型硬件出现时，操作系统需要能够扩展功能，提供对新硬件的支持；根据用户需求，操作系统需要能够扩展以提供新的服务。

3.1.2　操作系统的功能

从操作系统的概念可看出其在管理所有的软硬件资源的同时需要提供用户接口，基于此，操作系统需要具备的基本功能有：处理机管理（进程管理）、存储器管理、设备管理及文件管理；为用户使用计算机提供接口。

1. 处理机管理

通常处理机的分配和运行都是以进程为基础的，因而处理机管理也可归结为进程管理。处理机管理的功能包括：进程的创建和撤销，对各个进程运行的协调，各进程之间信息的交换，以及按照一定的算法把相关系统资源分配给进程。

进程是正在执行的程序，并且进程包含程序所需要的相关数据（变量、工作空间、缓冲区等）。进程的状态称为程序执行的上下文环境，包括操作系统管理进程以及处理器执行进程所需要的所有信息。处理机管理（进程管理）的主要功能如下：

1）进程控制

进程控制主要包括进程的创建、进程的撤销和进程运行过程中的状态转换。进程创建即需要为每个程序建立一个或几个对应的进程，并为之分配必要的资源。进程撤销也就是当进程运行结束时，应立即撤销该进程，以便能及时回收该进程所占用的各类资源，供其他进程使用。进程的状态通常分为就绪、运行和等待，由进程控制功能根据处理机工作情况进行转换。

2）进程同步

不同进程之间会相互限制和相互依赖，可归结为进程之间的两种关系：互斥和同步。为使多个进程能有条不紊地运行，系统中必须设置相应的进程同步机制。其主要任务是采用互斥方式或同步方式为多个进程（含线程）的运行进行协调，保证进程执行结果的正确性。

3）进程通信

当多个进程相互合作完成共同任务时，各个进程之间需要交换信息。因此进程之间需要通信。进程通信的任务是实现相互合作的进程之间的信息交换。

4）调度

进程调度的任务就是按照一定的算法从系统多个就绪的进程（即进程的就绪队列）中选出一个进程，为其分配处理机资源，使该进程得到执行。

2. 存储器管理

这里存储器管理指的是对内存（主存）的管理，其主要任务是为程序的运行提供良好的环境，提高存储器的利用率，优化效能，方便用户使用。

存储器管理主要有 4 个功能。

（1）内存分配：为每道程序分配恰当的内存空间，提高内存空间利用率，尽量减少不可用的内存空间（碎片）。当正在运行的程序和数据动态增长，申请附加的内存空间时，需要能分配与之相适应的附加内存空间。

（2）地址映射（地址转换）：其功能是将程序地址空间内的逻辑地址转换为内存空间中与之对应的物理地址。此功能需要在硬件支持下完成。

（3）内存保护：其主要任务是确保程序仅能访问授权的内存空间，而不能随意访问其他内存空间中存储的数据。即确保程序仅在自己的内存空间内运行，增强系统安全性。

（4）内存扩充：并不是从物理上扩大内存空间容量，而是利用虚拟存储技术，从逻辑上扩充内存空间，以便让更多的程序能并发运行，在满足用户的需要的同时改善系统性能。

3. 设备管理

设备管理指的是对除 CPU 和内存外所有 I/O 设备的管理。其主要任务是根据进程提出的 I/O 请求，为进程分配所需的 I/O 设备，并完成指定的 I/O 操作。同时需要提高 I/O 设备的利用率，方便用户使用 I/O 设备。

设备管理需具备缓冲管理、设备分配、设备驱动及虚拟设备等功能。

4. 文件管理

文件管理的主要任务是对用户文件和系统文件进行管理以方便用户使用，同时需要保证文件的安全性。文件管理的功能应包括文件存储空间的管理、目录管理、文件一般操作管理以及文件的读/写管理与保护（存取控制）等功能。

1）文件存储空间的管理

在多用户环境下，对系统文件和各用户文件的存储空间进行统一管理。主要是为每个文件分配必要的外存空间，及时回收释放的存储空间，提高外存的利用率，进而提高文件系统的存、取速度。

2）目录管理

主要功能是为每个文件建立一个目录项（目录项包括文件名、文件属性、文件在磁盘上的物理位置等），并对众多的目录项加以有效地组织，以实现方便地按名存取（即用户只需提供文件名，即可对该文件进行存取）。同时，目录管理还应实现目录的快速查询检索和文件共享功能。

3）文件一般操作管理

指的是对文件的创建、删除、打开和关闭等进行管理。

4）文件的读/写管理与保护（存取控制）

文件的读/写管理功能是根据用户的请求，从外存中读取数据，或将数据写入外存。文件的保护（存取控制）指的是为防止未授权用户对文件进行存取和破坏，对文件存取进行控制，以保证文件的安全。存取控制需要实现的功能有防止未经授权的用户存取文件，防止篡改用户存取文件，防止以不正确的方式使用文件。

5. 用户接口

用户接口就是操作系统向用户提供的直接使用操作系统的手段。现代操作系统通常可提供 3 种类型的接口。

1）命令接口

用户可通过该接口向操作系统发送命令以控制程序运行。可细分为联机用户接口和脱机用户接口。

2）程序接口

程序接口是为应用程序在运行中访问系统资源而设置的，由一组系统调用（广义指令）组成，每一个系统调用都是一个能完成特定功能的子程序。每当应用程序需要操作系统提供某种服务（功能）时，便运行具有相应功能的系统调用（子程序）。

3）图形接口

图形接口采用图形化的操作界面，用非常容易识别的各种图标（icon）将系统的各项功能、各种应用程序和文件直观地表示出来。用户可通过鼠标操作取代输入命令，方便地完成对应用程序和文件的操作，而不用花费大量时间记忆各种命令的名字与格式，使得计算机操作变得更为方便。

3.1.3　操作系统简略发展过程

通用计算机刚出现时，尚未出现操作系统，对计算机的所有操作都通过手工操作进行。

为了提高计算机的利用率，出现了批处理系统，这是用在早期的大型机上的操作系统。随着计算机的小型化和新型交互设备的出现，为了满足用户对人机交互的需求，出现了分时系统。使用分时系统的计算机可以同时连接多个带有显示器和键盘的用户终端，同时允许用户通过自己的终端以交互方式使用计算机，共享主机中的资源。比较著名的多用户分时系统是 UNIX 系统。随着计算机应用范围的扩大，需要及时处理数据并做出响应，由此产生了实时系统。实时系统的含义是指系统能够及时响应外部事件的请求，并在时限要求内完成对事件的处理。实时系统可分为实时控制系统（如对生产设备、飞行器等进行控制的实时系统）和实时信息处理系统（如票务系统、银行结算系统）。随着技术的进步，通用操作系统出现了，即同一操作系统同时具备批处理、分时处理和实时处理的功能。

随着微处理器的出现和发展，微型计算机、PC（personal computer，个人计算机）被广泛应用，相应地出现了用于微型计算机的单用户单任务操作系统、单用户多任务操作系统和多用户多任务操作系统。

3.1.4　部分常用操作系统简介

1. UNIX 操作系统

UNIX 操作系统（见图 3-1）是强大的多用户、多任务操作系统，支持多种处理器架构，曾广泛应用于各种服务器。最早的 UNIX 操作系统由贝尔实验室的 Ken Thompson 和 Dennis Ritchie 共同开发。之后 AT&T 公司将 UNIX 源代码私有化，UNIX 操作系统开始商业闭源，有很多不同的商业闭源分支版本。

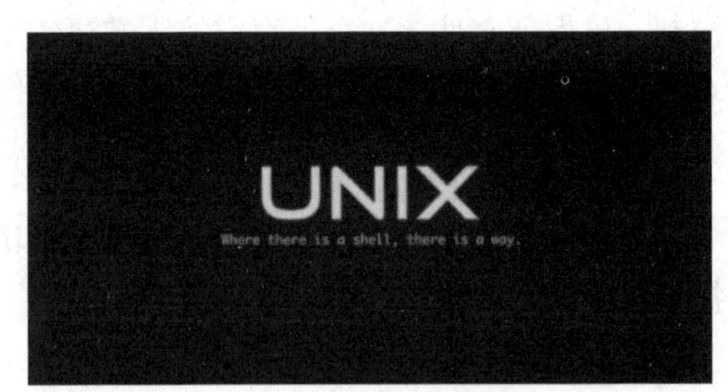

图 3-1　UNIX 操作系统标志

2. Windows 操作系统

Windows 操作系统（见图 3-2）是由微软公司开发的图形界面操作系统。Windows 操作系统对硬件支持良好、人机交互操作便捷、支持应用软件多，是全球应用最广泛的操作系统之一。最早的版本 Windows 1.0 于 1985 年 11 月推出，2015 年 10 月发行了 Windows 10 操作系统，2021 年 10 月发行了 Windows 11 操作系统。

3. Linux 操作系统

Linux 操作系统（见图 3-3）全称为 GNU/Linux，其内核最早由 Linus Benedict Torvalds 于 1991 年 10 月 5 日首次发布，Linux 内核基于 POSIX（portable operating system interface for computing systems，可移植操作系统接口）标准，遵循 GPL（GNU General Public License，GNU 通用公共许可证）协议和 GNU（GNU's Not Unix 的首字母迭代缩写）宗旨。其后，Linux 内核由来自全球的 Linux 社区开发者共同开发和维护。在 Linux 内核基础上，由不同开源社区或商业公司开发了不同的 Linux 发行版本。已发展成多用户、多任务、支持多线程和多 CPU 的操作系统，广泛应用于各种服务器和个人计算机。

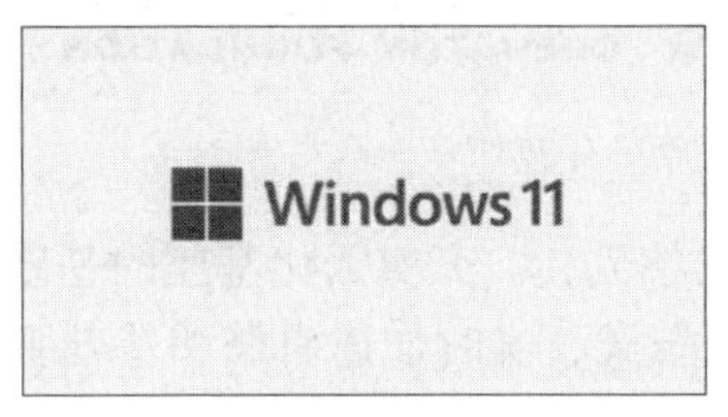

图 3-2　Windows 11 操作系统标志

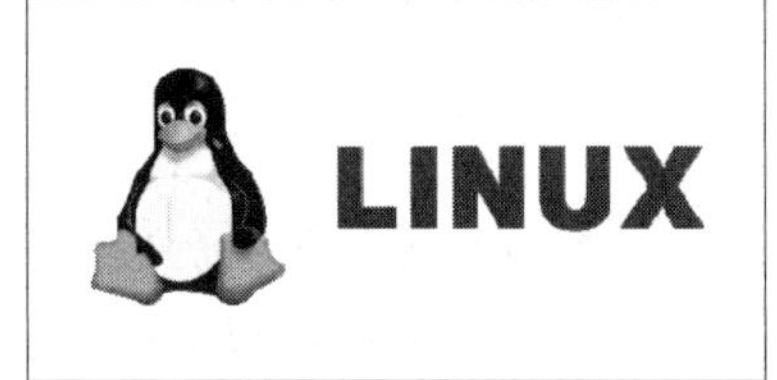

图 3-3　Linux 操作系统标志

4. macOS 操作系统

macOS 是一套由苹果公司开发的运行于 Macintosh 系列计算机上的操作系统，以运行流畅、界面友好著称。当前 macOS 是基于 XNU 混合内核的图形化操作系统。早期的 Macintosh 系列计算机上使用的操作系统现在称为 Classic Mac OS，2001 年更名为 mac OS X，在 2016 年改名为 macOS。

5. Android 操作系统

安卓（Android）是一种基于 Linux 内核（不包含 GNU 组件）的自由及开放源代码的操作系统。主要使用于移动设备，如智能手机和平板电脑，由美国谷歌公司和开放手持设备联盟开发。其中开源部分属于 AOSP（Android Open Source Project，安卓开放源代码项目），由 Android Open Source Project 社区共同开发和维护。

6. iOS 操作系统

iOS 是由苹果公司开发的移动操作系统，在 2007 年苹果公司的 Macworld 大会上被对外公布，当时乔布斯称之为“iPhone runs OS X”，2008 年改名为“iPhone OS”。由于苹果公司的其他移动终端设备也采用 iPhone OS 操作系统，2010 年苹果公司在全球开发者大会上宣布将其改名为 iOS，改名获得了思科公司的名称授权（iOS 是思科公司网络设备操作系统的注册商标）。

7. openEuler 操作系统

欧拉开源操作系统（openEuler，简称“欧拉”，见图 3-4）是面向数字基础设施的操作系统，支持服务器、云计算、边缘计算、嵌入式等应用场景，支持多样性计算，致力于提供安全、稳定、易用的操作系统。通过为应用提供确定性保障能力，支持 OT（operation technology，运营技术）领域应用及 OT 与 ICT（information communication technology，信息通信技术）的融合。欧拉开源社区通过开放的社区形式与全球的开发者共同构建一个开放、多元和架构包容的软件生态体系，孵化支持多种处理器架构、覆盖数字设施全场景，推动企业数字基础设施软硬件、应用生态繁荣发展（openEuler 项目群系由开放原子开源基金会孵化及运营的开源项目群。openEuler 项目群全称为 OpenAtom openEuler 项目群，又称为 openEuler 开源社区，是一个面向数字基础设施操作系统的开源社区，简称 openEuler 或者 openEuler 社区。华为技术有限公司是该项目的捐赠贡献主体）。

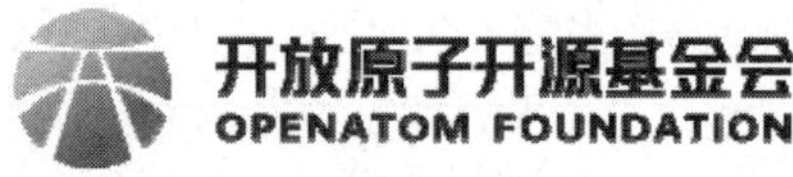

图 3-4　openEuler 操作系统及开放原子开源基金会标志

openEuler 是覆盖全场景的创新平台，在引领内核创新、夯实云化基座的基础上，面向计算架构互联总线、存储介质发展新趋势，创新分布式、实时加速引擎和基础服务，结合边缘、嵌入式领域竞争力探索，打造全场景协同的面向数字基础设施的开源操作系统。openEuler 实现了从代码开源到产业生态的快速构建，为政府、银行、电信、能源、证券、保险、水利、铁路等千行百业核心业务提供支撑，构筑安全可靠的数字基础设施底座，赋能企业数字化转型，构建产业新生态。

2022 年 3 月 30 日，基于统一的 5.10 内核，openEuler 开源社区发布了面向服务器、云计算、边缘计算、嵌入式的全场景 openEuler 22.03-LTS 版本，聚焦算力释放，持续提升资源利用率，打造全场景协同的数字基础设施操作系统。

2022 年 12 月 30 日，openEuler 开源社区发布了 openEuler 22.03 LTS SP1 版本，打造最佳迁移工具，实现业务无感迁移，性能持续领先。

2023 年 3 月 30 日，openEuler 开源社区发布了 openEuler 23.03 内核创新版，采用 Linux Kernel 6.1 内核，为未来 openEuler 长生命周期版本采用 6.X 内核提前进行技术探索，方便开发者进行硬件适配、基础技术创新和上层应用创新。

8. HarmonyOS（鸿蒙操作系统）与 OpenHarmony

华为鸿蒙系统（Harmony OS）是华为终端有限公司在 2019 年 8 月 9 日正式发布的操作系统，是一款全新的面向全场景的分布式操作系统。其创造一个超级虚拟终端互联的世界，将人、设备、场景有机地联系在一起，使消费者在全场景生活中接触的多种智能终端实现极速发现、极速连接、硬件互助、资源共享，用合适的设备提供场景体验。华为已将鸿蒙操作系统的基础能力全部捐献给开放原子开源基金会。

OpenHarmony 是由开放原子开源基金会（OpenAtom Foundation）（见图 3-5）孵化及运营的开源项目，目标是面向全场景、全连接、全智能时代，搭建一个智能终端设备操作系统的框架和平台，促进万物互联产业的繁荣发展。OpenHarmony 采用了组件化的设计方案，可以根据设备的资源能力和业务特征进行灵活裁剪，满足不同形态的终端设备对于操作系统的要求。将广泛应用于智能家居物联网终端、智能穿戴、智慧大屏、汽车智能座舱、音箱等智能终端，提供全场景跨设备的极致体验。对设备开发者而言，OpenHarmony 采用了组件化的设计方案，可以根据设备的资源能力和业务特征进行灵活裁剪，满足不同形态的终端设备对于操作系统的要求。对应用开发者而言，OpenHarmony 统一了软件架构，打通了多种终端，使得应用程序的开发实现与不同终端设备的形态差异无关，降低了开发难度和成本。这能够让开发者聚焦上层业务逻辑，便捷开发应用程序。OpenHarmony 整体遵从分层设计，从下向上依次为内核层、系统服务层、框架层和应用层。系统功能按照“系统→子系统→组件”逐级展开，在多设备部署场景下，支持根据实际需求裁剪某些非必要的组件。华为终端有限公司是该项目捐赠贡献主体。

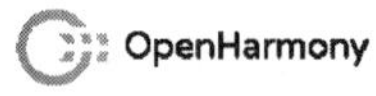

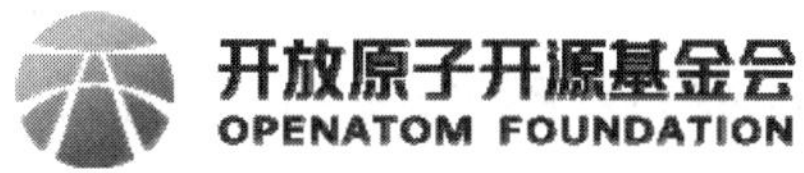

图 3-5　OpenHarmony 操作系统及开放原子开源基金会标志

开放原子开源基金会是致力于推动全球开源事业发展的非营利机构，于 2020 年 6 月在北京成立，由阿里巴巴、百度、华为、浪潮、360、腾讯、招商银行等多家龙头科技企业联合发起。开放原子开源基金会本着以开发者为本的开源项目孵化平台、科技公益性服务机构的定位，遵循共建、共治、共享原则，系统性打造开源开放框架，搭建国际开源社区，提升行业协作效率，赋能千行百业。目前开放原子开源基金会业务范围主要包括募集资金、专项资助、宣传推广、教育培训、学术交流、国际合作、开源生态建设、咨询服务等业务。开放原子开源基金会专注于开源项目的推广传播、法务协助、资金支持、技术支撑及开放治理等公益性事业，促进、保护和推广开源软件的发展与应用；致力于推进开源项目、开源生态的繁荣和可持续发展，提升我国对全球开源事业的贡献。

3.2　Windows 10 操作系统

3.2.1　Windows 操作系统发展简介

最早的 Windows 操作系统版本 Windows 1.0 于 1985 年 11 月推出。1990 年 5 月 Windows 3.0 发布，引入 16 色图标，在界面、人机交互、内存管理等多个方面进步巨大，获得用户认同。Windows 3.1 中加入对多媒体的支持、引入 True Type 字体，大幅提升用户使用体验。1995 年 8 月 Windows 95 操作系统发布，“开始”菜单首次出现。1998 年 6 月 Windows 98 操作系统发布，相比 Windows 95 操作系统在操作界面、联机帮助及辅助工具向导等方面有很大改进。基于 Windows NT 内核的 Windows 2000 在 2000 年 2 月发布，升级完善了活动目录功能，增强存储服务，开始支持新型设备，并采用了 NTFS 5 文件系统，系统的稳定性和安全性相对较高。Windows XP 操作系统于 2001 年 10 月发布，使用了 Luna 图形用户界面和双列开始菜单，提升了系统的安全性和工作性能，提供了 Wi-Fi 支持，简化了软件的安装和运行，并增加了远程桌面功能。Windows 7 于 2009 年 10 月发布，简化了快速最大化、窗口半屏显示、跳转列表（jump list）、系统故障快速修复等设计；简化了本地、网络和互联网搜索功能，整合自动化应用程序提交和交叉程序数据透明性，系统集成的搜索功能自动运行；使用 Aero 主题，任务栏进行了全新设计，旨在帮助用户实现更多操作，使用户可以更加轻松地执行多项任务。2015 年 7 月，Windows 10 操作系统发布，在易用性和安全性方面有了极大的提升，除了针对云服务、智能移动设备、自然人机交互等新技术进行融合，还对固态硬盘、生物识别、高分辨率屏幕等硬件进行了优化、完善与支持。Windows 11 操作系统于 2021 年 6 月发布，2021 年 10 月发行，增加了新版“开始”菜单和输入逻辑等，支持与时代相符的混合工作环境，侧重于在灵活多变的体验中提高最终用户的工作效率。下面以 Windows 10 操作系统为例，介绍 Windows 操作系统的基本使用方法。

3.2.2 Windows 10 操作系统基本概念及常用术语

1. 窗口

窗口是使用图形图像形式对用户操作进行响应的界面（见图 3-6）。通常看到的窗口是应用程序窗口（主窗口），是用户和应用程序间的图形接口（主接口）。应用程序窗口包括标题栏、菜单栏、窗口菜单（以前称为系统菜单）、最小化按钮、最大化按钮、还原按钮、关闭按钮、大小调整边框、工作区、水平滚动条和垂直滚动条等元素。

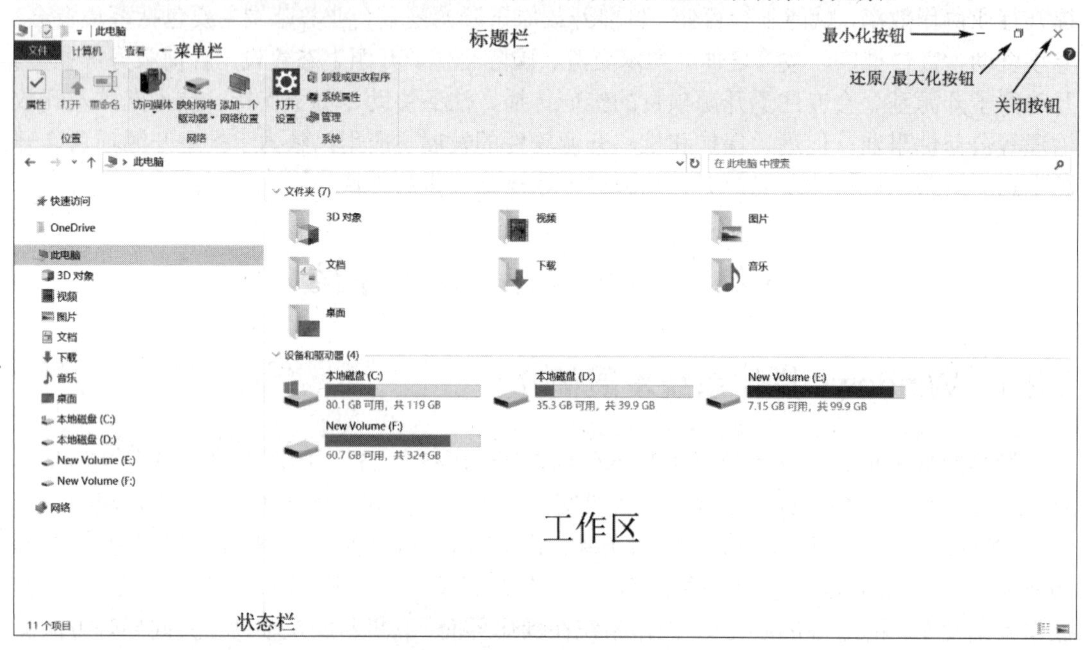

图 3-6　窗口及其组成元素

控件和对话框也属于窗口。控件是应用程序用来从用户获取特定信息片段的窗口，通常与其他窗口结合使用。对话框是包含一个或多个控件的窗口。应用程序使用对话框提示用户输入完成指令所需的内容。例如，应用程序执行打开文件的命令时，将显示一个对话框（包含指定路径和文件名的控件），提示用户在其中输入打开路径及文件名。对话框通常不使用与主窗口相同的窗口组件集，大多数都有标题栏、窗口菜单、边框（不可调整大小）和工作区，通常没有菜单栏、最小化和最大化按钮或滚动条。消息框是一种特殊对话框，它向用户显示备注、警告或通知消息。例如，消息框可以通知用户执行任务时应用程序遇到的问题。

2. 桌面

桌面是用户与 Windows 操作系统交互的主要界面，是 Windows 系统的重要组成部分，是一个系统定义的窗口。启动 Windows 10 操作系统看到的主界面就是桌面，由系统图标、应用程序快捷方式图标、开始菜单、任务视图、任务栏等组成。

3. 图标

图标是具有明确指代意义的图形符号。在 Windows 操作系统中，图标用于标识程序和文件、选择命令、指示状态等。

3.2.3　Windows 10 操作系统的基本操作及应用

1. Windows 10 操作系统的基本操作

1）桌面图标及操作

桌面图标是带有文字说明的小图形，它代表程序、文件、网页等对象。双击图标可以打开对应的应用程序对象或执行相应的命令。用户还可以修改图标的样式和改变图标的显示位置等。桌面图标主要包括系统图标、快捷方式图标和文件类型图标三种。

系统图标：安装好 Windows 操作系统后自动生成的图标，可执行与系统相关的操作。

快捷方式图标：指定对象快捷方式的图标。

文件类型图标：保存在桌面上的文件或文件夹。

（1）修改系统桌面图标设置。右击桌面空白处，在弹出的快捷菜单中选择“个性化”命令，打开个性化设置界面，如图 3-7（a）所示，先单击左侧的“主题”，然后单击界面右侧的“桌面图标设置”按钮，打开桌面图标设置对话框，如图 3-7（b）所示。勾选需要显示的图标复选框，即可在桌面显示相关图标。

（2）添加快捷方式图标。添加快捷方式图标的方法如下。

方法 1：在桌面空白处右击，在弹出的快捷菜单中选择“新建”→“快捷方式”命令，打开创建快捷方式窗口，单击“浏览”按钮，找到并选定需要创建快捷方式的对象，单击“下一步”按钮，输入快捷方式名称，单击“完成”按钮即可，如图 3-8 所示。

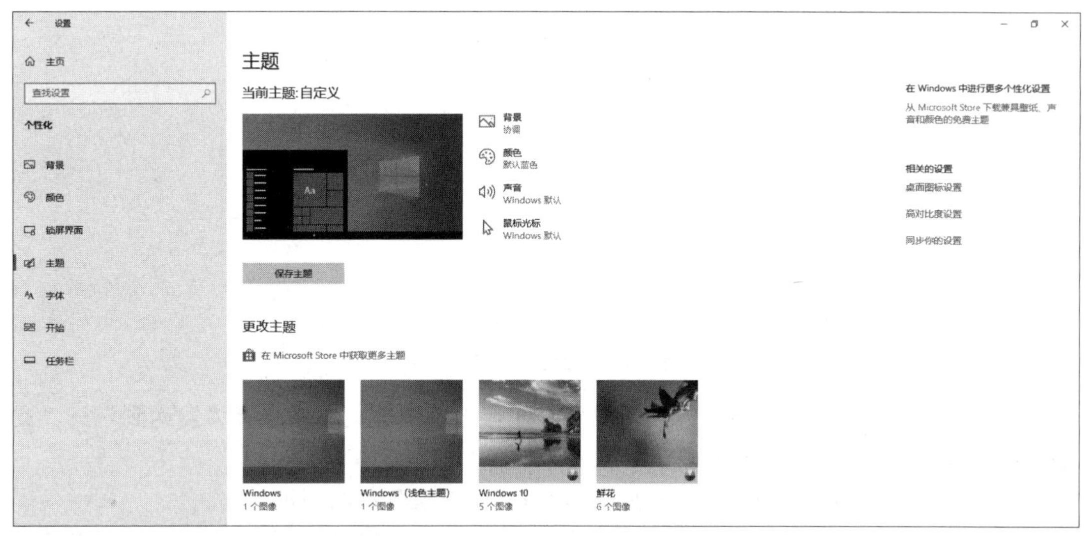

（a）

图 3-7　Windows 10 个性化主题及桌面图标设置对话框

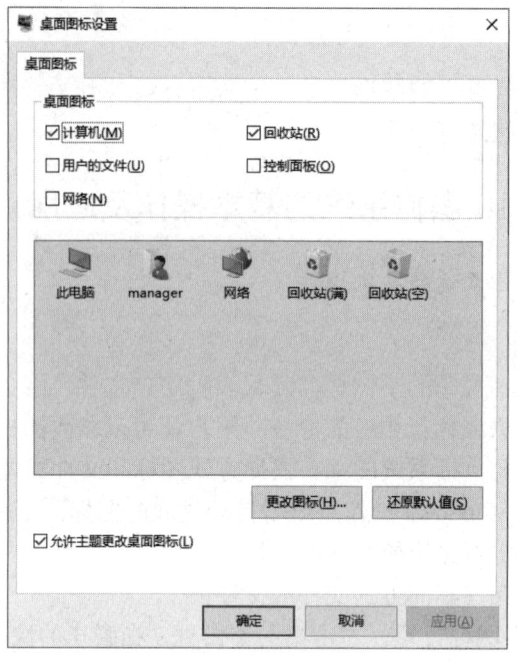

（b）

图 3-7　Windows 10 个性化主题及桌面图标设置对话框（续）

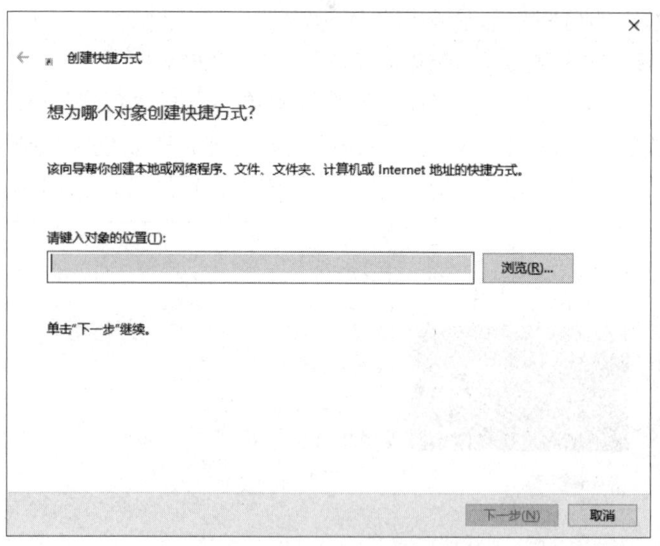

图 3-8　创建快捷方式向导

方法 2：右击需要创建快捷方式的对象，在弹出的快捷菜单中选择“发送到”→“桌面快捷方式”命令，即可完成创建。

方法 3：按住 Alt 键，拖动需要创建快捷方式的对象到桌面即可。

方法 4：选择相应需要创建快捷方式的对象，长按右键拖动对象到桌面，松开右键，选择“在当前位置创建快捷方式”命令，即可完成创建。

（3）改变图标样式。如果需要更改系统桌面图标的样式，可在如图 3-9（a）所示的桌

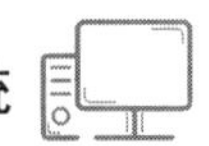

面图标设置对话框中选择中间列表框中要更改样式的图标，单击“更改图标”按钮，在弹出的更改图标窗口中选择所需的图标，单击“确定”按钮即可完成更改，如图 3-9（b）所示。

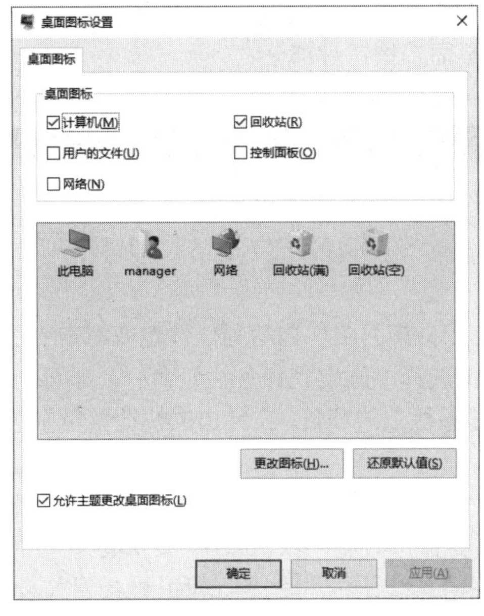

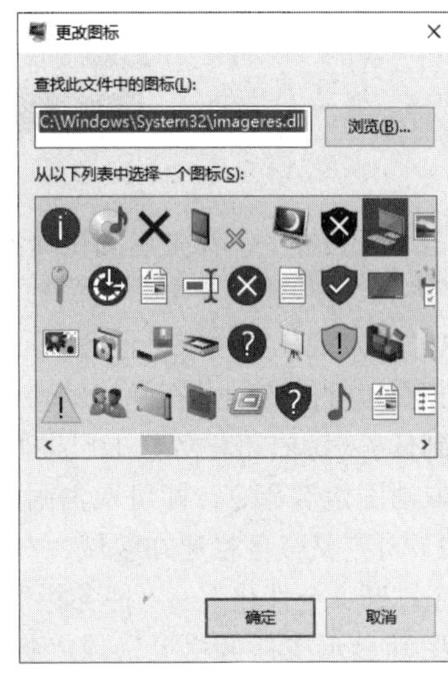

（a）　　　　　　　　　　（b）

图 3-9　桌面图标设置及更改图标对话框

如果需要更改桌面快捷方式图标的样式，可以右击快捷方式图标，在弹出的快捷菜单中选择“属性”命令，在弹出的属性对话框中单击“修改图标”按钮，在弹出的更改图标对话框中单击“浏览”按钮，选择需要的图标，单击“确定”按钮，即可完成修改。

2）桌面背景及个性化

“桌面背景”是指应用于桌面背景的颜色或图片。通过改变背景图片，可以使桌面更加美观，在图 3-10 所示的“个性化”窗口中，单击左侧的“背景”，然后在窗口右侧选择喜欢的图片或单击“浏览”按钮选择喜欢的图片，单击“选择图片”按钮，即可完成桌面背景图片的修改。

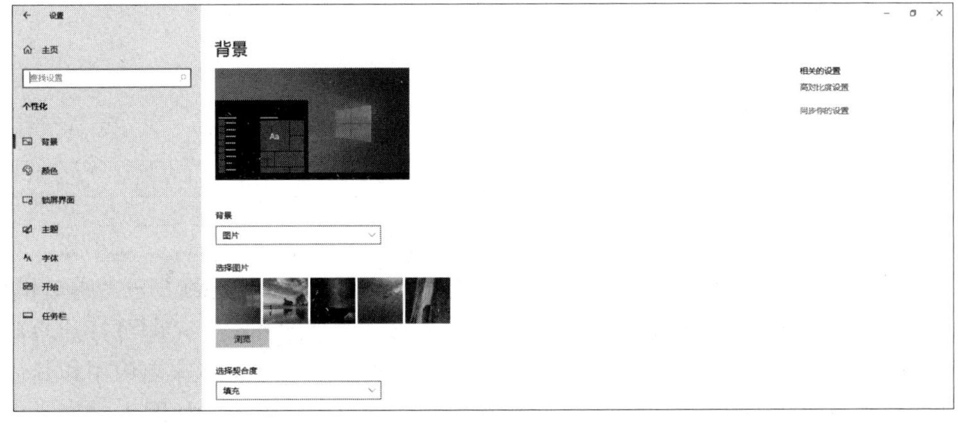

图 3-10　设置个性化桌面背景

3）任务栏设置

桌面的底部是“任务栏”，如图 3-11 所示，其中主要包括“开始”按钮、搜索框（搜索图标）、任务视图、固定在任务栏的项目和正在运行的应用、通知区域（显示在任务栏上的系统图标）、“通知和操作”、“显示桌面”按钮等部分。

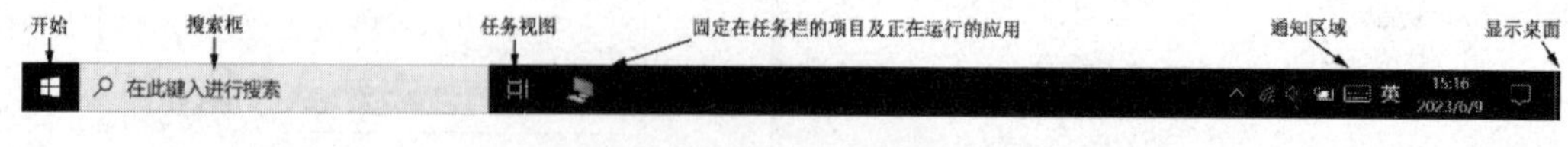

图 3-11　任务栏

右击“任务栏”，在弹出的快捷菜单中选择“任务栏设置”命令，即可打开“个性化/任务栏”窗口进行相关设置。

（1）固定到任务栏或从任务栏取消固定。将桌面图标拖动到任务栏或右击“任务栏”上显示正在运行的应用，在弹出的快捷菜单中选择“固定到任务栏”命令，即可把所选项目固定到任务栏。右击任务栏上已经固定在任务栏上的项目，在弹出的快捷菜单中选择“从任务栏取消固定”命令，即可取消固定状态。

（2）自定义任务栏通知区域。右击“任务栏”，在弹出的快捷菜单中选择“任务栏设置”命令打开“个性化”→“任务栏”窗口。在窗口右侧区域，选择“通知区域”下的“选择哪些图标显示在任务栏上”或“打开或关闭系统图标”命令，即可进行相关设置，如图 3-12 所示。

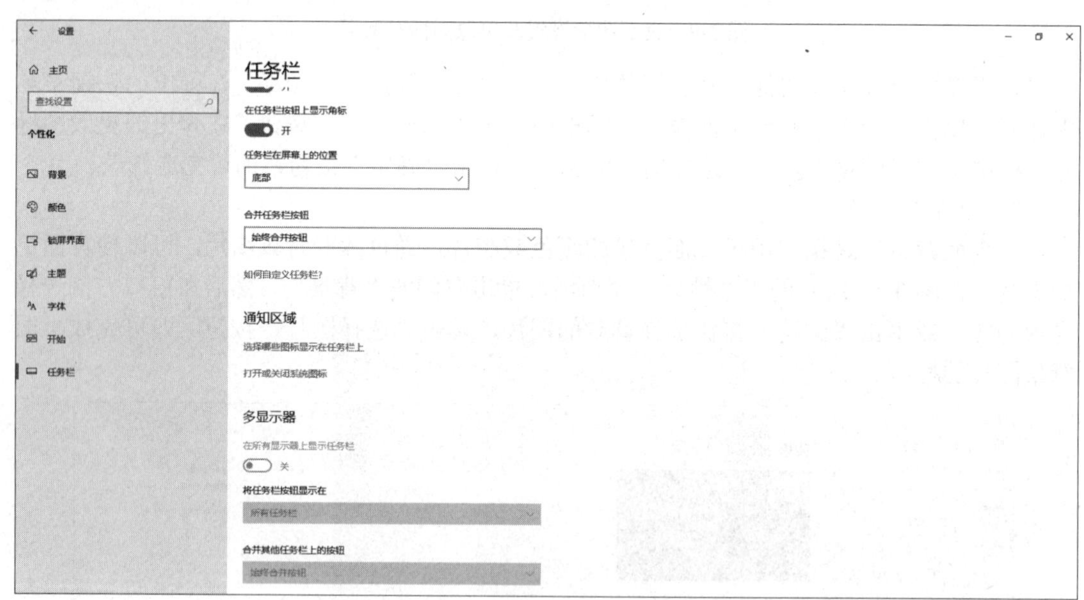

图 3-12　自定义任务栏通知区域

（3）管理通知和编辑快速操作。选择“开始”→“设置”→“系统”→“通知和操作”命令（或单击“通知”，在弹出的操作中心界面单击“管理通知”），即可打开通知和操作窗口进行相关设置，如图 3-13 所示。例如，可以打开或关闭“获取来自应用和其他发送者的通知”。单击“编辑快速操作”，可对快速操作项目进行编辑，如图 3-14 所示。

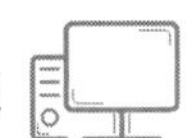

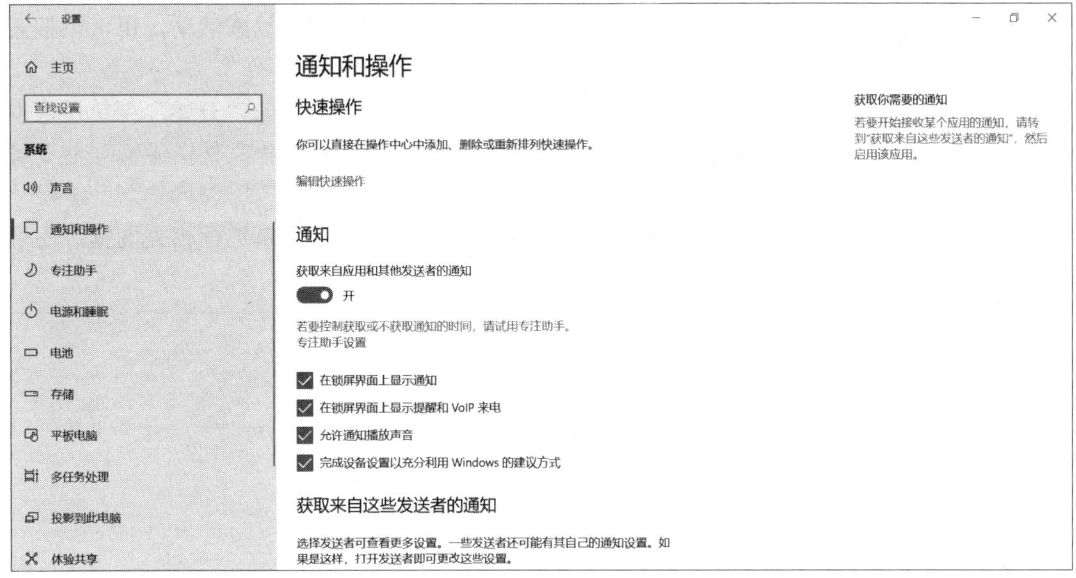

图 3-13　设置系统通知和操作

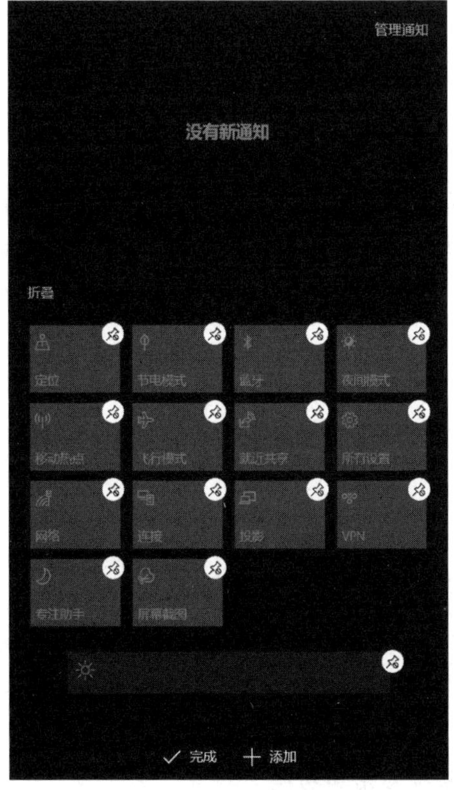

图 3-14　编辑快速操作

（4）任务视图。单击任务视图，可打开任务视图功能，可以按时间线显示当前设备正在运行的应用和过去的活动。默认情况下，时间线会显示从今天或者过去某个特定日期起操作内容的快照。可以通过带注释的滚动条找到时间线上发生的项目或活动，也可以搜索想要继续进行的项目或活动。

（5）“开始”菜单。“开始”菜单用于打开程序对象，此外右击“开始”菜单还可以弹出快速跳转项。可打开“设置”“设备管理器”“任务管理器”“文件资源管理器”等程序。

在“设置”→“个性化”→“开始菜单”中，可对“开始”菜单进行相关设置，还可以选择哪些文件夹显示在“开始”菜单上，如图 3-15 所示。

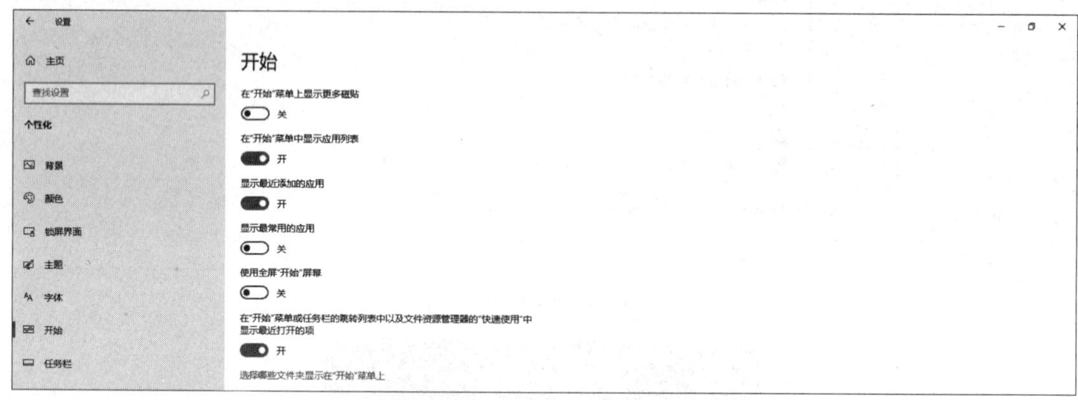

图 3-15　设置个性化开始菜单

2. Windows 10 操作系统设置

单击“开始”→“设置”打开 Windows 10 设置窗口。在此窗口，可以打开“系统”“设备”“手机”“网络和 Internet”“个性化”“应用”“账户”“时间和语言”“游戏”“轻松使用”“搜索”“隐私”“更新和安全”等设置窗口，对相关内容进行管理与设置，如图 3-16 所示。

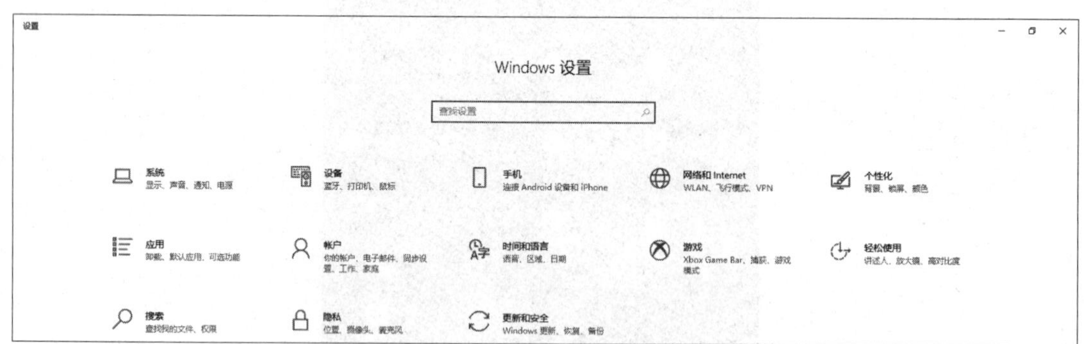

图 3-16　Windows 10 设置窗口

3. Windows 10 操作系统应用和功能

1）程序的启动和关闭

启动应用程序的常用方法如下：

（1）从“开始”菜单中启动应用程序。

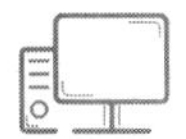

（2）利用图标或快捷方式启动。

（3）浏览“此电脑”或“文件资源管理器”，找到应用程序并启动。

（4）通过右击“开始”按钮，选择“运行”命令启动。

（5）从应用程序建立的文档启动。

关闭应用程序的常用方法如下：

（1）单击窗口左上角，在弹出的“窗口菜单”选择“关闭”，如图 3-17 所示。

（2）通过窗口的“关闭”按钮关闭。

（3）通过任务管理器关闭。

（4）按 Alt+F4 组合键关闭当前窗口。

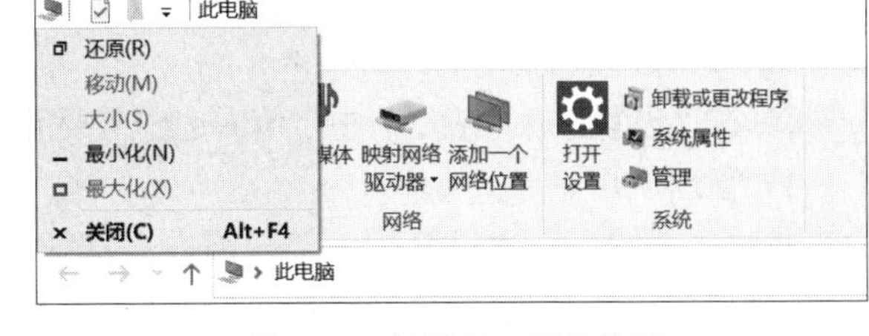

图 3-17　使用窗口菜单关闭

2）任务管理器

在 Windows 10 操作系统中，按 Shift+Ctrl+Esc 组合键或者右击“任务栏”的空白处，在弹出的快捷菜单中选择“任务管理器”命令，即可打开“任务管理器”窗口，如图 3-18 所示，通过此窗口，可以管理当前正在运行的应用程序和进程，并查看计算机性能、应用历史记录、启动、用户、服务和详细信息等内容。可以选中相应进程后单击结束任务按钮结束相关程序的运行。

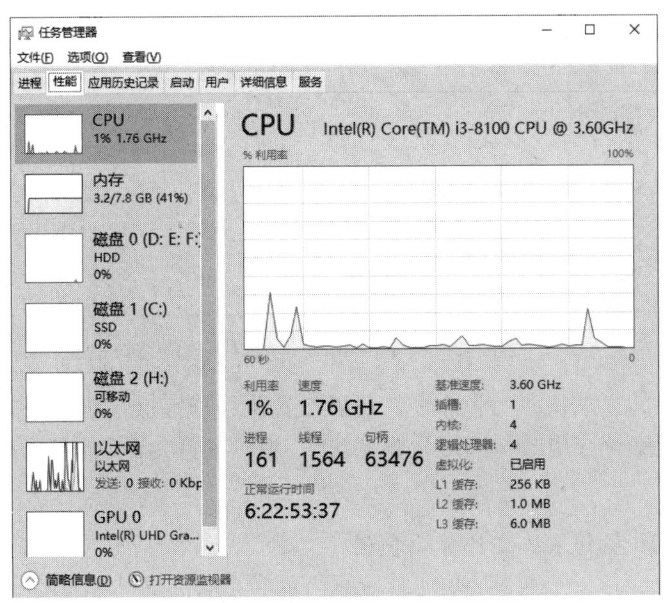

图 3-18　任务管理器

3）应用程序的安装和卸载

（1）应用程序的安装。大多数应用软件必须安装到操作系统中才能够运行使用，安装不是简单地将应用软件复制到硬盘中。在安装过程中需根据安装向导进行一系列的设置，完成软件在操作系统中的注册等操作。

联网后可以直接从微软应用商店安装需要的应用。也可使用从其他途径获取的应用安装程序，以管理员权限运行安装文件，按照安装向导提示操作，即可完成应用的安装，有的应用安装后须重启计算机才能使用。

（2）应用的卸载。卸载应用的方法如下。

① 在“开始”菜单的应用列表中右击需要卸载的应用，在弹出的快捷菜单中选择“卸载”命令进行卸载。

② 在“设置”→“应用”中，单击选中需要卸载的应用后，单击“卸载”按钮进行卸载。

4）管理应用

通过“开始”→“设置”→“应用”，打开“应用和功能”窗口进行设置，如图 3-19 所示。窗口中显示了已经安装的所有应用程序，选中不同的应用，会显示不同的功能按钮（卸载、修改），利用这些按钮可完成相关操作。

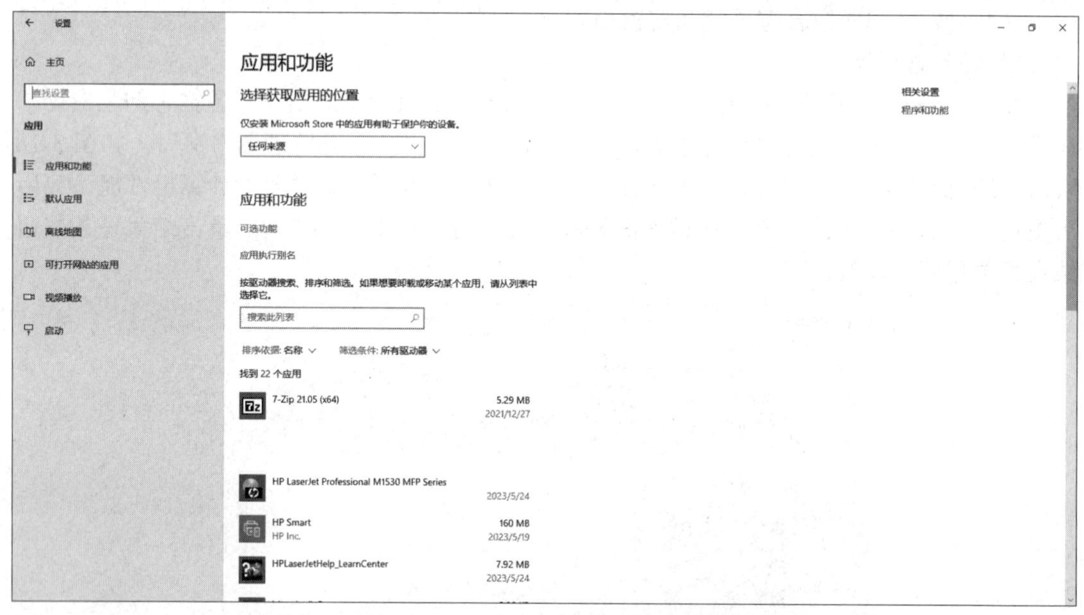

图 3-19　Windows 设置应用和功能

选择左侧窗格的“默认应用”命令，可以设置执行特定操作时使用的默认应用。还可以按文件类型指定默认应用或按应用设置默认值，也可重置为微软推荐的默认值，如图 3-20 所示。

4. Windows 10 操作系统文件资源管理

计算机中的所有信息资源都是以文件的形式组织存放的，Windows 操作系统以文件夹的形式组织管理文件，形成 Windows 文件系统。文件资源管理器是 Windows 10 操作系统提供的管理应用程序，通过它可以实现文件的浏览、复制、移动、重命名、新建、删除、打印和分类管理等多种功能。

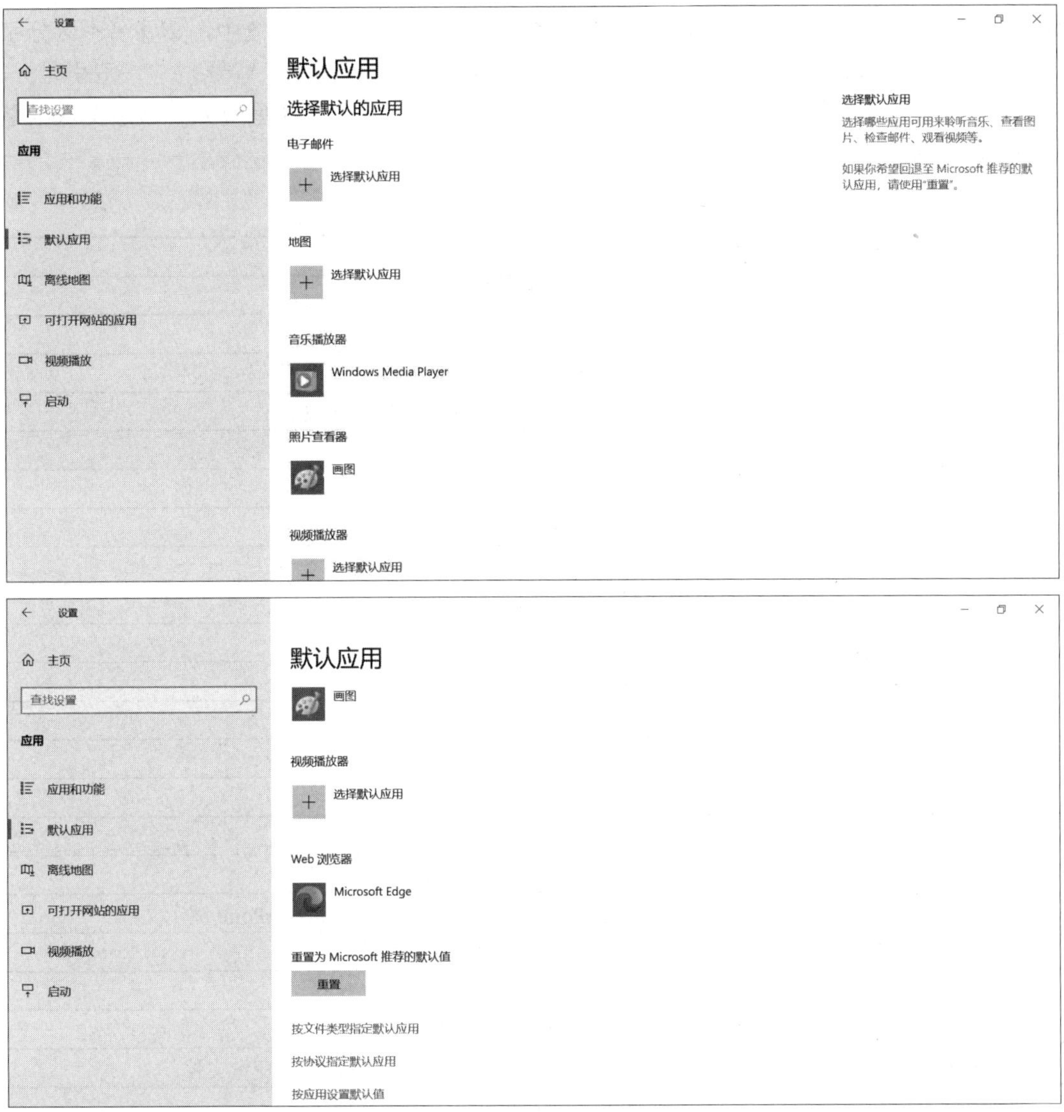

图 3-20　设置默认应用

1）文件和文件目录

（1）文件。文件是指存储在存储介质上的一组相关信息的集合，是计算机中存储信息的基本单位。它的内容可以是一篇文章、一组数据资料、一幅图像或一个程序等，每个文件都有一个文件名。操作系统通过文件名实施对文件的存取。在 Windows 操作系统中，文件以图标和文件名标识，每个文件都对应一个图标。

文件分为程序和文档。程序含有计算机需要执行的指令，文档是使用 Windows 操作系统的应用程序创建的任何内容，如文章、信函、电子数据表格或图片等。一个应用程序可以创建无数文档。文档文件总是与创建它的应用程序保持一种关联。打开一个文档文件时，其所关联的应用程序会自动启动，并将该文档文件的内容由磁盘调入内存展现在窗口中。

（2）文件的命名。文件名由文件主名和扩展名两部分组成，中间用“.”字符分隔，

如 readme.txt，其主名为 readme，扩展名为 txt。在 Windows 操作系统中，文件名不区分字母的大小写。文件名不得包含以下字符：<（小于）、>（大于）、:（冒号）、"（双引号）、/（正斜杠）、\（反斜杠）、|（竖线或管道符）、?（问号）、*（星号）。常用文件类型的扩展名如表 3-1 所示。

表 3-1　常用文件类型的扩展名

扩　展　名	格　　式
avi	音频视频交错电影或声音文件
bat	批处理文件
bmp	位图文件
doc	Word 2007 之前的 Microsoft Word 文档
docx	Microsoft Word 文档
exe	可执行程序文件
gif	图形交换格式文件
htm、html	超文本标记语言页面
iso	ISO-9660 光盘映像
jpg、jpeg	联合图像专家组照片文件
mid、midi	乐器数字接口文件
mp3	MPEG Layer-3 音频文件
mp4	MPEG 4 视频
msi	Microsoft 安装程序文件
pdf	可移植文档格式文件
png	可移植网络图形文件
ppt	PowerPoint 2007 之前的 Microsoft PowerPoint 演示文稿
pptx	Microsoft PowerPoint 演示文稿
psd	Adobe Photoshop 文件
rar	Roshal Archive 压缩文件
sys	Microsoft DOS 和 Windows 系统设置和变量文件
txt	无格式文本文件
wav	Wave 音频文件
wma	Windows Media 音频文件
wmv	Windows Media 视频文件
xls	Excel 2007 之前的 Microsoft Excel 工作簿
xlsx	Excel 2007 之后的 Microsoft Excel 工作簿
zip	压缩文件

（3）文件名通配符。在查找文件时，为了查找一组或某类型的文件，通常会使用通配符。即文件名中使用通配符可以表示一组或一类文件。文件通配符有两个，即“?”和“*”。“*”表示通配任意一串字符，而“?”表示通配任意一个字符。

例如，“b*.docx”表示主名以 b 开头，扩展名为 docx 的所有文件。“?b*.*”表示第二个字母为 b 的所有文件，可以与 abb.docx、zb.txt、tbble.xlsx 等相匹配。

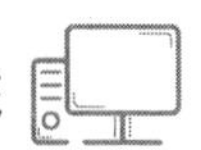

（4）文件目录。文件目录是对计算机中所存储的大量文件实施有效管理的一种数据结构。用于标识计算机系统中的文件及其物理地址，供检索时使用。在 Windows 操作系统中，目录也称为文件夹。

Windows 10 操作系统采用树形目录这一被广泛使用且实用的结构。主目录称为根目录，在每个文件目录中只能有一个根目录，每个文件和每个目录都只能有一个父目录。把文件称为树叶，其他的目录均作为树的结点，或称为子目录。这样的目录管理结构如同一棵倒挂的大树，从树根开始向下不断分叉，文件存储在指定的目录（文件夹）中，类似树叶长在树枝（结点）上，因而称为树形目录结构。

在 Windows 10 操作系统中，目录和文件的管理与操作是类似的，目录的命名也和文件的命名类似。用户可以通过文件夹对不同的文件进行分组和归类管理。在树形结构目录中，从根目录到任何文件都有唯一的通路。在该路径上，从根目录开始，把全部目录文件名与数据文件名依次用“\”连接起来，即构成该文件唯一的路径名。例如：C:\MyDocs\learning\test.txt 指出了文件 test.txt 的存储路径名。

2）文件资源管理器

文件资源管理器用于磁盘、文件的管理。通过双击桌面图标“此电脑”或右击“开始”菜单，在弹出的快捷菜单中单击文件资源管理器，可以打开 Windows 10 操作系统的文件资源管理器。文件资源管理器采用双窗格显示结构，如图 3-21 所示。其中列出了计算机上存储的文件、硬盘和移动存储设备等信息。

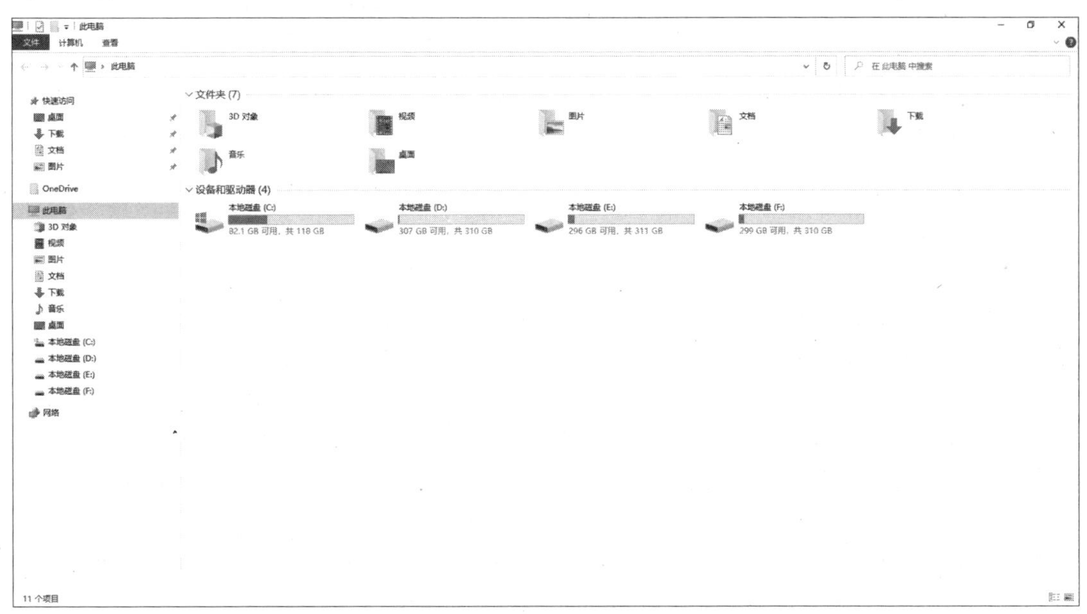

图 3-21　Windows 10 文件资源管理器

在图 3-21 中，左窗格显示了 Windows 10 操作系统的文件组织管理形式“树形结构目录”，每个存储设备都对应一个图标，图标右侧是设备（即驱动器）的名称，称为“盘符”，如“驱动器 C:”“驱动器 D:”等。每个驱动器，也称为根目录。为了更好地组织管理文件，提高检索速度，系统支持在根目录下依次建立若干级子目录（也称为文件夹）。

右窗格显示在左窗格中选择的驱动器或文件夹所包含的所有文件及下层文件夹。若将鼠标指针置于左、右窗格分界处，指针形状会变成左、右双向箭头，此时按住鼠标左键拖动分界线可改变左、右窗格的大小。

要使用右窗格中的某一项时，可以双击对应的图标。例如，双击“本地磁盘（C:）”图标，即可查看“驱动器 C:”中保存的文件和文件夹。

当用户想返回上一级文件夹时，可以单击窗口左上角工具栏中的“↑”按钮。想回到前面访问过的磁盘或文件夹时，可以单击工具栏中的“←”按钮返回，也可以单击工具栏中的“→”按钮前进，还可以直接单击“前进”按钮右侧的∨按钮，从下拉列表中选择一个磁盘或文件夹。

3）文件夹选项的设置

用户进行文件夹选项的设置，以便符合自己查看和管理信息时的习惯或喜好。单击文件资源管理器窗口中的“查看”选项卡，单击“选项”按钮，打开“文件夹选项”对话框，如图 3-22 所示。

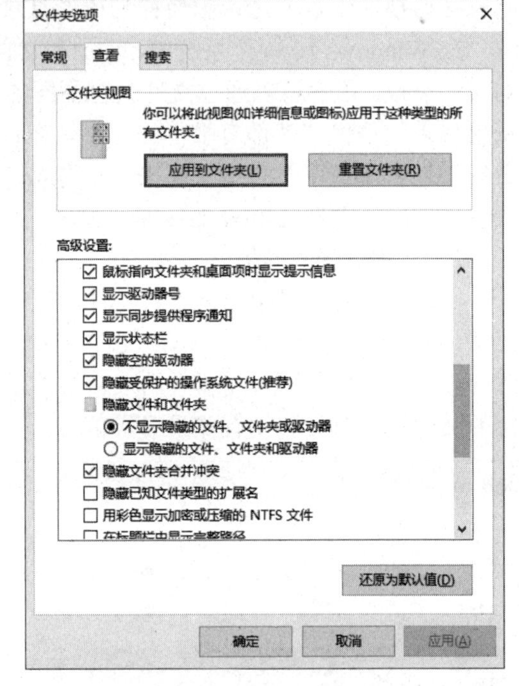

图 3-22　“文件夹选项”对话框

在“常规”选项卡下，可完成显示风格、浏览文件夹、单击或双击打开项目的设定。

在“查看”选项卡下，可完成是否显示被隐藏的文件和文件夹、是否隐藏已知文件类型的扩展名等设置。

在“搜索”选项卡下，可完成搜索方式的设定，还可还原搜索默认设置。

4）剪贴板

剪贴板是 Windows 10 操作系统用来在应用程序之间交换数据的一个临时存储空间，需要使用内存资源。在 Windows 10 操作系统中，剪贴板上总是保留最近一次用户存入的信息。这些信息可以是文本、图像、声音和应用程序。

剪贴板的操作一般分为两步：首先使用“剪切”或“复制”命令对数据进行操作，把这些数据暂时存放在剪贴板中，然后使用“粘贴”命令把这些数据从剪贴板中复制或移动到目标位置。例如，按键盘上的 PrintScreen 键，可将整个屏幕以图像的方式复制到剪贴板中（也就是截取屏幕图像）；按 Alt+PrintScreen 组合键，可将当前活动窗口以图像的方式复制到剪贴板中。截屏还可以使用 Windows 附件中的截图工具进行。

5）文件和文件夹管理操作

文件和文件夹的选定、创建、复制、移动、更名、删除、恢复等是文件管理的常规操作，操作方法有很多。操作前需要选定操作对象，选定对象操作如表 3-2 所示。文件及文件夹管理常用操作如表 3-3 所示。

表 3-2　选定对象操作

选 定 对 象	鼠 标 操 作
单个对象	单击需要选择的对象
多个连续对象	单击第一对象，按住 Shift 键，单击最后一个对象
多个不连续对象	单击第一对象，按住 Ctrl 键，逐个单击对象
全体对象	快捷键：Ctrl+A
取消一个选定对象	按住 Ctrl 键，单击要取消的对象
取消所有选定对象	单击空白区域处

表 3-3　文件及文件夹管理常用操作

作　用	菜单命令操作	鼠 标 操 作	快捷键操作
复制	主页/复制，主页/粘贴 主页/复制到	不同磁盘，按住鼠标左键拖曳 同一磁盘，按住 Ctrl 和鼠标左键拖曳	Ctrl+C，Ctrl+V
移动	主页/剪切，主页/粘贴 主页/移动到	不同磁盘，按住 Shift 和鼠标左键拖曳 同一磁盘，按住鼠标左键拖曳	Ctrl+X，Ctrl+V
发送	/	右击发送对象选择发送到的位置	/
新建	主页/新建文件夹，主页/新建项目	右击空白处选择“新建具体项目”命令	/
重命名	主页/重命名	右击重命名对象选择“重命名”命令	F2
查看属性	主页/属性	右击查看对象选择“属性”命令	/
删除	主页/删除，选择删除至回收站或永久删除	右击对象选择“删除”命令	按 Delete 键删除至回收站 按 Shift+Delete 组合键永久删除

5. Windows 10 搜索

Windows 10 操作系统的搜索功能非常强大，搜索过程是动态的，在输入关键字的其中几个字时，搜索功能就已经开始，立刻显示匹配的结果，随着关键字的完善，结果更加准确。

1）任务栏中的搜索框

在这个搜索框中，不仅可以搜索硬盘上的文件，还可以搜索到已安装的程序以及浏览器的历史记录，几乎可以找到日常使用计算机的所有痕迹。

2）窗口中的搜索框

文件资源管理器窗口的右上角的搜索框，可以实现在一定范围内的搜索，比如在 C 盘或某个文件夹内。对于搜索的关键字，在搜索结果中会用黄色底色突出显示出来，方便用户浏览。

6. Windows 10 操作系统设备管理

每台计算机都配置了很多硬件设备，新增加的设备需要安装后才能正常运行，已经安装的设备也需要进行管理和维护。

1）硬件设备的种类

计算机系统中的硬件设备可分为两类：即插即用设备和非即插即用设备。

对于即插即用设备，只需在开机状态下将设备连接到相应的接口，系统就会检测到新设备的存在，并尝试安装 Windows 系统自带的驱动程序，自动为设备分配系统资源、IO 地址和 DMA 通道等。

对于非即插即用设备，需要在计算机关机状态下将设备连接到相应的接口，然后开机，再安装相应的驱动程序，分配系统资源。

2）安装新的硬件设备

安装新的硬件设备，需要把设备连接到计算机相应接口，并安装对应的驱动程序。驱动程序是设备厂家针对硬件所编写的程序，是操作系统和硬件沟通的桥梁。如果驱动程序出现问题，不仅连接到计算机的硬件将无法正常工作，甚至可能影响操作系统的稳定运行。

用户通常能够获得的驱动程序可分为两种：安装程序包和驱动文件。

（1）安装程序包：通常都有一个可执行文件，里面包含了安装设备所需要的所有文件，双击就可以自动实现驱动程序的安装操作。

（2）驱动文件：通常是一个压缩文件，需要解压到某个位置，然后人工指定或让 Windows 系统搜索到文件，并完成安装。

3）管理已安装的设备

设备管理器用于查看和管理已经安装的设备和驱动，甚至更改设备的高级设置。右击桌面上的“此电脑”图标，在弹出的快捷菜单中选择“属性”命令，在“设置”→“关于”窗口右侧，选择“设备管理器”，即可打开“设备管理器”窗口，如图 3-23 所示，也可右击“开始”菜单，在弹出的快捷菜单中选择命令，打开“设备管理器”窗口。窗口中显示了系统中已安装的所有设备及其状态。

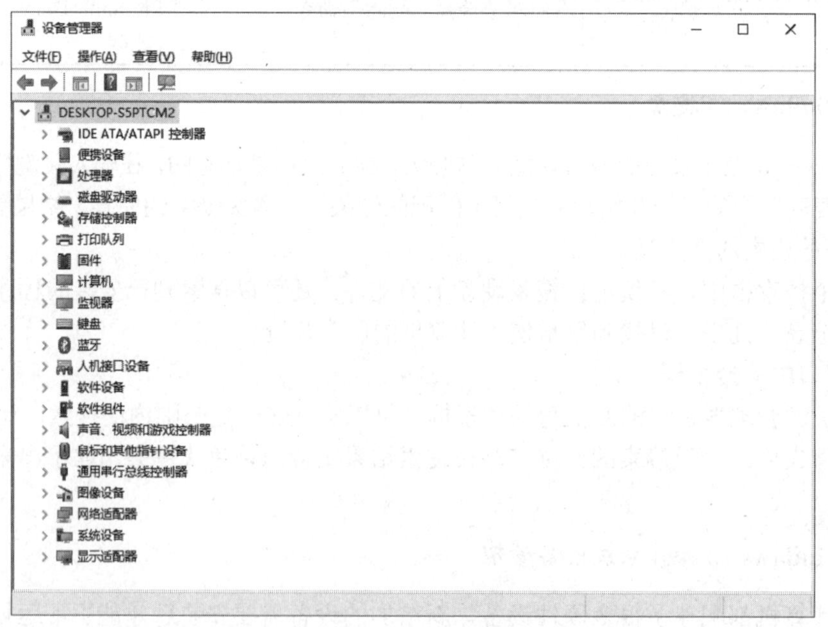

图 3-23 设备管理器

右击相应设备再选择“属性”命令，弹出设备的“属性”对话框，单击“驱动程序”选项卡，可以在此界面完成查看驱动程序的详细信息、更新驱动程序、回退驱动程序、禁用设备、卸载设备等操作。

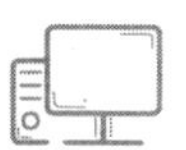

7. Windows 10 操作系统磁盘管理

磁盘是计算机的重要组成部分，计算机中的所有文件以及所安装的操作系统、应用程序都保存在磁盘上。磁盘分为硬盘和软盘，对磁盘的操作有磁盘分区、格式化磁盘、清理磁盘、整理磁盘碎片等。

1）磁盘分区

利用软件把一个磁盘分割成几块硬盘区域就叫磁盘分区。可以使用 Windows 操作系统提供的磁盘管理平台来进行分区。在 Windows 操作系统中，分区也称为卷，一个卷分配一个盘号。要注意的是，磁盘重新分区将清除原来的所有数据。

2）Windows 10 操作系统磁盘管理工具

右击“开始”菜单，选择“计算机管理”命令，在打开的“计算机管理”窗口中，选择“磁盘管理”，即可查看磁盘分区情况并进行相关的设置，如图 3-24 所示。

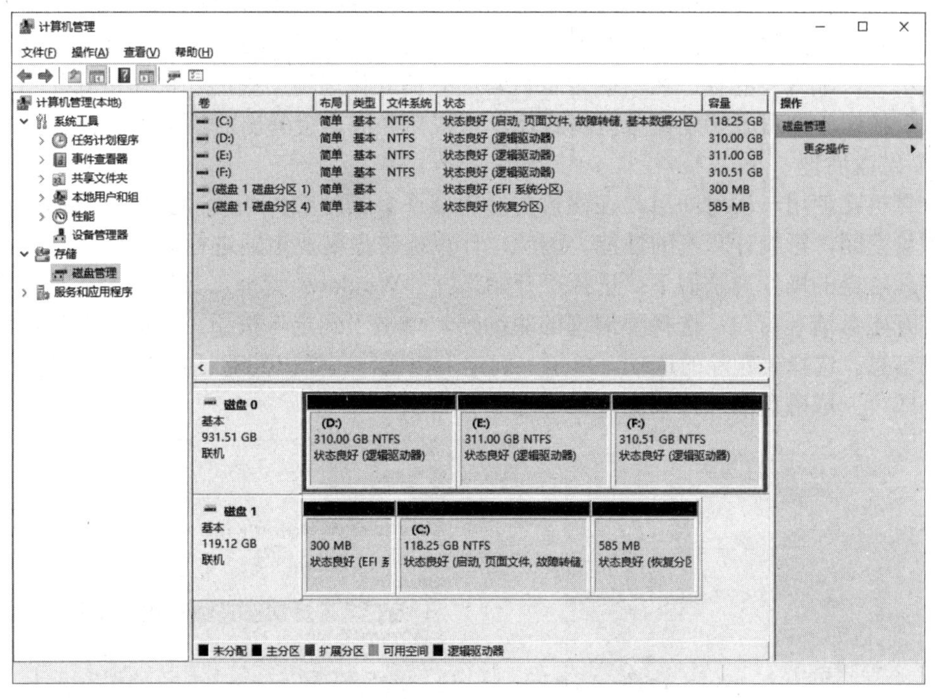

图 3-24　Windows 10 磁盘管理

在某个分区或可用空间上右击，选择快捷菜单中的不同命令可以完成删除、创建、压缩、扩展、格式化卷操作。

3）磁盘格式化

未使用过的磁盘或刚分区的卷在使用前都要进行格式化。格式化磁盘就是按一定的文件管理系统格式要求对磁盘进行检查、划分，以达到管理存储信息的目的。格式化操作将清除磁盘上的所有数据，操作时须谨慎选择。

（1）文件系统的类型。Windows 系统中有 FAT、FAT16、FAT32、NTFS 和 exFAT 等文件系统类型。在格式化时建立相应类型的文件分配表。Windows 使用的所有文件系统都基于簇大小（也称为分配单位大小）来组织管理硬盘存储空间，簇的大小表示的是最小的可以用来保存文件的硬盘空间。

FAT16：是 MS-DOS 和最早期的 Windows 95 操作系统中常用的磁盘分区格式。它采用 16 位的文件分配表，几乎所有的操作系统都支持这一格式，其缺点是磁盘利用效率低。

FAT32：这种格式采用 32 位的文件分配表，使其对磁盘的管理能力极大增强，突破了 FAT16 最大只支持 2GB 硬盘的限制。但不能创建大于 4GB 的单个文件。

NTFS：它能对用户的操作进行记录，对用户权限进行非常严格的限制，使每个用户只能按照系统赋予的权限进行操作，充分保护了系统与数据的安全。

在 Windows 10 操作系统中，很多高级安全特性都依赖于 NTFS 文件系统，所以 Windows 10 操作系统只能在 NTFS 分区上安装，也就是说安装 Windows 10 操作系统的硬盘分区必须格式化为 NTFS 文件系统。

（2）磁盘格式化。在“文件资源管理器”或如图 3-24 所示的磁盘管理窗口中均可对磁盘进行格式化，在文件资源管理器中右击要格式化的磁盘或分区图标，选择“格式化”命令，打开“格式化”对话框，如图 3-25 所示，依次选择“容量”“文件系统”和“分配单元大小”，输入“卷标”名，确定是否勾选“格式化选项”中的“快速格式化”，单击“开始”按钮，即可开始硬盘分区格式化，格式化完成后会弹出对话框提示。

4）磁盘清理

计算机在使用一段时间后，在磁盘中会出现许多临时文件和缓冲文件，它们会占用大量的磁盘空间，影响计算机的性能。因此，计算机磁盘需要定期进行清理。

清理磁盘的操作方法如下：选择“开始”→“Windows 管理工具”→“磁盘清理”命令，打开磁盘清理窗口。选择要清理的驱动器，单击“确定”按钮，完成后会显示可删除文件的信息。选择要删除的选项，单击“确定”按钮，在弹出的对话框中单击“删除文件”按钮，即可完成磁盘清理，如图 3-26 所示。

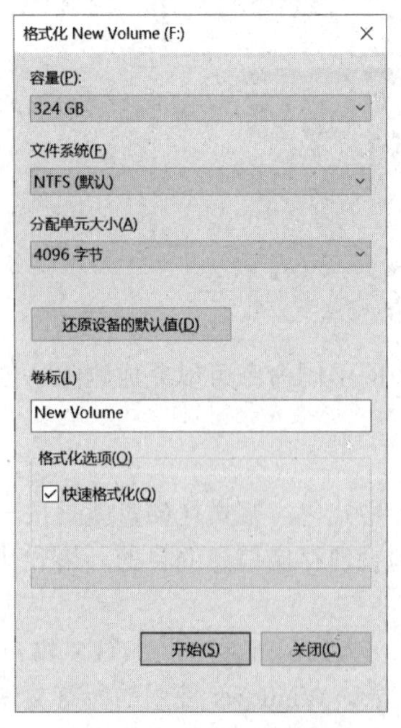
格式化 New Volume (F:)
容量(P):
324 GB
文件系统(F)
NTFS (默认)
分配单元大小(A)
4096 字节
还原设备的默认值(D)
卷标(L)
New Volume
格式化选项(O)
快速格式化(Q)
开始(S)
关闭(C)

图 3-25　格式化对话框

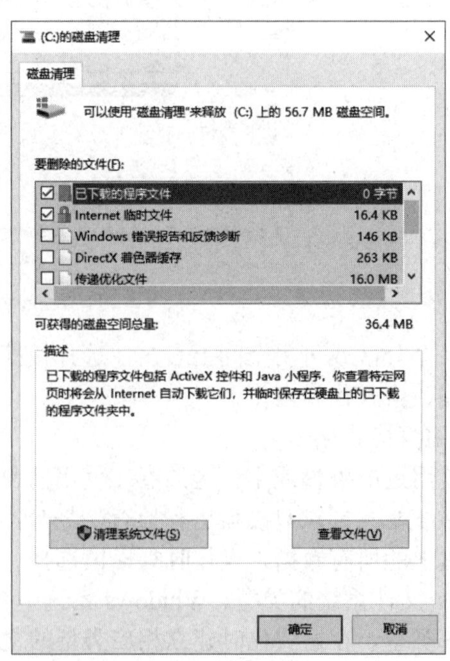
(C:)的磁盘清理
磁盘清理
可以使用“磁盘清理”来释放 (C:) 上的 56.7 MB 磁盘空间。
要删除的文件(F):
已下载的程序文件 0 字节
Internet 临时文件 16.4 KB
Windows 错误报告和反馈诊断 146 KB
DirectX 着色器缓存 263 KB
传递优化文件 16.0 MB
可获得的磁盘空间总量: 36.4 MB
描述
已下载的程序文件包括 ActiveX 控件和 Java 小程序，你查看特定网页时将会从 Internet 自动下载它们，并临时保存在硬盘上的已下载的程序文件夹中。
清理系统文件(S)
查看文件(V)
确定
取消

图 3-26　磁盘清理

5）优化驱动器

在使用硬盘的过程中，由于不断地添加、删除文件，机械硬盘中会形成一些物理位置不连续的文件，使磁盘存储空间成碎片状，文件的存储将变得不连续。读写文件时需要耗费更多的时间，从而影响计算机的运行速度。因此，计算机中的机械硬盘需要定期进行驱动器优化，以保持较高的计算机运行速度。

选择“开始”→“Windows 管理工具”→“碎片整理和优化驱动器”命令，打开优化驱动器程序窗口。选择一个磁盘，单击“优化”按钮，即可进行驱动器优化。Windows 10 操作系统默认启用按计划的节奏分析驱动器，并根据需要对其进行优化，如图 3-27 所示，可以根据需要更改设置优化的频率。

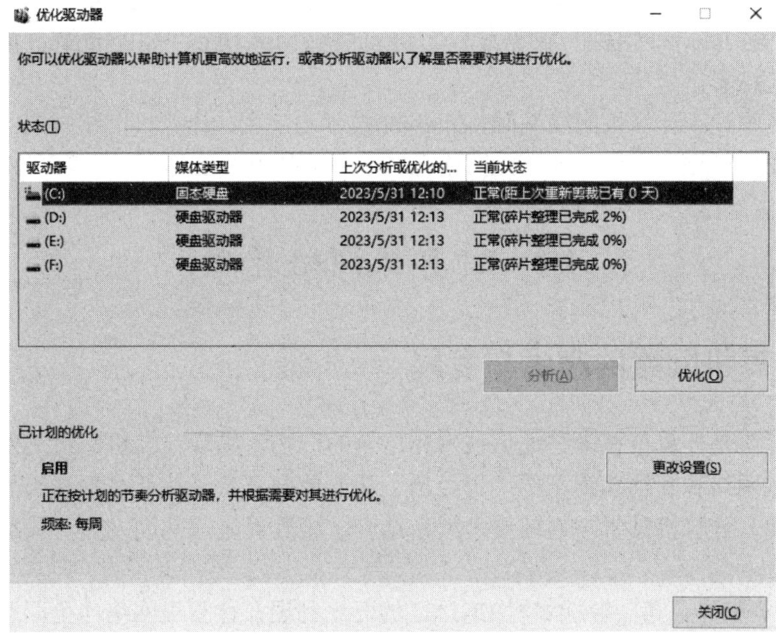

图 3-27　优化驱动器

第 4 章　计算机网络与应用

随着社会信息化进程的深入，计算机网络正在深刻地改变着人们的生活、学习以及工作方式。目前，计算机网络已成为全球信息产业的基石，它在信息的采集、存储、处理、传输和分发中扮演了极其重要的角色。计算机网络突破了单台计算机系统应用的局限，使多台计算机交换信息、共享资源和协同工作成为可能。只有深入地了解计算机网络知识和相关技术，了解 Internet 提供的服务，才能尽情地畅游 Internet，应用 Internet 的丰富资源完善人生，创造精彩。

本章主要阐述了计算机网络基础、Internet 技术与应用、计算机网络发展的新技术三部分内容，并在此过程中介绍了计算机网络在医学方面的具体应用。

4.1　计算机网络基础

4.1.1　计算机网络的产生与发展

计算机网络是计算机技术与通信技术相结合的产物。纵观计算机网络的发展历史可以发现，计算机网络和其他事物一样，也经历了从简单到复杂，从低级到高级的发展过程。在这一过程中，计算机技术与通信技术紧密结合，相互促进，共同发展，最终产生了计算机网络。

从 1946 年世界上第一台计算机 ENIAC 的诞生到现在计算机网络的全面普及，计算机网络的发展大致分为以下四个阶段。

1. 第一代计算机网络——面向终端的计算机网络

第一代计算机网络也称面向终端的计算机网络，它以数据通信为主要目的，面向终端设备。在这样的系统中，除主机外，其余终端均不具备自主处理功能，且终端之间没有信息的交互。

20 世纪 60 年代初，美国航空公司与 IBM 公司联合研制的飞机票预订系统由 1 台主机和 2000 多个终端组成，是一个典型的面向终端的计算机网络。但这种网络存在着一些明显的缺点：主机是网络的中心和控制者，负荷较重，容易造成系统“瓶颈”。一旦主机发生故障，将导致整个网络系统瘫痪。

2. 第二代计算机网络——以通信子网为中心的网络

为了克服第一代计算机网络的缺点，提高网络的可靠性和可用性，人们开始研究将多台计算机相互连接的方法。1969 年，美国国防部高级研究计划署（advanced research projects

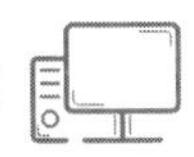

agency，ARPA）开发的计算机分组交换网 ARPANET 投入运行，它成功地连接了加州大学洛杉矶分校、加州大学圣巴巴拉分校、斯坦福大学和犹他大学 4 个节点的计算机。ARPANET 是 Internet 的前身，它的诞生标志着计算机网络的发展进入了一个新纪元，也使计算机网络的概念发生了根本性的变化。

早期的面向终端的计算机网络是以单个主机为中心的星型网，各终端通过电话网共享主机的硬件和软件资源。但分组交换网则以由接口信息处理机（interface message processor，IMP）构成的通信子网为中心，主机和终端都处在网络的边缘，构成了用户资源子网，如图 4-1 所示。用户不仅可以共享通信子网的资源，还可以共享用户资源子网中丰富的硬件和软件资源。这种以通信子网为中心的计算机网络称为第二代计算机网络。

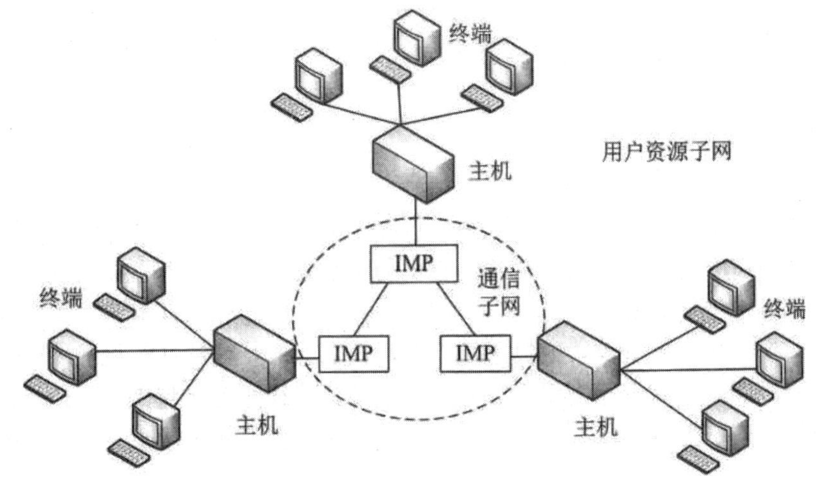

图 4-1　通信子网与资源子网组成的两级网络结构

3. 第三代计算机网络——标准化网络

在网络中，相互通信的计算机必须高度协调地工作，而这种“协调”是相当复杂的。为了降低网络设计的复杂性，早在设计 ARPANET 时，就有专家提出了分层设计的方法。分层设计方法可以将庞大而复杂的问题转化为若干较小且易于处理的子问题。

国际标准化组织（international standard organization，ISO）于 1977 年设立了专门的机构研究解决不同公司之间的网络不能互连互通的问题，并于不久后提出了一个使各种计算机能够互连的标准框架开放式系统互连参考模型（open system interconnection/reference model，OSI/RM），简称 OSI 参考模型。

OSI 参考模型是一个开放体系结构，它将网络分为 7 层，并规定每层的功能。OSI 参考模型的出现意味着计算机网络发展到第三代，即标准化网络。在开放式环境下，所有计算机设备和通信设备只要遵循共同制定的国际标准，就可以实现不同产品在同一网络中的顺利通信。

4. 第四代计算机网络——以 Internet 为中心的新一代网络

第四代计算机网络是从 20 世纪 80 年代末开始出现的。当时局域网技术已经逐步发展成熟，光纤、高速网络技术、多媒体技术、智能网络技术等相继出现，整个网络就像一个对用户透明的巨大的计算机系统，并逐步发展为以 Internet 为代表的互联网。20 世纪 90 年代，微电子技术、大规模集成电路技术、光通信技术和计算机技术不断发展，为网络的发展提供了进一步有力的支持。

如今的计算机网络将无数个具有独立工作能力的计算机系统通过通信设备和线路相连，并由功能完善的网络软件实现资源共享和数据通信。随着人们对网络应用要求的日益提高，计算机网络正迅速朝着高速化、实时化、智能化、集成化和多媒体化的方向不断深入，它的快速发展和广泛应用对全球的经济、教育、科技、文化等的发展已经产生并且仍将发挥重要影响。

4.1.2 计算机网络的定义与功能

1. 计算机网络的定义

由于计算机技术和通信技术的快速发展，计算机网络在不同时期，从不同的角度有不同的理解。1970 年，美国信息处理学会联合会从共享的角度出发，把计算机网络定义为：以能够相互共享资源的方式连接起来，并各自具备独立功能的计算机系统的集合。若从物理结构看，我们可把计算机网络定义为：在协议控制下，由若干计算机、终端设备、数据传输设备和通信控制处理机等组成的系统集合。现在普遍认为：计算机网络是地理上分散的、具有独立功能的多个计算机系统，通过通信设备和线路连接起来，且以功能完善的网络软件（网络协议、信息交换方式及网络操作系统等）实现网络资源共享的系统。

2. 计算机网络的功能和特点

计算机网络在数据传送、用途及连接方式上都不尽相同，但一般都具有以下功能和特点。

1）资源共享

在计算机网络中，共享的资源可以有多种形式，数据、信息、软件、硬件等。通过计算机网络系统，可以共享远程计算机的功能和其他软件、硬件。

2）数据通信

数据通信是计算机网络最基本的功能之一，网络中的计算机之间可实现文字、图片、声音、图像等多媒体信息的数据传输和交换。其方便快捷是其他通信手段所无法比拟的。

3）分布式处理

分布式处理是计算机网络研究的重点课题，在计算机网络中，用户可根据实际情况，利用网络内最合适的软、硬件资源，使问题得到最好的解决。对一个复杂的问题，可以采用合适的算法将任务划分为若干部分，交由网络上多台计算机分别承担，同时运行。

4）提高可靠性

计算机网络系统能实现对差错信息的重发，并且网络中的各台计算机可以通过网络互为后备机，一旦某台计算机出现故障，网络中其他计算机可代为继续执行，这样可以避免整个系统瘫痪，从而提高计算机的可靠性。

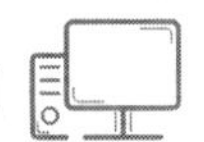

5）均衡负载

均衡负载是指网络通信、信息交换中能自动识别所经路径上计算机任务的“轻”与“重”并合理选择调整。如当网络中某台计算机任务过重时，网络可以将该机上的部分任务转交给其他任务较“轻”的计算机去处理，互相协作，提高资源的利用率。

3. 计算机网络的发展趋势

互联网技术飞速发展，不断进步完善，在用户身份识别、知识产权保护、个人隐私保护、网络安全、信息鉴别过滤技术、IPv6 新一代互联网通信协议、网络计算、无线互连技术、音频视频高速传输等方面都有了突破。随着移动计算、虚拟化计算、云计算、普适计算等计算技术、物联网技术的发展，计算机网络向着更开放、集成、高速、安全、移动、智能、分布式多媒体应用，以及无线局域网等方向发展。

4.1.3 计算机网络的分类

计算机网络可从不同角度进行分类。

1. 按网络通信涉及的地理范围分类

（1）局域网 LAN（local area network）。局域网范围规模较小，一般是一个部门或单位组建的小范围网络。网络覆盖的范围为几百米到几千米，局域网结构简单，易实现，数据传输可靠，误码率低。

（2）城域网 MAN（metropolitan area network）。城域网是在一个城市范围内组建的网络。组网技术与局域网相似，只是在规模上不同。现在的城域网往往是数据通信、语音通信和有线电视等合为一体。网络覆盖距离从几十千米到上百千米，通常覆盖一个城市或地区。

（3）广域网 WAN（wide area network）。广域网又称远程网，是涉及城市之间、国家之间和洲际之间的网络，其地理范围可以从几十千米到几万千米。如一个国家或洲建立的网络都是广域网。广域网用于通信的传输装置和媒体一般都由电信部门提供。一个广域网内可包含数百万台计算机，通信设施和通信技术十分复杂，通常使用公用分组交换网、卫星通信网和无线分组交换网。Internet 就是一个典型的广域网。

2. 按交换技术分类

交换是网络中实现数据传输的基本手段，按交换技术，计算机网络可分电路交换、报文交换、分组交换网络等。在计算机网络中，通常使用公用通信传输线路进行数据交换。其中，分组交换是 Internet 所采用的数据交换方式。

（1）电路交换（circuit switching）是指网络中两个结点之间进行信息传递时，要建立一条专用的通信线路，在数据传输过程中始终占用这条线路。其优点是数据传输可靠、迅速、不丢失且保持原来的序列；缺点是线路利用率低。此方式适合于电话系统及对实时性要求较高的专用网络。

（2）报文交换（message switching）采用存储转发机制，其数据传输单位是报文，长度不限且可变。当一个结点发送报文时，把目标地址附加在报文上一起发送，报文通过网络的各个结点传送，每到一个结点，整个报文被暂时存储起来，然后发送至下一结点，直至到达目的地结点。与电路交换比较，其优点是线路利用率高，发送方和接收方无须同时工作，且可以同时向多个目的地发送同一报文。缺点是由于报文长短没有限制，延时长短难以掌握，不能满足实时和交互式通信。

（3）分组交换（package switching）是针对报文交换缺点而提出的一种改进方案，它同样采用存储转发机制，但严格限制每次传送数据量的上限，规定每次传输数据单位为一个报文分组（package），每一个报文分组均含有发送方地址、接收方地址和数据。一个大报文在传输前必须划分为若干个长度一定的报文分组，传输时同一报文的不同分组可以在不同的路径中传输，转发结点不必等待整个报文的其他分组到齐就可以单独转发，到达接收方后再将它们重新组装成完整的报文。由于 Internet 自身的网络结构特点，即使某条线路瘫痪，只要还有迂回线路存在，则分组仍然能通过其他线路到达目的地。采用分组交换技术，使 Internet 上的计算机之间可以同时进行数据传输，整个传输过程都自动完成，对于用户是透明的。电路交换、报文交换、分组交换的比较如图 4-2 所示。

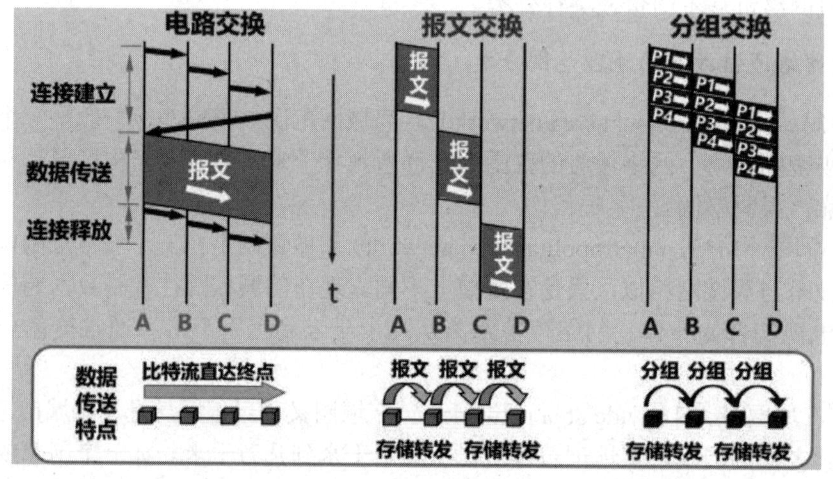

图 4-2　电路交换、报文交换、分组交换的比较

3．按传输的信道分类

信道就是传输数据的逻辑通道，可以是有线的，也可以是无线的。能传送信号的频率宽度称为带宽。通常用带宽描述传输介质的传输容量，带宽越宽，通信线路的通信能力就越强，传输速度也就越快。带宽的单位是赫兹（Hz）。按照传输信道的宽度可将网络分为基带网和宽带网。

（1）基带网全部带宽是一个单独的信道，直接传输由“0”“1”代码表示的信息。当传输系统直接传输基带信号时，称为基带传输。其优点是无须调制信息，简单经济，但传输距离受限。

（2）宽带是指传输频带宽。用调制技术对传输数据进行处理，使其在一定的频率范围内传输，这样一条宽带可以划分成多个信道，每个信道传送一路信息，多个信息同时传输，互不干扰，从而提高通信线路的利用率。

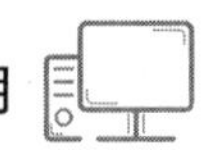

此外，根据信道传输的是模拟信号还是数字信号，又可将其分为模拟网络和数字网络。按传输介质可将其分为有线网络、无线网络。按网络的拓扑结构可将其分为总线型网络、星型网络、树型网络、环型网络、网状型网络等。按网络中使用的操作系统不同，可将计算机网络分为 FreeBSD 网络、Windows Server 网络和 UNIX 网络等。

4.1.4　常见网络的拓扑结构

网络拓扑属于一种几何图论的变异，它用点和线（点表示网络节点，线表示通信线路）表示整个网络的整体结构外貌和各模块（其中的点表示网络设备）的结构关系，是对计算机网络进行高度概括的表示方法。换句话说，网络的拓扑结构是指通信线路和各站点（计算机或设备）的物理布局，强调的是计算机分布的位置（点）与电缆的连接结构形式。网络拓扑结构设计是建设计算机网络的第一步，它对整个网络的设计、功能、可靠性及费用等方面都有重大的影响。

按拓扑结构分，计算机网络可分为总线型、星型、树型、环型、网状型和全互连型，如图 4-3 所示。

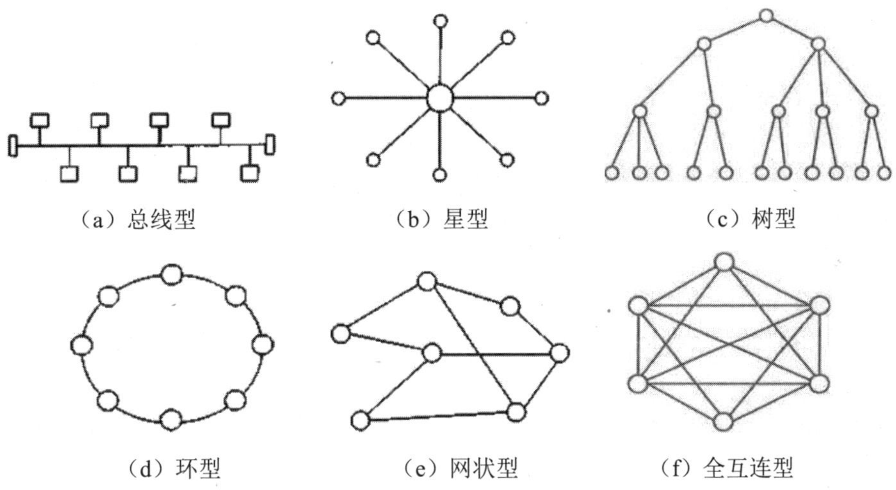

图 4-3　常用网络拓扑结构示意图

每种拓扑结构都有各自的优点和缺点，设计一个网络时，应该根据实际情况选择正确的拓扑结构。

1）总线型拓扑结构

总线型拓扑结构网络将一根电缆作为传输介质（称为总线），两端接有终端匹配电阻，以防止信号的反射。各结点通过 T 型头连接到总线上，结点之间采用广播方式进行通信，一个结点发送的信号，其他结点都可以接收到。

总线型网络的优点：结构简单、灵活，对结点设备的增加和拆除非常方便；可靠性高，网络响应速度快；设备投入量少，成本低；共享资源能力强。它是目前广泛使用的一种结构。

总线型网络的缺点：故障诊断和隔离比较困难，任何通信线路的故障都会导致整个网络不能正常运行。总线的通信负载量是有限的，因此，对总线的长度及总线上的结点数有一定的限制。早期的以太网常使用总线型拓扑结构，现在用总线型构建的局域网日渐减少。

2）星型拓扑结构

星型拓扑结构的网络采用集中控制方式，每个结点都有一条唯一的链路和中心结点相连接，结点之间的通信都要经过中心结点并由其进行控制。目前，常采用集线器作为中心结点。

星型网络的优点：结构简单，建网容易，易于维护管理，网络延迟时间较短，等等。星型网络的主要缺点：主结点的负担较其他结点重，中心结点出现故障时会造成全网瘫痪，容易形成系统的“瓶颈”。线路的利用率较低，网络共享能力较差。星型结构是小型局域网常采用的一种拓扑结构。

3）树型拓扑结构

树型拓扑结构实际上是星型拓扑结构的发展和扩充，是一种倒树型的分级结构，具有根结点和各分支结点。在一些局域网络中，通常利用集线器或交换机将网络配置成级联的树型拓扑结构。

树型网络的优点：结构比较灵活，易于进行网络的扩展、成本低。

树型网络的缺点：除了叶结点外，任一结点或连线的故障均会影响其所在支路网络的正常工作，当根结点出现故障时，会影响全局。树型拓扑结构是中大型局域网常采用的一种拓扑结构。

4）环型拓扑结构

环型拓扑为一封闭的环状。这种拓扑网络结构采用非集中控制方式，各结点之间无主从关系。在环形结构中，信息单方向地绕环传送，当信息流的目的地址与某个结点地址相符时，信息就被该结点接收，然后，根据不同的控制方法决定信息是继续流到下一结点还是不再继续下传。

环型网络的优点：结构比较简单、安装方便，传输率较高。环型拓扑结构中各节点的地位和作用是相同的，因此容易实现分布式控制。由于这一独特优势，使它被广泛应用于分布处理中。

环型网络的缺点：可靠性较差，当某一结点出现故障时，会引起整个网络的中断。

5）网状型拓扑结构

网状型拓扑形式实际上是不规则的，任一个结点至少有两条以上线路与其他结点相连。当某一结点或线路出故障或阻塞时，可绕道其他通路传输信息，不会影响整个网络的工作，具有较高的可靠性，资源共享也方便。这类网络的管理软件较复杂，硬件成本也较高。此种结构适用于广域网的主干网中。

6）全互连型拓扑结构

另外一种网络拓扑结构是全互连型，这种拓扑的特点是每一个结点都有多条线路与其他结点相连，所以它的可靠性非常高，但成本太高，除了特殊场合，一般较少使用。

4.1.5 计算机网络的体系结构

计算机网络的体系结构（architecture）是计算机网络的层次、各层次的功能、网络拓扑结构、各层协议和相邻层接口的总称。

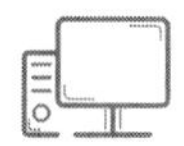

1）网络协议

计算机网络最基本的功能是资源共享和信息交换。为了实现这些功能，每个结点必须遵守一些事先约定好的规则才能高度协调地工作。这些为网络设备有序运行、实现数据交换而建立的规则、标准或约定称为网络协议，是计算机网络中不可缺少的部分。

协议实现的功能主要有建立连接、拆除连接、释放所占资源、数据传输服务、差错控制、网络间多路传输、信息流量的控制、信息数据的分割封包和拆卸重组等。

2）OSI 参考模型

为了规范异种网络和不同机型的互联，国际标准化组织颁布了开放系统互连基本参考模型（open systems interconnection，OSI）作为网络的体系结构标准。“开放”是指任何不同的计算机系统，只要遵循 OSI 标准，就可以和同样遵循这一标准的任何网络产品或计算机系统互连，从而实现网络通信。

OSI 模型将计算机网络划分为功能上相对独立的七个层。在这种分层的体系结构中，每一层网络在通信中都有与之对应的规则与约定，即协议，它是计算机网络软硬件开发和使用网络的依据，如图 4-4 所示。

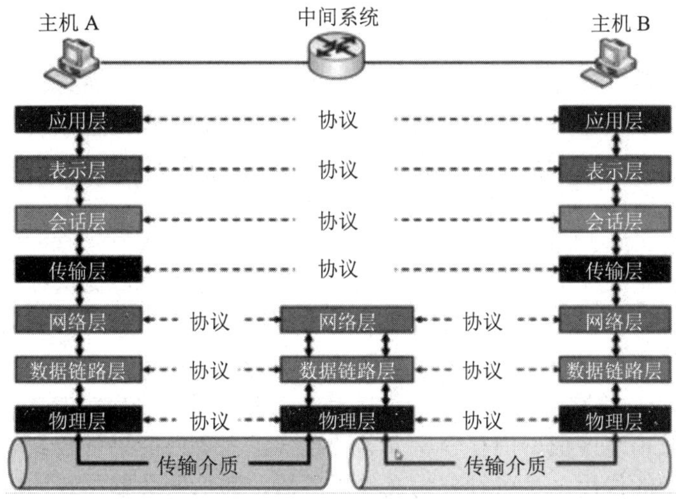

图 4-4　OSI 参考模型

在该模型中，当系统发送数据时，数据自上而下传输；当系统接收数据时，数据是自下而上传输。各层功能简述如下。

（1）物理层（physical layer）：建立在物理介质上，为数据链路层提供接口。

（2）数据链路层（data link layer）：主要功能是建立数据封装和数据链接，保证数据可靠传输。

（3）网络层（network layer）：主要功能是提供路由，为分组通过通信子网选择最适当的路径，还可以控制流量，对不同协议进行转换等。

（4）传输层（transport layer）：主要功能是提供可靠的网络连接及管理，保证主机与主机的传输层之间无差错地传送数据。这是计算机通信体系结构中最为关键的一层，传输协议也是最复杂的，其复杂程度取决于网络层所提供的服务类型及上层对网络传输的要求。

（5）会话层（session layer）：主要功能是建立和删除对话连接，并管理数据通信交换。

（6）表示层（presentation layer）：主要功能是完成数据格式的转换。不同的计算机使用不同的编码来表示字符串，表示层提供的服务是以一致的标准将数据进行编码。

（7）应用层（application layer）：主要功能是直接面对用户的具体应用，为网络用户提供专用的程序。

3）TCP/IP 参考模型

OSI 参考模型提供了网络的概念性和功能性结构，确定了研究和改进标准的范围，并为维持所有有关标准的一致性提供参考。因此，OSI 参考模型及其各有关标准都只是技术规范，而不是工程规范。实际使用中，一般只取 OSI 中的一部分并有所变化，这也正是这个标准的开放性所在。目前，在 Internet 中广泛使用的体系结构是 TCP/IP 参考模型，它比 OSI 少了表示层和会话层，共五个层次，即应用层、传输层、网络层、数据链路层和物理层。其中，应用层对应 OSI 中的应用层、表示层和会话层，包括了许多面向应用的协议，如超文本传输协议、简单邮件传输协议等。

4.1.6　计算机网络的物理组成

从系统的角度看，计算机网络系统由计算机系统、数据通信系统、网络软件及协议三大部分组成，也可以认为是由硬件、软件和协议组成。硬件包括主体设备、连接设备和传输介质三大部分。软件包括网络操作系统和应用软件，通常协议也以软件的形式表现出来。

1. 计算机系统

计算机系统的主要任务是完成数据收集、存储和处理任务，提供各种网络资源。计算机在网络中根据承担的任务不同，可扮演不同的角色，通常又分为服务器和工作站（客户机）两大类。

服务器（server）是网络提供共享资源的基本设备，是网络控制的核心，负责数据处理和网络控制。一般由速度快、内存容量大、硬盘容量大等性能指标较高的计算机承担。根据服务器在网络中的作用，又可划分为文件服务器、通信服务器、打印服务器和数据库服务器等。

工作站（workstation）又称为客户机（client），是指连接到网络上的具有独立处理能力的计算机，是用户进行网络操作和进行人机交互的必备设备。用户应用工作站中的网络软件，即可共享网上公共资源，也可不进入网络而独立工作。

2. 数据通信系统

数据通信系统主要由通信控制处理机、传输介质和网络连接设备组成。通信控制处理机主要负责主机与网络的信息传输控制，如线路传输控制、差错检测与恢复、代码转换等。在局域网中，一般不需要配备通信控制处理机，而在联网计算机上安装网络适配器来完成通信部分的工作。数据通信设备主要包括以下内容。

1）网络适配器

网络适配器（network interface card，NIC）通常又称网卡。它是网络通信的基本硬件，

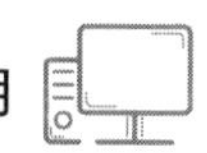

主要作用为数据收发、控制转换等。每一台工作站和服务器都必须配备一块插在扩展槽中的网卡，计算机通过它与网络通信线路相连接。

2）传输介质

传输介质就是通信中实际传送信息的载体，在网络中连接双方的物理通路。传输介质可分为有线介质和无线介质。

计算机网络中常用的有线传输介质有双绞线、同轴电缆、光缆等。双绞线数据传输速率为 4～10000Mbps，双绞线在网络中对最大长度有限制，通常小于 100m，但是由于组网方便，价格便宜，因此双绞线作为传输介质适合于小范围的 LAN 配置，用 RJ-45 连接器连接，如图 4-5 所示。

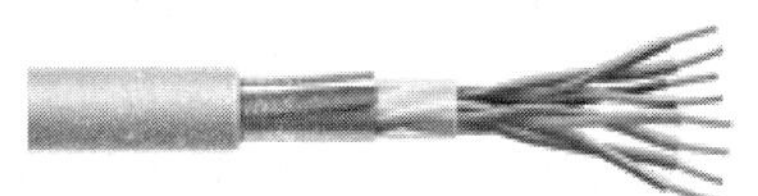

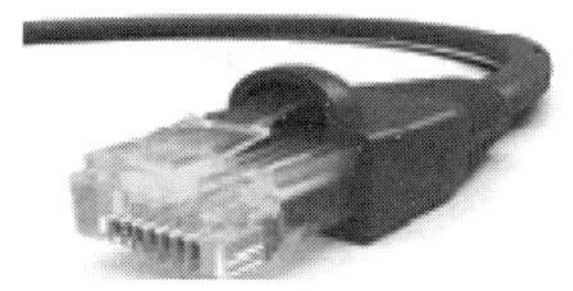

图 4-5　双绞线示意图

同轴电缆中间是铜芯，铜芯外面包裹着一层绝缘层，绝缘层外是一层屏蔽层，屏蔽层把电线很好地包起来，再往外就是塑料外套，如图 4-6 所示。同轴线对外界具有很强的抗干扰能力，传输速率与双绞线类似，但传输距离远远大于双绞线。

光缆是以光导纤维为传输材料做成的通信电缆。是新一代传输介质，以光脉冲传输数字信号，光缆主要由光纤芯、包层、吸收外壳和保护层四部分组成，如图 4-7 所示。光纤传输数据不仅速率高，且不受雷电和电磁的干扰，误码率低，传输可靠性高。传输损耗小，中继距离长，适用于长距离传输。单模光纤以激光为光源，在 100Gbps 的高速率下，不用中继器即可传输 100 千米。多模光纤以发光二极管为光源，低速传输可在 2km 以内。

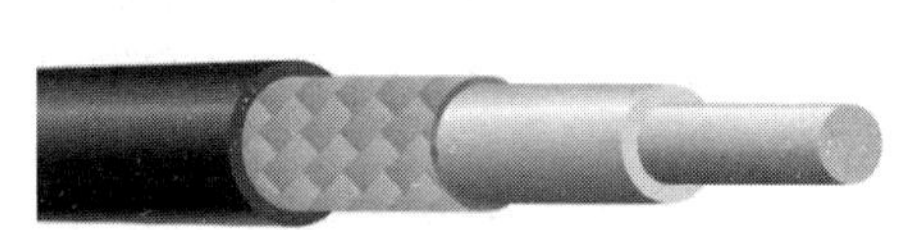

图 4-6　同轴电缆示意图

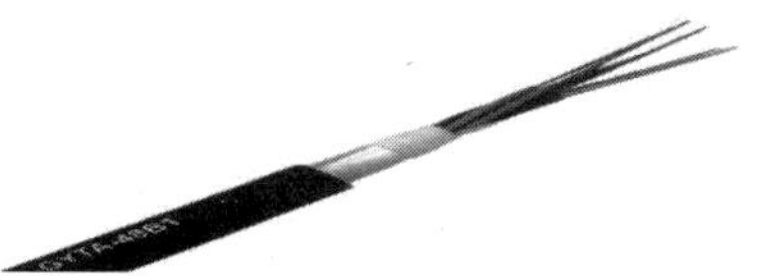

图 4-7　光缆示意图

计算机网络中常用的无线传输介质主要有微波、红外线、激光等。无线传输具有不需要铺设传输线路、允许数字设备在一定范围内移动等优点，受到了人们的广泛关注。

无线网络技术日益普及，常见的无线网络接入技术有无线局域网技术和蓝牙（bluetooth）技术。

蓝牙技术是一种短距离无线连接的通信技术，能够在一定范围内实现单点对多点的无线数据传输，旨在取代便携设备和固定电子设备的连接线缆。

蓝牙技术的发展为短距离连接移动设备制定了低成本的无线规范，是在两个设备间进行无线短距离通信的最简单、最便捷的方法。它为短距离通信设备之间的连接提供了一种全新的概念，已被广泛应用于世界各地，可以无线连接手机、便携式计算机、汽车、耳机、MP3 播放器等多种设备。

3. 网络互联设备

1）中继器与集线器

中继器（repeater）与集线器（hub）工作于OSI模型的物理层中。

信号在长距离传输中会发生衰减和失真，中继器的功能就是对接收到的信号进行整形和放大，之后再转发，从而延长信号的不失真传输距离，扩大局域网覆盖范围。

集线器是计算机网络的重要设备，它为网络布线和集中管理带来了方便，供计算机网络设备连接使用。集线器能监测数据通信和再生放大信号，有时还提供一些基本的网络管理。

2）网桥与交换机

网桥（bridge）与交换机（switch）工作于OSI模型的数据链路层中。

网桥是相同通信协议局域网互相连接的设备，即用网桥可将两个以上独立的物理网络连接起来，构成一个统一的逻辑网络。网桥还具有扩展网络距离、识别数据目的地址等功能。

交换机在网桥的基础上增加了线路交换和网络分段管理功能，提高了共享能力，是交互式局域网中的核心设备。引入交换技术后，数据包能够自动寻找地址，有选择、独立地从源端口送到目的端口。只具有集线器和多端口网桥功能的交换机，称为二层交换机。引入路由技术并具有网桥和网络层路由选择功能的交换机，称为三层交换机。三层交换机工作在网络层。交换机与集线器的最大区别在于交换机是以交换方式（而不是共享方式）处理端口数据的，从而有效地提高了网络带宽。

3）网关

网关（gateway）又称协议转换器，是采用不同协议的局域网之间实现互联、通信的设备。使用它能实现不同类型的网络设备之间的通信，利用网关能组成异型结构的互联网络。

4）路由器

路由是指通过互联网络把信息从源点传送到目的地的活动。路由器（router）不仅是连接不同类型、不同传输速度的多个网段子网的网络设备，还具有判断网址和选择最佳传输路径的能力。能为经过路由器的每个分组信息、网络实时资源进行动态管理，智能化地选择最佳传送路径。路由器工作于OSI模型的网络层。

5）调制解调器

调制解调器（modem）是单台计算机通过电话线连接Internet的必需设备。将待发送的数字信号转换成代表数据的一系列模拟信号，并利用模拟信道对信号进行载波传输，这个过程通常称为调制。接收方将接收到的模拟信号还原成可供计算机处理的数字信号，这个过程被称作解调。调制解调器就是能够完成数/模（D/A）、模/数（A/D）转换的网络设备。

4. 软件系统

网络软件包括网络通信协议、网络操作系统和网络应用软件等。

1）网络通信协议

网络通信协议是网络中计算机进行交流、数据通信时，必须遵守的约定和规则。通常包括传输数据的格式、规范、差错控制方案，以及计时与时序等相关约定。

TCP/IP 协议是 Internet 使用的通信协议，由 100 多个不同功能的协议组成，其中 TCP 指传输控制协议，IP 指网际协议，TCP/IP 几乎支持所有网络。

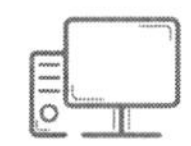

2）网络操作系统

网络操作系统是整个网络硬件、软件资源的管理者，负责管理控制、调度协调网上的所有资源协同工作，为网络安全、用户请求等提供服务。

3）网络应用软件

网络应用软件是能扩展网络操作系统更多功能，为用户提供各种各样服务的应用程序，如网页浏览软件、文件传输软件、网络聊天软件等。

4.1.7　局域网简介

1. 局域网概述

局部区域网络（local area network，LAN）简称“局域网”，属于日常网络分类中的一种类型，是一种将较小地理范围内的各种通信设备互连在一起的通信网络。

2. 局域网的特点

局域网一般为一个部门或单位所有，建网、维护以及扩展等较容易，系统灵活性高。其主要特点如下：

（1）局域网覆盖的地理范围比较小。通常在几米到几十千米之间，一般不超过 30 千米。

（2）数据传输速率高，传输时延小。共享局域网的传输速率通常为 1Mbps～100Mbps（bps：比特/秒），目前交换式局域网的传输速率最高达到 10Gbps。

（3）误码率低。局域网一般都使用有线传输介质，两个站点之间具有专用通信线路，使数据传输有专一的通道，故误码率低。

（4）协议简单，安装成本较低，具有良好的可扩展性。

（5）多采用分布式控制和广播式通信。从一个站点可以方便地访问全网，局域网上的主机可共享连接在局域网上的各种软、硬件资源。

3. 局域网的分类

可从以下几个方面对局域网进行分类。

（1）拓扑结构：根据局域网采用的拓扑结构，局域网可分为总线型局域网、环型局域网、星型局域网和混合型局域网等。这种分类方法比较常用。

（2）传输介质：根据传输介质的不同，局域网可以分为有线局域网和无线局域网。有线局域网通常采用的有线传输介质，如同轴电缆、双绞线、光缆等，因此又可以称为同轴电缆局域网、双绞线局域网和光缆局域网。如果采用的是无线电波——微波，则可称为无线局域网。

（3）访问传输介质的方法：从目前的发展来看，局域网可以分为共享式局域网和交换式局域网两大类，如图 4-8 所示。共享式局域网分为传统以太网、令牌环网、令牌总线网和 FDDI（光纤分布式数据接口），以及在此基础上发展起来的快速以太网、吉比特以太网、FDDI II 等。交换式局域网又可以分为交换式以太网和 ATM，以及在此基础上发展起来的虚拟局域网。

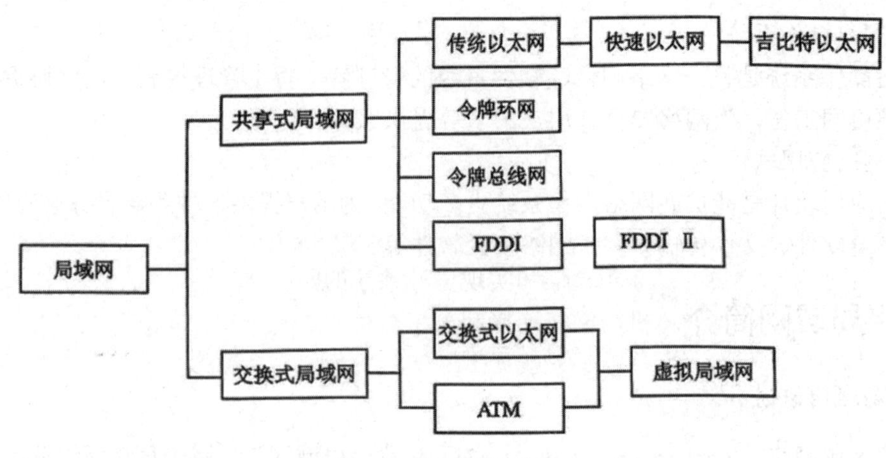

图 4-8　局域网的分类

（4）网络操作系统：正如微机上的 DOS、UNIX、Windows、OS/2 等不同操作系统一样，局域网上也有多种网络操作系统。因此，可以将局域网按使用的操作系统进行分类，如 3COM 公司的 3+OPEN 网，Microsoft 公司的 Windows 2000 网，IBM 公司的 LAN Manager 网等。

此外，局域网还可以按照数据传输速度分为 10Mbps 局域网、100Mbps 局域网、1000Mbps 局域网等；按信息的交换方式，局域网可分为交换式局域网、共享式局域网等。

4. 以太网简介

以太网（Ethernet）是当今现有局域网采用的最通用的通信协议标准，该标准定义了在局域网中采用的电缆类型和信号处理方法。它在很大程度上取代了其他局域网标准，如令牌环、FDDI 和 ARCNET 等。

以太网（Ethernet）最早由 Xerox（施乐）公司创建的局域网组网规范，1980 年，DEC、Intel 和 Xerox 三家公司联合开发了初版 Ethernet 规范——DIX 1.0，1982 年，这三家公司又推出了修改版本 DIX 2.0，并将其提交给 IEEE 802 工作组，经 IEEE 成员修改并通过后，成为 IEEE 的正式标准，并编号为 IEEE 802.3。虽然 DIX Ethernet V2 规范和 IEEE 802.3 规范并不完全相同，但一般认为两者差别非常小，DIX Ethernet V2 和 IEEE 802.3 是兼容的。因此，很多人也常把使用 802.3 标准的局域网简称为“以太网”。

以太网的相关产品非常丰富，大多发展成熟、性价比高、传输速率高、网络软件丰富、安装维护方便，且得到了业界几乎所有经销商的支持，逐渐成为当今国际最流行的局域网。

以太网在技术上具备以下几个主要特点。

（1）以太网不是一种具体的网络，而是一种技术规范，采用基带传输技术。

（2）以太网的标准是 IEEE 802.3，使用 CSMA/CD 介质访问控制方法争用总线。

（3）以太网采用广播式传输技术，是一种广播式网络，具有广播式网络的全部特点。

（4）以太网传输速率高，最高可达 10Gbps。

（5）以太网可以采用多种连接介质，包括同轴电缆、双绞线和光纤等。其中双绞线多用于从主机到集线器或交换机的连接，而光纤则主要用于交换机间的级联和交换机到路由

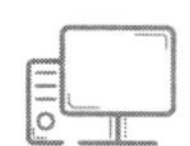

器间的点对点链路。同轴电缆作为早期的主要连接介质已经快被淘汰。

（6）以太网的拓扑结构主要有总线型和星型。其中，星型拓扑可以通过级联的方式很方便地将网络扩展到很大的规模，因此被绝大部分的以太网所采用。

5. 无线局域网

无线局域网（wireless local area network，WLAN）是指应用无线通信技术将计算机设备相互连接起来，构成可以互相通信和实现资源共享的网络体系。无线局域网本质的特点是不再使用通信电缆将计算机与网络连接起来，而是通过无线的方式连接，从而使网络的构建和终端的移动更加灵活。它是有线局域网的一种延伸，能快速方便地解决有线方式不容易实现的网络连通问题。

无线局域网主要应用在固定网络间的无线连接、移动用户接入固定网络、移动无线网络、Internet 接入与共享和难于布线的环境，比如家庭内部应用、城市大功率热点覆盖、楼宇内部网络覆盖等，如图 4-9 所示。

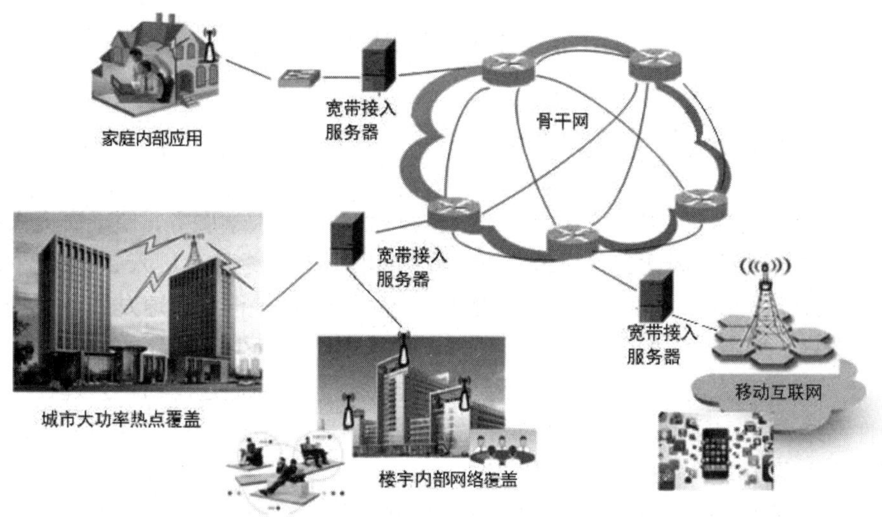

图 4-9　无线局域网的应用场景

与有线局域网相比，无线局域网具有独特的优势，主要体现在以下方面：

（1）灵活性和移动性：在有线网络中，网络设备的安放位置受网络位置的限制，而无线局域网在无线信号覆盖区域内的任何一个位置都可以接入网络。无线局域网另一个最大的优点在于其移动性，连接到无线局域网的用户可以移动且能同时与网络保持连接。

（2）安装便捷：无线局域网可以免去或最大程度地减少网络布线的工作量，一般只要安装一个或多个接入点设备，就可建立覆盖整个区域的局域网络。

（3）易于进行网络规划和调整：对于有线网络来说，办公地点或网络拓扑的改变通常意味着重新建网。重新布线是一个昂贵、费时、浪费和琐碎的过程，无线局域网可以避免或减少以上情况的发生。

（4）便于故障定位：有线网络一旦出现物理故障，尤其是由于线路连接不良而造成的网络中断，往往很难查明，而且检修线路需要付出很大的代价。无线网络则很容易定位故障，只需更换故障设备即可恢复网络连接。

（5）易于扩展：无线局域网有多种配置方式，可以很快从只有几个用户的小型局域网扩展到上千用户的大型网络，并且能够提供节点间“漫游”等有线网络无法实现的特性。

无线局域网在能够给网络用户带来便捷和实用的同时，也存在着一些缺陷。无线局域网的不足之处体现在以下几个方面：

（1）性能：无线局域网是依靠无线电波进行传输的。这些电波通过无线发射装置进行发射，而建筑物、车辆、树木和其他障碍物都可能阻碍电磁波的传输，从而会影响网络的性能。

（2）速率：无线信道的传输速率与有线信道的传输速率相比要低得多。目前，无线局域网的最大传输速率为 9.6Gbit/s，主要适用于个人终端和小规模网络应用。

（3）安全性：无线电波不要求建立物理的连接通道，无线信号是发散的。从理论上讲，很容易监听到无线电波广播范围内的任何信号，造成通信信息泄漏。

4.2 Internet 技术基础与应用

4.2.1 Internet 概述

Internet 又称因特网，它组建的最初目的是为研究部门和大学服务，便于研究人员和学者探讨学术方面的问题，因此有科研教育网（或国际学术网）之称。进入 20 世纪 90 年代，Internet 开始向社会开放，大量人力和财力的投入使得 Internet 得到迅速发展，成为企业生产、制造、销售、服务和人们日常工作、学习、娱乐中不可缺少的部分。

Internet 是由成千上万个不同类型、不同规模的计算机网络通过路由器互连在一起的开放的全球性网络。由于网络互连的最主要的设备是路由器，因此，也有人称 Internet 是用传输媒体连接路由器形成的网络。

为了便于管理，Internet 采用了层次网络的结构，是分级覆盖的结构，如图 4-10 所示。

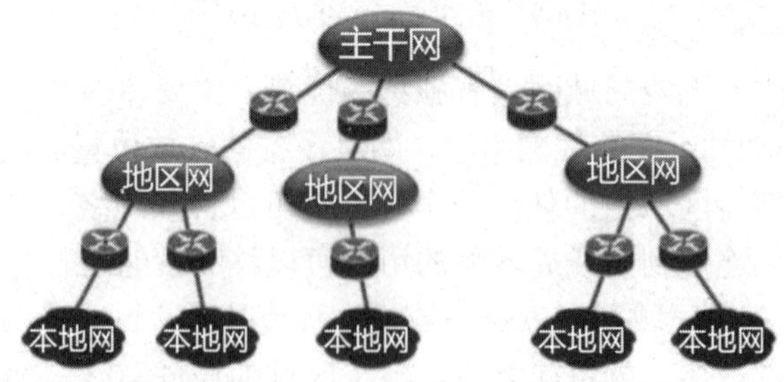

图 4-10　Internet 的三级层次结构

主干网：由代表国家或者行业的有限个中心节点通过专线连接形成。我国的四大主干网包括中国公用计算机网互联网（ChinaNet）、中国教育与科研网（CERNet）、中国科技网（CSTNet）和中国金桥信息网（ChinaGBN）。

地区网：由若干个作为中心节点的代理（次中心节点）组成，如教育网各地区网络中

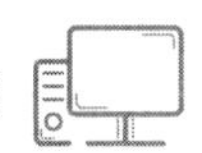

心、电信网各省互联网中心等。

本地网：包括直接面向用户的网络，如校园网或企业网。

Internet 作为一种计算机网络，其特点如下。

（1）Internet 是由许多属于不同国家、部门和机构的网络互连起来的网络，任何运行 Internet 协议（TCP/IP 协议簇）且愿意接入 Internet 的网络都可以成为 Internet 的一部分。

（2）Internet 是世界规模的信息和服务资源网站，蕴含的内容非常丰富。Internet 中的用户可以共享 Internet 的资源，用户自身的资源也可向 Internet 开放。

（3）Internet 不属于任何个人、企业或部门，也没有任何固定的设备和传输媒体。但是它本身以自愿的方式组织了一个结构，即国际互联网协会（Internet society，ISOC）。ISOC 是一个非政府、非营利的互联网组织，在推动互联网全球化、加快网络互连技术、发展应用软件、提高互联网普及率等方面发挥着重要的作用。

（4）Internet 的成员可以自由地退出 Internet，没有任何限制。

4.2.2 Internet 技术基础

1. TCP/IP 协议簇

我们通常所说的 TCP/IP 协议是指 Internet 上所有网络和主机之间进行交流所使用的共同语言，也是 Internet 上使用的一组完整的标准网络协议，确切地应称为 TCP/IP 协议簇，其中最知名的协议就是网际协议和传输控制协议。

网际协议 IP 是 TCP/IP 的核心，它详细定义了计算机通信所应遵循的具体细节。它定义了分组如何构成以及如何将一个分组由发送方地址传送到接收方地址，但不提供任何可靠性保证机制，没有解决 IP 数据包的丢失、重复、次序混乱等问题，因此 IP 协议是无连接的不可靠协议。

传输控制协议 TCP 建立在网际协议之上，是一种可靠传输服务。传输控制协议通过确认、超时重发、流量控制、拥塞控制、差错校验等各种可靠性技术和措施，解决了网际协议未解决的问题。网际协议 IP 与传输控制协议 TCP 的有效结合提供了一种在 Internet 上可靠传输数据的方法。

2. IP 地址

IP 地址是为 Internet 上每台主机分配的全世界唯一的标识符。通过 IP 地址，Internet 上的计算机能够彼此交换信息。

IP 地址具有固定规范的格式，它由 32 位二进制组成，分为 4 组，每 8 位为 1 组。为方便表达，每组转换成相应的十进制，组间用圆点隔开，IP 地址的这种表示法称为点分十进制表示法。例如，IP 地址：10000100001111111010101000001010，可以记为 132.63.170.10。

如果某单位的电话号码是 5310123，所在地区号为 0877，我国的电话区号是 0086，则该单位的完整电话号码应该是 0086-0877-5310123。这个电话号码在全世界是唯一的。这是一种典型的分层结构定义方法。接入 Internet 的主机与接入电话网的电话相类似。IP 地址也采用分层结构，由网络号（net-id）和主机号（host-id）组成。网络号用于标识联入 Internet

的逻辑网络，主机号用来标识该网络中的一台主机。

根据网络规模的大小将 IP 地址分为 5 类，如图 4-11 所示。

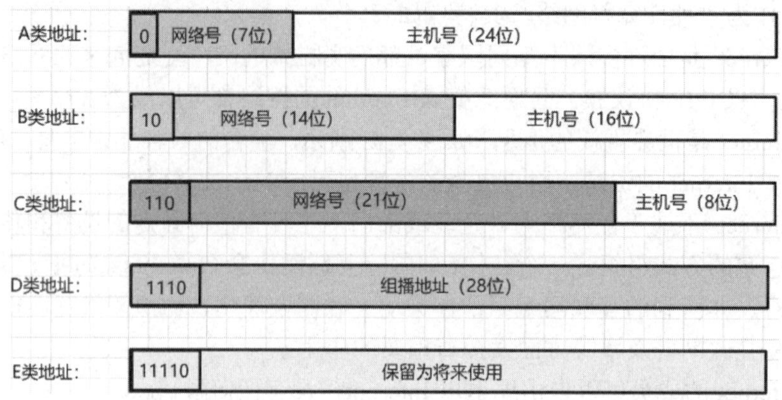
A类地址:
0
网络号（7位）
主机号（24位）
B类地址:
10
网络号（14位）
主机号（16位）
C类地址:
110
网络号（21位）
主机号（8位）
D类地址:
1110
组播地址（28位）
E类地址:
11110
保留为将来使用

图 4-11　分类的 IP 地址

（1）A 类地址：第 1 个字节用作网络号，且最高位为 0，这样就有 7 位数据可以表示网络号，能够表示的网络号有 2^7（128）个，网络号全 0 和全 1 地址有特殊用途，所以只能表示 126 个网络号，范围是 1～126；后面 3 个字节用作主机号，于是有 24 位可以表示主机号，主机号全 0 和全 1 地址有特殊用途，能够表示的主机号有 16777214（$2^{24}-2$）台主机。该类地址常用于大型网络。

（2）B 类地址：前 2 个字节用作网络号，且最高位为 10，能够表示的网络号有 2^{14}（16384）个，范围是 128.0～191.255；后面 2 个字节用作主机号，有 16 位可以表示主机号，能够容纳的主机数有 65534 台（$2^{16}-2$）。该类地址常用于中等规模网络。

（3）C 类地址：前 3 个字节用作网络号，且最高位为 110，能够表示的网络号有 2^{21}（2097152）个，范围是 192.0.0～223.255.255；后面 1 个字节用作主机号，有 8 位可以表示主机号，能够容纳的主机数有 254（2^8-2）台。该类地址常用于小型网络。

（4）D 类地址：最高位为 1110，是多播地址，留给因特网体系结构委员会使用。

（5）E 类地址：最高位为 11110，保留在今后使用。

综上所述，在可用的三类 IP 地址中，A 类地址共可以分配给 126 个网络，每个网络中可以有约 1677 万台主机；B 类地址共可以分配给 16282 个网络，每个网络中可以有约 6 万多台主机；C 类地址共可以分配给 200 多万个网络，每个网络中可以有 254 台主机。当某个单位或公司申请 IP 地址时，实际申请到的是一个网络号，而主机号由该单位或公司自行确定分配，只要没有重复的主机号即可。

目前使用的网络地址用 32 位二进制表示，称为 IPv4，随着 Internet 规模的迅速扩大，IP 地址空间已经不能满足需要，因此，新一代的 IP 地址将采用 128 位二进制表示，称为 IPv6 地址。

3. 子网与子网掩码

由于 A 类网络或 B 类网络的地址空间太大，为了更有效地使用地址空间，有必要把可用地址分配给更多较小的网络。另外，当一个网络划分为多个子网时，每个子网就变得更

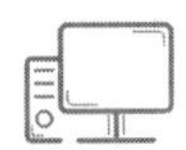

加容易管理，同时还可以减少网络拥塞，提高网络效率。

标准的 IP 地址有两级结构：网络号和主机号。其中的“网络号”就是 IP 地址的“因特网部分”，“主机号”则是 IP 地址的“本地部分”。划分子网时，就是从网络的主机号部分借用若干位作为子网号（subnet-id），主机号相应减少若干位。即划分子网只是将 IP 地址的本地部分进行再次划分，而不改变 IP 地址的因特网部分。划分子网后 IP 地址变为三级结构：网络号、子网号和主机号，如图 4-12 所示。

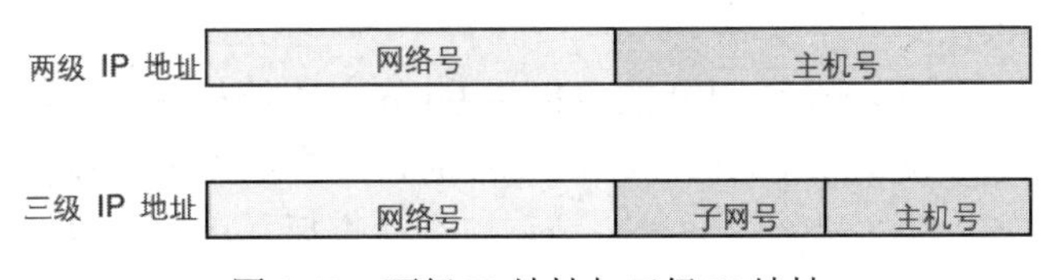

图 4-12　两级 IP 地址与三级 IP 地址

由于 32 位的 IP 地址本身不包含任何有关子网划分的信息，因此对于一个 IP 地址并不能直接知道是否进行过子网划分。例如，IP 地址 182.5.71.15，只能知道它是一个 B 类地址，但无法知道是否划分了子网。这时需要引入子网掩码。

子网掩码（subnet mask）是一个 32 位的二进制数，分为 4 组，每组 8 位，组间用圆点分隔。对应于 IP 地址中网络地址（网络号和子网号）的所有位设为 1，对应于主机地址（主机号）的所有位设为 0。

若不进行子网划分，则子网掩码为默认值，此时子网掩码中“1”的长度就是网络号的长度。即对于 A、B、C 类 IP 地址，对应的默认子网掩码如下：A 类为 255.0.0.0；B 类为 255.255.0.0；C 类为 255.255.255.0。

为了识别网络地址，常将子网掩码与 IP 地址进行二进制的“与”运算，就可以区分出一个网络的网络地址。其规则为：将 32 位地址按字节分成四部分，每部分按照二进制展开。IP 地址与子网掩码逐位作“与”运算，若两个值都为 1，结果为 1；若其中一个为 0，则结果为 0。例如，若 IP 地址为 182.5.71.15，子网掩码为 255.255.255.0，其运算过程如表 4-1 所示，从相应的结果可以看出该 IP 地址所在的具体网络地址为 182.5.71.0，且该网络进行了子网划分，子网号占 8 位。因此该 IP 地址虽然属于 B 类地址，但子网掩码不再是默认值 255.255.0.0。

表 4-1　子网掩码计算示例

IP 地址	182.5.71.15	10110110.	00000101.	01000111.	00001111
子网掩码	255.255.255.0	11111111.	11111111.	11111111.	00000000
结果	182.5.71.0	10110110.	00000101.	01000111.	00000000

分辨两个 IP 地址是否属于同一个子网，可以将两个 IP 地址分别和子网掩码进行二进制的“与”运算，如果得到相同的结果，也就是网络地址相同，说明二者属于同一个子网，否则不属于同一个子网。

4. Internet 接入技术

Internet 将世界各地的各种网络连接起来成为最大的互联网络。要访问 Internet，就必须将本地的计算机连接到Internet上。接入Internet的用户分为两种类型，一种是最终用户，他们接入Internet的目的是使用Internet上的丰富资源，如众多的个人用户和具有一定规模的单位用户；另一类则是出于商业目的的Internet服务提供商（internet service provider，ISP），他们通过租用通信线路，配备必要的网络设备，向用户提供Internet连接服务，如中国电信等，是最终用户进入Internet的入口和桥梁。随着网络技术的发展，接入Internet的方法层出不穷，用户可以按照自己的需要进行选择。下面介绍几种比较常见的Internet接入方法。

1）拨号接入Internet

（1）终端拨号接入Internet。ISP的主机与Internet直接相连，用户向ISP的主机申请一个账号（注意不是IP地址）。要接入Internet时，用户的本地计算机通过通信软件的终端仿真功能连接到ISP的主机上，通过账号和口令检查后，用户计算机成为该主机的一台远程终端，经由主机访问Internet。

该方式是间接将用户与Internet连接在一起，真正与Internet连接的是ISP的主机，因此这种方法只能提供有限的Internet服务，如Email、FTP等，而不能享用具有多媒体功能的图形界面的Internet服务。这种方式主要出现在Internet早期的接入应用中，目前，国内个人用户接入Internet已经很少采用。

（2）用SLIP/PPP方式接入Internet。SLIP和PPP是在串行线路实现TCP/IP连接的两个协议，它可以使普通电话线呈现专线的连接特性，使本地计算机如同Internet主机一样，具有专线连接的所有功能，可享用Internet的全部服务。

采用SLIP/PPP方式接入网络时，由于用户相当于网络上的一个独立结点，因此必须有一个IP地址。IP地址分为静态和动态两种。由于IP地址的数量有限，某些单位用户为其主机申请固定的IP地址，即该计算机每次接入网络时都使用固定的IP地址，这就是静态IP地址。SLIP/PPP拨号上网得到的是动态IP地址，即用户计算机没有固定的IP地址，每次在接入网络时由ISP从一组IP地址中任选一个未被使用的IP地址分配给该计算机使用，当网络连接断开后，该IP地址又可以分配给其他接入的计算机使用。动态IP地址使得用户在多次上网时使用的IP地址可能是不同的，但不论是静态IP地址还是动态IP地址，在Internet上都是唯一的，并且不能在网上被多台计算机同时使用。

在ADSL等接入技术出现前，SLIP/PPP拨号上网是应用最普遍的个人用户接入Internet的方式。但这种方式受线路所限，最大速率只能达到56Kbps，并且在大量信息传输过程中，有时会断开连接，因此逐渐被宽带接入技术所代替。

2）宽带接入Internet

（1）用ISDN方式接入。综合业务数字网（integrated service digital network，ISDN）是继普通电话线拨号上网后最早出现的宽带接入技术。

ISDN基于现有的公用电话网，通信线路就是普通的电话线，实现了用户终端间的全部数字化传输，即在线路上传输的都是数字信号，信号的误码率明显降低，掉线率明显降低。ISD以标准接口将各类型的终端设备接入ISDN网络。电话机、传真机、计算机等设备可以同时连接在一条ISDN线路上，连接的设备数最多可达到8个，并且可以让其中的两个同时工作。

ISDN可以为用户提供多种不同的传输速率，最常用的称为基本速率接口（basic rate

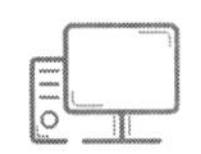

interface，BRI），即人们常说的 2B+D。BRI 将电话线分为两个 B 信道和一个 D 信道。每个 B 信道提供 64Kbps 的速率，用于收发语音和数据，D 信道提供 16Kbps 的速率，用于传输控制信息。用户可以在一个 B 信道上使用电话机通话，使用另一个 B 信道以 64Kbps 的速率上网。如果 ISP 允许，还可以将两个 B 信道合并为 128Kbps 的高速信道。

目前，ISDN 业务已经标准化并在各国得到广泛使用，其应用业务已达上千种，在 Internet 接入技术中占有重要的地位。

（2）用 ADSL 方式接入。非对称数字用户线（asymmetric digital subscriber line，ADSL）是数字用户线（digital subscriber line，DSL）大家庭的一员。DSL 包括 HDSL、SDSL、VDSL、ADSL 和 RADSL 等，一般统称为 xDSL。xDSL 是一种以铜质电话线作为传输介质的高速数字化传输技术，通过对现有的模拟电话线的改造，使之能够承载各种宽带业务。

ADSL 利用数字编码技术从现有铜质电话线上获取最大数据传输容量，不对现有线路进行任何改动，只需加装 ADSL 设备即可。ADSL 在一条线路上可同时传送互不干扰的语音信号和数字信号，并且带宽为单个 ADSL 用户独占，不同 ADSL 用户之间不会发生带宽共享。

ADSL 是一种非对称传输，在一条线路上的上、下行带宽不相等，一般在 1∶10 左右。上行速率一般在 60Kbps～1Mbps，下行速率高达 500Kbps～8Mbps。这一特性正好符合 Internet 应用中下载数据量远远高于上传数据量的特点。

ADSL 的接入方式主要有两种，一种是专线接入方式，这种方式下用户 24h 在线，并且拥有固定的静态 IP 地址，可以建立个人网站；另一种是虚拟拨号入网方式，用户通过身份验证后获取动态 IP 地址，可以掌握上网的主动性。

3）无线接入 Internet

随着手机、个人数字助理等移动通信工具的普及，用户端的无线接入需求不断增长。其接入 Internet 的方式分为两大类：一类是基于蜂窝的接入技术，如 CDPD、GPRS、EDGE 等，另一类是基于局域网的技术，如 WLAN、蓝牙、HomeRF 等。

移动蜂窝 Internet 接入主要基于 4G 和 5G 蜂窝移动通信系统。在公共场所，可以建立无线局域网络，将计算机等设备互连并接入 Internet，实现互相通信和资源共享。Wi-Fi（wireless fidelity）则是采用一种 WLAN 协议将个人电脑、手持设备（如 PDA、手机）等终端以无线方式互相连接的网络通信技术。

蓝牙技术是一种支持设备短距离通信（一般 10m 以内）的无线技术。能在包括移动电话、PDA、无线耳机、笔记本电脑、相关外设等众多设备之间进行无线信息交换。

无线应用协议（wireless application protocol，WAP）定义了无线通信设备访问 Internet 时必须遵循的标准和规范，适用于从高端到低端的各类无线数字设备，工作模型类似于 Web 工作模型，它将推动移动组网技术和 Internet 技术的融合与发展，手机上网是其主要的应用形式。

4）通过局域网接入 Internet

通过局域网接入 Internet 通常是指局域网专线接入 Internet，即用户通过局域网使用路由器通过数据通信网与 ISP 相连接，再通过 ISP 接入 Internet，采用这种方式接入 Internet，用户对软硬件初始投资较高，租用线路的费用也比较高，但是它可以满足大信息量 Internet 的需求，适合于用户端是具有一定规模的局域网的用户（如企业网或校园网）。当通过专线将局域网连接到 Internet 后，局域网就变成了 Internet 上的一个子网，局域网中的每台计算机都可以拥有单独的 IP 地址。

还有一种通过局域网接入 Internet 的方式，即用户通过局域网服务器、高速调制解调器和电话线与 Internet 主机相连，局域网中的所有用户共享服务器的 IP 地址，也共享 Internet 服务。

5）无线路由器宽带接入

随着计算机技术的发展，家庭中可接入 Internet 的设备越来越多，如台式计算机、笔记本电脑、Wi-Fi 手机、iPad 等，需要解决如何使设备共享 Internet 的问题，下面介绍最常用的无线路由组网共享 ADSL 的方法。

该方法所需设备如下：ADSL Modem 一台、无线宽带路由器一台、双绞线两根、计算机 A（必须配备网卡、无线网卡可有可无）一台、计算机（配备无线网卡或网卡）多台、其他设备（具备 Wi-Fi 功能的手机、iPad 等）。

（1）硬件连接。ADSL Modem Line 口连接电话线，LAN 口通过双绞线连接至无线宽带路由器的 WAN 口；计算机 A 通过双绞线连接至路由器任意 LAN 口。打开 ADSL Modem 及无线宽带路由器电源。

（2）设置计算机。启动计算机 A，进入 Windows 操作系统后单击“开始”，选择“控制面板”→“网络和 Internet”，在网络连接中单击“本地连接”，选择“属性”命令在属性对话框中双击“Internet 协议版本 4（TCP/IPV4）”，在弹出的新对话框中选中“自动获得 IP 地址”和“自动获得 DNS 服务地址”复选框，单击“确定”按钮。返回上一个界面，单击“确定”按钮。

（3）设置路由器。打开浏览器，在地址栏中输入“192.168.1.1”，按 Enter 键，在弹出的对话框中输入用户名“admin”，密码“admin”，单击“确定”按钮，进入路由器设置界面。选择“设置向导”，单击“下一步”按钮，选择上网方式为“ADSL 虚拟拨号”，单击“下一步”按钮，填入运营商给的上网账号和上网口令（请注意大小写），单击“下一步”按钮，设置无线参数，在 SSID 中设置无线网络名称，在无线安全选项中选择 WPA-ASK/WPA2-PSK 加密方式，在 PSK 密码中输入想要设置的密码，单击“下一步”按钮即可完成设置。

（4）检测网络连接。在路由器管理界面选择“WAN 口设置”，如果路由器已经获得相应的 IP 地址及 DNS 服务器等信息，说明设置正确，否则不正确。

（5）若计算机 A 也安装了无线网卡，可拔去其与路由器间的网线，进入“控制面板”，选择“网络和 Internet”→“网络和共享中心”→“管理无线网络”，单击“添加”按钮，选择“手动创建网络配置文件”命令，并输入网络名称和安全密钥，单击“下一步”按钮后关闭，计算机自动连接。

（6）其他计算机连接到无线路由器。其他安装了无线网卡的计算机要连接到路由器可按步骤（5）操作；其他安装了网卡的计算机要连接到无线路由器，可将其连接到路由器其他任意 LAN 口后，按步骤（2）设置。

（7）手机、iPad 等设备连入时，打开这些设备的 Wi-Fi 功能后，设备能自动搜索无线热点，输入路由器设置的无线网络密码后即可连接使用。

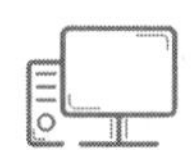

4.2.3　Internet 应用

1. 万维网（WWW）服务

1）HTML 和 Web 页面

WWW 是 World Wide Web 的缩写，简称 3W，也称为万维网、Web，是一个在 Internet 上运行的全球性分布式信息系统。WWW 是目前 Internet 上最方便和最受用户欢迎的信息服务工具。

在万维网中，信息是以 Web 页面的形式出现的。Web 页面通常采用超文本标记语言（hypertext markup language，HTML）编写。HTML 是创建和制作 Web 页面的基本语言，HTML 文档（Web 页面）扩展名通常为.htm 和.html。

在 WWW 中，信息是按照超文本方式进行组织的。超文本（hypertext）是指信息组织，不是简单的顺序排列，而是用指针连接的网状交叉索引方式对不同来源的信息加以链接，这种链接关系称为超链接（hyperlinks）。Web 页面不但采用超文本方式进行信息组织，同时还包括了图形、动画、声音、视频等其他媒体信息。Web 页面中的文字或图形可以作为超链接源，当用户将鼠标指向这些超链接源时，鼠标指针会变为手指形，单击这些文字或图形，就可以跳转到另一个相关的 Web 页面。

2）URL

万维网统一使用资源定位符（URL）来定位信息所在的位置。URL 是一种统一格式的 Internet 信息资源地址表示方式。它是计算机文件名概念在网络环境下的扩充，就像描述计算机中一个文件路径一样，URL 完整地描述了 Internet 上超文本的地址。一个完整的 URL 包括主机名、路径名、文件名以及访问站点中文件时所采用的协议（资源类型）。典型的 URL 格式为资源类型://资源地址/资源路径，如 http://www.tsinghua.edu.cn/dxjsj/lesson1.htm。

（1）资源类型。要求对方服务器提供的服务类型，通常用访问对方服务器要使用的协议来代替。常见资源类型如表 4-2 所示。在浏览器 URL 地址栏中如果不输入资源类型，则默认为 http。

表 4-2　常见资源类型及说明

资 源 类 型	说　　明
http	使用 http 提供的超文本信息服务
ftp	使用 ftp 提供的文件传送服务
File	使用本地 http 提供的超文本信息服务
Telnet	使用 Telnet 协议提供的远程登录信息服务

（2）资源地址。指提供信息服务的主机在 Internet 上的域名，特殊情况下还包含信息服务使用的端口号。

（3）资源路径。指资源在提供服务的主机中存放的具体位置。当 URL 中省略资源路径时，表示定位于该 Web 站点的主页上。

分析上面的例子，我们可以知道，用户使用超文本传输协议（HTTP）访问信息资源，该信息存在域名为 www.tsinghua.edu.cn 的主机上，该资源在主机的 dxjsj 目录中，文件名为

lessonl.htm。

万维网采用客户机/服务器工作模式。服务器负责将各种信息资源按超文本的方式进行组织，在接收到请求时予以响应并完成相应的服务。Web浏览器作为客户端安装在用户的计算机上，用来向服务器请求信息或资源，请求采用URL的形式。服务器将在指定位置查找相应的信息或资源，并将找到的信息或资源发送回浏览器，浏览器将根据所请求的资源类型做出相应处理。

浏览器是用来浏览Internet网页的工具软件，目前常用的浏览器有IE（Internet Explorer）、Microsoft Edge、Chrome、Firefox、Safari、360，搜狗高速浏览器等。它们各有特点，都具有友好、易用的操作界面，广泛的搜索功能，快速的文本图形显示，支持HTML增强功能及JAVA，同时集成了Internet上的所有服务，用户无须具有太多的网络知识，就可以遨游在广阔的Internet海洋中。

2. DNS服务

由前面学到的知识可知，IP地址是Internet上主机的唯一标识，直接利用IP地址就可以访问Internet上的主机。但是，用户很难记住由一串数字组成的IP地址，如196.20.15.121。在这种情况下，研究人员提出了域名的概念。域名类似于Internet上的门牌号码，是用于识别和定位Internet上主机的层次结构式字符标识，与该主机的IP地址相对应。域名通常与实际含义相关，非常有利于用户记忆和使用。

为了兼顾二者的使用，网络中需要有相应的能够对域名和IP地址进行转换的服务，这就依赖于域名系统（domain name system，DNS）。

1）域名结构和主机域名

DNS采用层次化的分布式域名系统，可看成一个树状结构，如图4-13所示。整个树状结构称为域名空间，其中的节点称为域。域又可以划分出子域，子域还可以继续划分子域，这样就形成了层次化的域名结构。

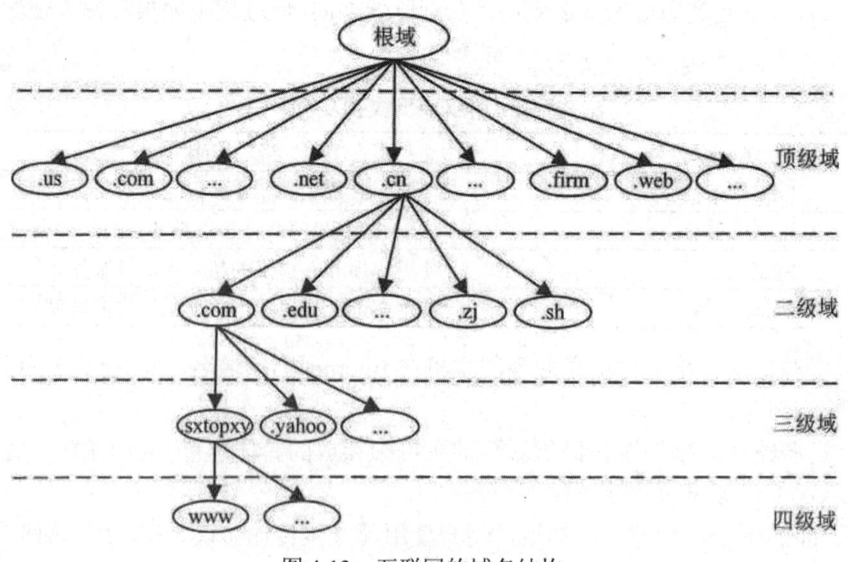

图4-13　互联网的域名结构

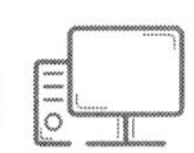

树状结构的顶层是一个根域（root domain），根域下的一层为顶级域名，包括了地理顶级域名、类别顶级域名和新增顶级域名三类，这也是 Internet 上域名体系中的三大类。其中，地理顶级域名是通过地理区域来划分的，常用的顶级域名如表 4-3 所示，随着互联网的不断发展，新的顶级域名也根据实际需要不断被扩充到现有的域名体系中。

表 4-3　常用的域名

域　名	国　家	域　名	机构类型
.cn	中国	.com	商业机构
.uk	英国	.gov	政府机构
.fr	法国	.edu	教育机构
.jP	日本	.int	国际组织
.us	美国	.mil	军事部门
.au	澳大利亚	.net	网络中心
.kr	韩国	.org	社会组织、专业协会

在图 4-13 中，顶级域名下一层为二级域名，再下层为三级域名，依次类推。但最多不能超过五级。

主机域名的排列原则和域名结构相反，是将低层域名排在前面，而将它们所属的高层域名紧跟在后面。因此，主机域名格式为：四级域名.三级域名.二级域名.顶级域名。

例如，“software.fudan.edu.cn”域名中的每个单词依次表示软件学院、复旦大学、教育机构与中国，表示的是中国复旦大学软件学院的主机。

主机域名可以唯一标识 Internet 中的一台设备。例如，东南大学的 Web 服务器名为 www，东南大学的域名为 seu.edu.cn，若某台 Web 服务器处在 seu.edu.cn 的域中，则它的域名地址为 www.seu.edu.cn。这种表示方式我们称为完全合格域名或全称域名（fully qualified domain name，FQDN）。FQDN 是指主机名加上全路径，全路径中列出了序列中所有域成员，可以从逻辑上准确地表示出主机的地址，也可以说全域名是主机名的一种完全表示形式，从全域名中包含的信息可以看出主机在域名树中的位置。

2）我国的域名结构

我国域名结构的前三级域名规定如下：

（1）我国在国际互联网络信息中心（InterNIC）正式注册并运行的域名为.cn，这也是我国的顶级域名。

（2）在顶级域名之下，我国的二级域名又分为类别域名和行政区域名两类。

① 类别域名：共 6 个，包括用于科研机构的.ac，用于工商金融企业的.com，用于教育机构的.edu，用于政府机构的.gov，用于互联网络信息中心和运行中心的.net，以及用于非营利组织的.org。

② 行政区域名共有 34 个，分别对应我国各省、自治区、直辖市和特别行政区。

（3）三级域名用字母（A～Z，a～z，大小写等同）、数字（0～9）和连接符（-）组成，各级域名之间用实心点（.）连接，三级域名的长度不能超过 20 个字符。

3. 文件传输服务

在 Internet 中，文件传输服务提供了任意两台计算机之间相互传输文件的机制，它是用户获取丰富的 Internet 资源的重要方法之一。通过浏览器可以传输文件，也可以使用专用文件传送工具。

Internet 上的 FTP 服务器有两类，一类是普通 FTP 服务器，连接到这种服务器上的用户必须具有在该服务器上申请的账号和密码。另一类是匿名 FTP 服务器，用户不需要申请账号和密码，只需要以 anonymous 作为登录账号，电子邮件地址作为密码即可与之连接，获得文件传输服务。

访问 FTP 服务器的客户机必须安装专门的客户程序。常用的浏览器 IE 等都可以作为 FTP 客户程序使用，并且匿名登录时不需要输入 anonymous 账号进行身份验证。

4. 电子邮件服务

电子邮件是一种通过 Internet 与其他用户进行联系的快速、简便和廉价的现代通信手段，也是目前 Internet 上使用最多、最受欢迎的一种服务。

使用电子邮件前，用户必须拥有一个属于自己的邮箱，即电子邮件地址。电子邮件地址可以向 ISP 申请，也可以在 Internet 中申请免费账号。电子邮箱实质上是邮件服务机构在服务器的硬盘上为用户开辟的一个专用存储空间。电子邮件地址具有统一的格式：收信人邮箱名@电子邮件服务器名。

Internet 上电子邮件系统的工作过程遵循客户机/服务器模式，分为邮件客户端和邮件服务器端。客户端为发信人的主机。邮件服务器分为接收邮件服务器和发送邮件服务器，如图 4-14 所示。

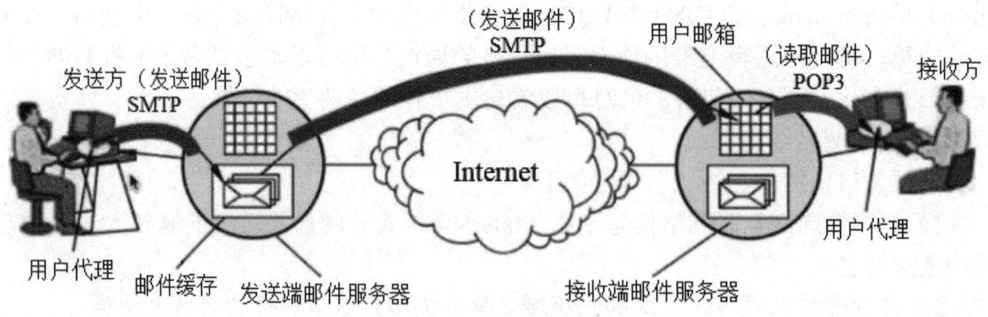

图 4-14 电子邮件原理

发送邮件服务器又称为简单邮件传输协议（Simple Mail Transfer Protocol，SMTP）服务器，它就像发信的邮局。当发送方发出一份电子邮件时，邮件由发送邮件服务器发出，它按照邮件地址送到收信人的接收邮件服务器中对应的电子邮箱中。

目前，多数的接收邮件服务器是邮局协议（Post Office Protocol Version3，POP3）服务器。它的功能是接收来信并把它保存下来，随时供收件人阅读和变更，就像收信的邮局。当收件人将自己的计算机连接到接收邮件服务器并发出接收指令后，客户端一般通过 POP3

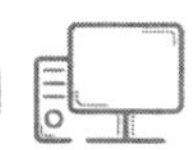

读取电子邮箱内的邮件，将邮箱内的邮件复制到用户的计算机中，不再保留邮件副本。

目前，大多数用户主要利用浏览器通过 Web 方式登录服务商的站点收发邮件，这种方式称为 WebMail（基于万维网的电子邮件服务）。大部分国内的门户站点都提供 WebMail 服务，如网易邮箱、搜狐邮箱、新浪邮箱等。电子邮件能够成为当今 Internet 上应用最广泛的网络服务，WebMail 功不可没。

5. 即时通讯服务

即时通讯（instant messaging，IM）是一种可以让使用者在网络上建立某种私人聊天室（chatroom）的实时通信服务。大部分的即时通讯服务提供了状态信息的特性——显示联络人名单、联络人是否在线及能否与联络人交谈。通常 IM 服务会使用通话清单（类似电话簿）上的某人连上 IM 时发出信息通知使用者，使用者便可据此与此人透过互联网开始进行实时的通信。除了文字，在带宽充足的前提下，大部分 IM 服务也提供视频通信的能力。实时通信与电子邮件最大的不同在于不用等候，不需要每隔一段时间就按一次“传送”或“接收”，只要两个人都同时在线，就能像多媒体电话一样，可即时传送文字、档案、声音、影像给对方。目前，在互联网上受欢迎的即时通讯软件包括微信、QQ、钉钉等。

6. Internet 医学信息资源与检索

1）网络信息检索

网络信息检索一般指 Internet 检索，指通过网络接口软件，用户在某一终端查询各地上网的信息资源。网络信息检索系统基于互联网的分布式特点进行开发和应用，即数据分布式存储，大量的数据可以分散在不同的服务器上，用户分布式检索，任何地方的终端用户都可以访问存储数据。

网络检索工具是信息检索系统的重要组成部分。网络检索工具通常应具备如下功能：

（1）界面简洁易用，功能强大。

（2）查询方式便于用户设定，检索结果具有较好的准确性和可读性。

（3）检索结果可提供进一步检索的操作性。

2）搜索引擎概述

搜索引擎（search engines）是指以一定的策略搜集 Internet 上的信息，在对信息进行组织和处理后，为用户提供检索服务的系统。从使用者的角度看，搜索引擎提供一个包含搜索框的页面，在搜索框输入词语，通过浏览器提交给搜索引擎后，搜索引擎就会返回与用户输入的内容相关的信息列表。目前主要的搜索引擎有以下三类：

（1）目录式搜索引擎。此类搜索引擎以人工方式或者半人工方式搜集信息，人工形成信息摘要，并将信息置于事先确定的分类目录中。目录索引虽然有搜索功能，但从严格意义上来说，其不能称为真正的搜索引擎，只是按目录对网站链接列表进行分类而已。用户完全可以按照分类目录找到所需要的信息，不依靠关键词（keywords）进行查询。这类搜索引擎信息准确，但维护工作量大，信息量少，更新不及时。

（2）全文搜索引擎。全文搜索引擎是名副其实的搜索引擎，这类搜索引擎信息量大，更新及时，但搜索准确度不高。该类引擎国外有 Google，国内则有百度搜索。全文搜索引擎从互联网提取各个网站的信息（以网页文字为主），建立起数据库，并能检索与用户查询条件相匹配的记录，按一定的排列顺序返回结果。

（3）元搜索引擎。元搜索引擎接受用户查询请求后，可同时在多个搜索引擎上搜索，并将结果返回给用户。常见的外文元搜索引擎有 InfoSpace、Dogpile、Vivisimo 等，中文的元搜索引擎中具有代表性的是比比猫搜索引擎、搜星搜索引擎。在搜索结果排列方面，有的搜索引擎直接按来源排列搜索结果，如 Dogpile；有的则按自定的规则将结果重新排列组合，如 Vivisimo。这类搜索引擎信息量更大、信息更全，但需要用户自己做出相应筛选。

3）医学搜索引擎介绍

（1）医源（Medical Matrix，http://www.medmatrix.org/index.asp）。Medical Matrix 是一种由概念驱动的免费全文智能检索工具，包括 4600 多个医学网址，1994 年由堪萨斯大学创建，现由美国 Medical Matrix LLC 主持，是目前最重要的医学专业搜索引擎。它是一个可免费进入的 Internet 临床医学数据库，提供了关键词搜索和分类目录搜索，最适合临床医师使用。分类目录搜索是它的主要特色，按各种医学信息分为专业（specialties）、疾病种类（diseases）、临床实践（clinical practice）、文献（literature）、教育（education）、健康和职业（healthcare and professionals）、医学计算机和 Internet 技术（medical computing, internet and technology）、市场（marketplace）八大类。每一大类下再根据内容的性质分为新闻（news）、全文和多媒体（full text/multi-media）、摘要（abstracts）、参考书（textbooks）、主要网址（major sites/homepages）、操作手册（procedures）、实用指南（practice guidelines/FAQS）、病例（cases）、影像学和病理切片（images，path/clinical）、患者教育（patient education）、教育资源（educational materials）等亚类。

（2）医景（Medscape，http://www.medscape.com/）。美国 Medscape 公司于 1994 年研制该引擎，1995 年 6 月投入使用，其由功能强大的通用搜索引擎 AltaVista 支持，可检索图像、声频、视频资料，至今共收藏了近 20 个临床学科 25000 多篇全文文献，拥有会员 50 多万人，临床医生 12 万人，是 Web 上最大的免费提供临床医学全文文献和继续医学教育资源的网点，可选择 fulltext、medline→druglnfd→AIDSline、toxline、whole、web、news→medicalimages→dictionary→bookstore 等十多种数据库进行检索，同时还可浏览每日医学新闻，免费获取各种资源，免费获取“Medpulse”，同时可在网上查找医学词典和回答用户咨询，提供根据疾病名称、所属学科和内容性质（会议报告、杂志文章的全文或摘要等）的英文版本，并按 26 个字母顺序进行分类检索。

（3）医学世界检索（Medical World Search，http://www.mwsearch.com/）。这是由美国的 The Polytechnic Research Institute 于 1997 年建立的一个医学专业搜索引擎，其收集了数以千计的医学网点近 10 万个 Web 页面。它采用了美国国立医学图书馆研制的一体化医学语言系统（unified medical language，UMLS），可以使用 540000 多个医学主题词，包括各种同义词检索，在检索时可根据词表扩大或缩小检索范围，搜索的准确性很高。同时，还提供扩展检索、精细检索功能，大、小写无差别，提供免费全文检索，检索结果可进行

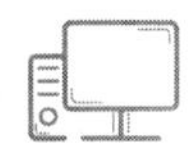

相关排序。为使该搜索引擎符合其他搜索引擎的检索要求，其还通过 PubMed 免费检索 Meline，提供 HotBot、Infoseek、AltaVista、Webcrawler 的检索。对注册的用户能自动保存最近的 10 次检索和最近通过 Medical World Search 进入的 10 个网页，以供随时调用。

4）Internet 上的医学资源

（1）网络医学文献数据库。近年来，我国医学领域自行开发建设的数据库数量巨大、种类繁多，为广大医学工作者的临床实践、科研、教学提供了高效快捷获取医学信息的崭新方法。

网络医学数据库包括索引数据库和全文数据库。索引数据库对期刊论文进行局部揭示，是用户获取论文信息的工具，并以此作为获取原始文献的起点，一般为免费使用；全文数据库使用户在网上能够直接浏览和获取文献，通常需付费后才能使用。

（2）医学电子图书。医学电子图书包括用户可以通过网络看到的医学书籍、指南、手册、工具书以及医学杂志、学报和文摘等。医学电子图书具有费用低廉、使用方便、易于携带、不受时间和地点的限制等优点，受到读者的欢迎。医学电子图书主要有以下常用网站：Free Medical Journals 与 Freebook4 Doctors（网址为 http://www.freemedicaljournals.com），超星数字图书网（网址为 http://www.ssreader.com/），中国知网（其网址为 http://www.cnki.net/）。其中，Free Medical Journals 收录了 990 种免费全文医学期刊，内容包括免费医学杂志站点、出版后 1～6 个月免费的站点、出版后 1 年免费的站点、出版后 2 年免费的站点。中国期刊网全文数据库收录了国内 1994 年至今的 8000 多种核心与专业的中英文期刊全文，覆盖自然科学、工程技术、农业、哲学、医学、人文社会科学等各个领域，全文文献总量为 2200 多万篇，日更新 5000～7000 篇；中国优秀博士、硕士学位论文全文数据库收录了 2000 年至今的 1000 多家硕士、博士培养单位的学位论文约 20000 篇，范围覆盖理工 A（数理科学）、理工 B（化学化工能源与材料）、理工 C（工业技术）、农业、医药卫生、文史哲、经济政治与法律、教育与社会科学、电子技术与信息科学。

5）医学网站

（1）医学资源导航类网站。导航网站是一个集合较多网址，并按照一定条件进行分类的一种网址站。网址导航方便用户快速找到自己需要的网站，不用去记住各类网站的网址，就可以直接访问所需的网站。

医学网站大全 http://www.adaohang.com/health.html 比较全面地收集了目前常用的医学类网站网址。进入分类单击网站名称即可进入相关网站。

（2）医学机构网站。医学机构包括国家医药卫生管理机构、学术团体、医科院校等。这类网站数目较多，本书仅作简单列举。

中华人民共和国国家卫生健康委员会 http://www.nhc.gov.cn/。

国家中医药管理局 http://www.natcm.gov.cn/。

中华医学会 http://www.cma.org.cn/。

中国红十字会 http://www.redcross.org.cn/。

中国医学科学院北京协和医科学院 http://www.cams.ac.cn/。

4.3 计算机网络发展的新技术

随着网络、信息和通信技术的快速发展，计算机网络产生了一系列的新技术，如 5G 网络、云计算、大数据、物联网等，而互联网行业将充分运用新一代技术与平台服务优势，助力国家经济发展的快速增长。

4.3.1 5G 网络

5G 网络是指第五代移动通信技术，它提供了比 4G 更快的网络速度和更稳定的连接，可以支持更多的设备连接，并且为云计算、物联网、大数据等新兴技术提供更好的支持。

与前几代移动通信技术相比，5G 网络不再由某项业务能力或者某个典型技术特征所定义，它不仅是一种更高速率、更大带宽、更强能力的通信技术，还是一个多业务、多技术融合的通信网络，更是面向业务应用和以用户体验为中心的信息生态系统。

1. 5G 网络的研发历程

早在 2009 年，华为就已经展开了 5G 网络相关技术的早期研究，并在之后的几年里向外界展示了 5G 网络原型机基站。2013 年 11 月 6 日，华为宣布将在 2018 年前投资 6 亿美元对 5G 网络的技术进行研发与创新。

2013 年 5 月 13 日，韩国三星电子有限公司宣布已成功开发第 5 代移动通信（5G 网络）的核心技术。该技术可在 28GHz 的超高频段以每秒 1Gbps 以上的速度传送数据，且最长传送距离可达 2 千米。与韩国 4G 技术的传送速度相比，5G 技术预计可提供比 4G 技术快 100 倍的速度。

2014 年 5 月 8 日，日本电信运营商 NTT DoCoMo 正式宣布将与 Ericsson、Nokia、Samsung 等六间厂商共同合作，开始测试比 4G 网络高 1000 倍网络承载能力的高速 5G 网络，传输速度可望提升至 10Gbps。

2015 年 3 月 1 日，英国《每日邮报》报道，英国已成功研发 5G 网络，并进行 100 米内的传送数据测试，每秒数据传输高达 125GB，是 4G 网络的 6.5 万倍，理论上 1 秒钟可下载 30 部电影，并称于 2018 年投入公众测试，2020 年正式投入商用。

2015 年 3 月 3 日，欧盟数字经济和社会委员古泽 • 奥廷格正式公布了欧盟的 5G 公私合作愿景，力求确保欧洲在下一代移动技术全球标准中的话语权。欧盟的 5G 网络将在 2020—2025 年投入运营。

2015 年 9 月 7 日，美国移动运营商 Verizon 无线公司宣布，从 2016 年开始试用 5G 网络，2017 年在美国部分城市全面商用。

我国在 2016—2018 年进行了 5G 网络技术研发试验，分为 5G 网络关键技术试验、5G 网络技术方案验证和 5G 网络系统验证三个阶段实施。

2019 年 10 月 31 日，在 2019 年中国国际信息通信展览会上，工信部与三大运营商举

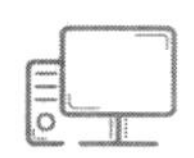

行 5G 商用启动仪式。中国移动、中国联通、中国电信正式公布 5G 上网套餐，并于 11 月 1 日正式上线 5G 商用套餐。这标志着中国正式进入 5G 商用时代。

2. 5G 网络的优点

5G 网络的性能目标是提高数据速率、减少延迟、节省能源、降低成本、提高系统容量和支持大规模设备连接。因此，5G 网络可满足人们对超高流量密度、连接密度及移动性的需求和绝大部分的硬件互联场景。作为万物互联的基础设施，它具备巨大的产业生态价值，能带动芯片、软件等基础产业的快速发展，推动新一轮产业创新浪潮，被誉为全球产业升级的颠覆性起点。

总的来说，与前几代移动通信技术相比，5G 网络具有以下优点。

（1）从用户体验看，具有更高速率、更大带宽的 5G 网络能够满足消费者对更高网络体验的需求。“快”是 5G 网络带给大众用户最直观的感受。用户使用 5G 网络时，数秒时间即可下载一部高清电影，或是传输上百张高分辨率照片，全面提升了用户体验。

（2）从行业应用看，5G 网络具有更高的可靠性、更低的时延，能够满足智能制造、自动驾驶等行业应用的特定需求，拓宽了融合产业的发展空间，支撑经济社会创新发展。

（3）从发展态势看，5G 网络已于 2019 年在我国正式商用，且在持续高速发展，大有取代 4G、占据行业主导地位之势。

3. 5G 网络的关键技术

5G 网络的实现主要依靠大规模天线阵列、超密集组网、新型多址、全频谱接入和新型网络架构等关键技术。

（1）大规模天线阵列。传统的移动通信网络采用的天线只可实现 2～8 个并发通道，而大规模天线阵列的通道数则可达到 64～256 个，这使得 5G 的带宽和系统频谱效率得到了成倍提升。因此，可以说大规模天线阵列对满足 5G 网络系统容量和速率需求起到重要的支撑作用。

（2）超密集组网。通过增加基站部署密度，可实现百倍量级的容量提升，是满足 5G 千倍容量增长需求的最主要手段之一。

（3）新型多址。通过发送信号的叠加传输提升系统的接入能力，可有效支撑 5G 网络千亿设备的连接需求。

（4）全频谱接入。通过有效利用各类频谱资源，可有效缓解 5G 网络对频谱资源的巨大需求。

（5）新型网络架构。基于 SDN、NFV 和云计算等先进技术的新型网络架构可实现以用户为中心的更灵活、智能、高效和开放的 5G 新型网络。

4. 5G 网络的应用场景

随着 5G 网络在 2019 年正式商用，各行业在应用 5G 网络后纷纷迸发出了强劲的发展活力。5G 网络的应用不再仅仅局限于手机，无论是智慧城市的建设，自动驾驶的实现，还是远程医疗、远程教育、远程办公的进一步发展，抑或是 VR、AR、云游戏等娱乐方式的颠覆，都离不开 5G 网络的支持，如图 4-15 所示。5G 网络超高速上网和万物互联将产生呈指数级上升的海量数据，这些数据需要云存储和云计算，并通过大数据分析和人工智能产出价值。后文中我们将介绍云计算和大数据的相关知识。

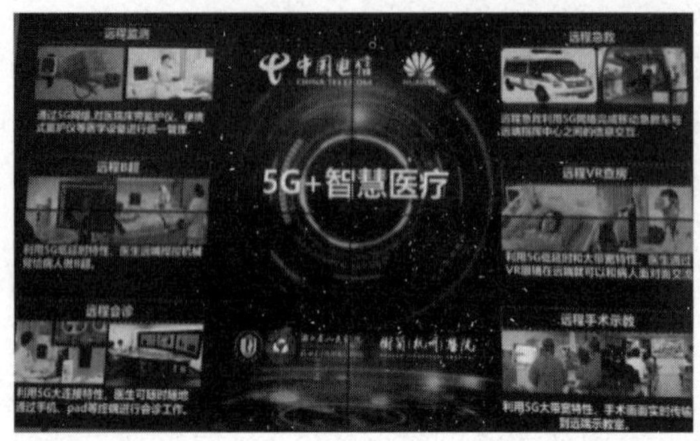

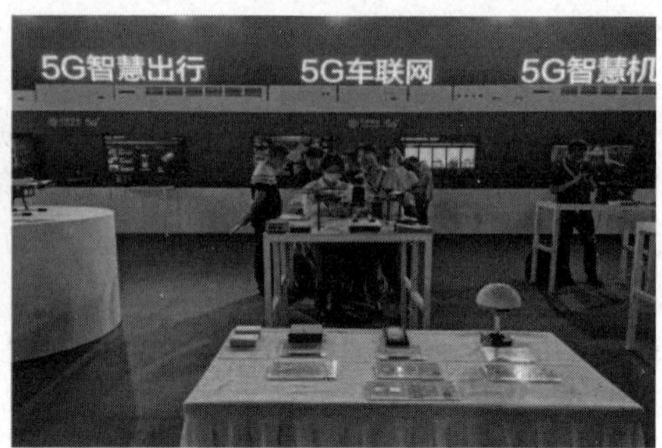

图 4-15　5G 网络的应用场景

4.3.2　云计算

1. 云计算的定义

云计算是网格计算、并行计算、分布式计算、虚拟化、负载均衡等传统计算机和网格技术发展融合的产物。普通用户可以十分方便地接入强大的 IT 资源并按需部署自己的服务，同时，多种全新的业务模式能够得以实现。云计算是基于多种技术的新兴计算模式，不仅是虚拟化资源的集合，也不仅是在此之上的平台和应用实体的集合，而是一种集虚拟化技术、网络技术、信息安全、效用计算、逻辑推理、软件工程和商务智能等技术为一体的新兴计算应用模式。

2. 云计算的基本特征

云计算是一种按使用量付费的模式，这样的模式提供了可用、便捷、按需的网络访问，进入可配置的计算资源共享池（资源包括网络、服务器、存储、应用软件、服务），这些资源能够被快速提供，只需要投入很少的管理工作或与服务商进行很少的交互。云计算具有以下特征。

（1）按需自助服务。用户可以单方面按需部署处理能力，如服务时间和网络存储，而不需要与每个服务供应商进行人工交互。

（2）通过网络访问。用户可以通过互联网获取各种能力，并通过标准方式访问，以通过众多客户端推广使用。

（3）与地点无关的资源池。集中了供应商计算资源，以便以多用户租用模式服务所有客户，同时，不同的物理和虚拟资源可根据客户需求进行动态分配和重新分配。

（4）快速伸缩性。可以迅速、弹性地提供资源，能快速扩展，也可快速释放，以实现快速缩小。对客户来说，可以租用的资源看起来几乎是无限的，并且可以在任何时间购买任何数量的资源。

（5）按使用付费。云计算收费是基于计量的一次一付，或基于广告的收费模式，以促

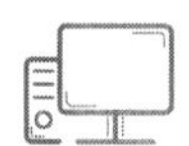

进资源的优化利用。

3. 云计算的服务模式

云计算基于面向服务的体系结构（service-orientedarchitecture，SOA）的理念和技术，将计算资源和应用变成各种服务，可以说云服务即一切皆服务。

云计算的发展主要经历了四个阶段：电厂模式、效用计算、网格计算和云计算。云计算包括成熟的应用程序、存储服务和垃圾邮件过滤等。各类厂商正在开发不同的云计算服务。云计算的服务模式如图 4-16 所示。

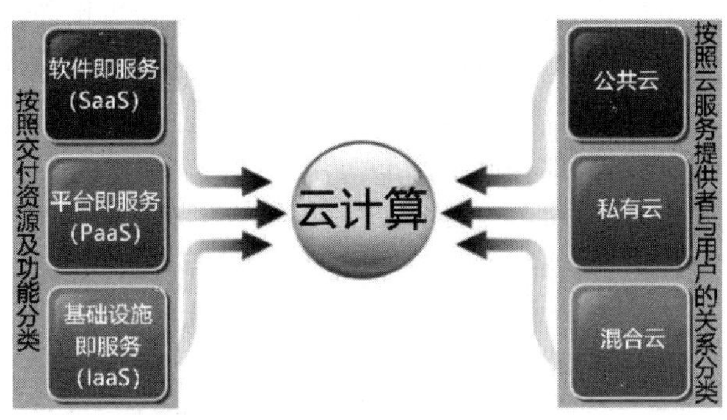

图 4-16　云计算的服务模式

基础设施即服务、平台即服务、软件即服务是云计算的三种应用服务模式。

1）基础设施即服务

基础设施即服务（infrastructure as a service，IaaS）针对的是开发者，服务商把多台服务器组成的“云端”基础设施作为计量服务提供给客户。IaaS 将内存、I/O 设备、存储和计算能力整合成一个虚拟资源池，为用户提供存储资源和虚拟化服务器等各种服务。这种形式的云计算把开发环境作为一种服务来提供，服务商可以使用中间商的设备开发自己的程序，并通过互联网和服务器传递给用户。

2）平台即服务

平台即服务（platform as a service，PaaS）针对的是开发者，把开发环境作为一种服务来提供，可为企业或个人提供研发平台，同时提供应用程序开发、数据库、应用服务器、试验、托管及应用服务。

3）软件即服务

软件即服务（software as a service，SaaS）针对的是终端用户，通过互联网提供软件，即服务提供商将应用软件统一部署在其服务器上，客户可以根据自己的实际需求，向服务提供商订购所需要的应用软件服务，并按照订购服务数量的多少、时间的长短支付费用。典型应用包括在线邮件服务、网络会议、网络传真、在线杀毒等工具型服务；在线客户关系管理、在线项目管理等管理型服务；网络搜索、网络游戏、在线视频等娱乐性应用。软件即服务是未来软件业的发展趋势，目前已吸引了包括 Microsoft、Salesforce 在内的软件巨头参与，并且它们都推出了自己的软件即服务应用。

4. 云计算机的部署模式

云计算的部署模式有三种：公有云、私有云和混合云。

（1）公有云：指为外部客户提供服务的云计算。它所有的服务都是供客户使用的，而不是企业自己使用的。公有云的优点是其所应用的程序、服务及相关数据都存放在公有云的提供者处，企业不需要做相应的建设和投资。公有云最大的问题是由于数据不存放在自己的数据中心，安全性存在风险，同时，公有云的可用性不受使用者控制，存在不确定性。

（2）私有云：指企业内部自己使用的云计算，所有的服务都不是供客户使用的，而是供企业内部人员或分支机构使用的。私有云适合于有众多分支机构的大型企业或政府部门。相对于公有云，私有云部署在企业内部，因此数据安全性、系统可用性都可以得到控制。缺点是投资太大，尤其是一次性的建设投资较大。

（3）混合云：指客户和企业共同使用的云计算。它所提供的服务既可以供客户使用，也可以供企业使用。比较而言，混合云的部署方式对提供者的要求较高。

云计算在理念和模式上给传统的软硬件行业带来了巨大的变革，代表着未来信息技术的发展方向。随着云计算技术的不断发展，其应用模式也将得以丰富和发展，将为人们提供更加便捷的服务，进一步满足人们的需求。

5. 云计算的相关技术

1）虚拟化技术

虚拟化技术是将硬件资源抽象化，经整合之后再分配，以便资源设备得到便捷、高效的使用。按虚拟化技术的应用特点，虚拟化技术主要分为服务器虚拟化、存储虚拟化、网络虚拟化及桌面虚拟化四类。

2）云计算数据中心

数据中心是云计算的实现平台，云计算时代的数据中心已经从原本的数据存储节点转变为面向服务和应用的 IT 核心节点。随着各种数据密集型业务的出现，数据中心已经成为唯一能够支持大规模云计算应用的服务平台。同时，为了给云计算提供“无限可能”的资源池，数据中心必须包含更多存储资源、计算资源以及通信宽带。新一代数据中心将包含数万，甚至数十万台服务器。例如，Google 公司在全球有 30 多个大型数据中心，单个数据中心服务器数量超过 45000 台；微软公司在印第安纳州建立的数据中心投资规模达 6.7 亿美元，计划构建的数据中心可容纳服务器 300000 台；国内的大型互联网公司，如阿里巴巴、腾讯等公司，新建的数据中心规模也都超过 200000 台服务器。

6. 云计算的安全

大数据为人们提供了前所未有的数据采集、存储和处理能力。人们可以把文档、图片、视频等放在云端，享受随时随地同步查看的便捷性。但由于大数据的公众化属性，人们在网络空间的所有数据都可能被收集，资料可能被黑客窃取，人们的交易和历史浏览信息可被电商随意挖掘。大数据与云计算像一把双刃剑，在方便人们的同时，信息安全和隐私问题也日趋凸显。

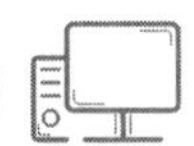

1）云计算的安全现状

强大的云数据中心和先进的移动互联网技术使得智能手环、谷歌眼镜等可穿戴式设备及各种多媒体社交工具流行，要发布信息和检索信息都只在“眼睛一眨、指头一动”间完成。云计算、大数据、移动互联网和物联网被称为新一代信息技术的“四驾马车”，它们提供了科技发展的核心动力，在给所有用户带来便利的同时，也产生了新的安全问题。

在云计算时代，公有云是为多用户服务的，很多不同用户的应用都运行在同一个云数据中心内，没有内外之分。对于企业和用户来说，不仅要防范来自数据中心外部的攻击，还要提防云服务的提供商，以及隐藏在云数据中心内部的其他用户的攻击。

大数据可以名正言顺地搜集用户数据，并可以对用户信息进行分析，比如能够根据用户所发的信息，推测出用户不在家的时间，找到用户准确的家庭地址，甚至找到房屋的照片。用户随时暴露在公众视野之下。作为一项新兴技术，很多国家还没有对大数据采集、分析等环节进行相应的监管，大数据泄露事件频繁发生，暴露出大数据时代用户隐私安全等尖锐问题。

2）云计算安全服务体系

云计算安全服务体系由一系列安全服务构成，根据其所属层次的不同，云安全服务可以进一步分为云基础设施服务、云安全基础服务以及云安全应用服务三类。

（1）云基础设施服务。云基础设施服务是整个云计算体系安全的基石。安全性包含两个层面的含义：一是抵挡来自外部黑客的安全攻击的能力，二是证明自己无法破坏用户数据与应用的能力。由于不同用户在安全需求方面存在着差异，云平台应具备提供不同安全等级的云基础设施服务能力。

（2）云安全基础服务。云安全基础服务是支撑云应用满足用户安全目标的重要手段，包括以下四种。

① 云用户身份管理服务。主要涉及身份的供应、注销以及身份认证过程。由于数字身份信息可能在多个组织间共享，其生命周期各个阶段的安全性管理更具有挑战性，而在云计算环境下基于联合身份的认证过程也有更高的安全需求。

② 云访问控制服务。云访问控制服务的实现依赖于妥善地将传统访问控制模型和各种授权策略语言标准扩展后植入云环境。此外，由于云中各企业组织提供的资源服务兼容性和可组合性日益提高，组合授权问题也是云访问控制服务安全框架需要考虑的重要问题。

③ 云审计服务。云用户由于缺乏安全管理与举证能力，要明确安全事故责任就要求服务商提供必要支持。由第三方实施的审计就显得尤为重要。云审计服务必须提供满足审计事件列表的所有证据以及证据的可信度说明。此外，云审计服务也是保证云服务商满足各种合规性要求的重要方式。

④ 云密码服务。由于云用户中普遍存在数据加密、解密运算需求，云密码服务的出现也是很自然的。云密码服务为用户简化了密码模块的设计与实施，也使得密码技术的使用更集中、规范，更易于管理。

（3）云安全应用服务。传统网络安全技术在响应速度、防御能力、系统规模等方面存在限制，很难满足用户日益复杂的安全需求。而云计算提供的超大规模计算能力与海量存储能力等优势可以极大地弥补其不足。云安全应用服务取决于用户的需求，种类繁多。例如，分布式拒绝服务（distributed denial of service，DDOS）攻击防护云服务、云网页过滤与杀毒应用、内容安全云服务、安全事件监控与预警云服务、云垃圾邮件过滤及防治等。

（4）云安全关键技术。目前，比较热门的云计算安全防护技术研究主要有以下七种。

① 可信访问控制。在云计算模式下，如何通过非传统访问控制类手段实施数据对象的访问控制得到关注。比如基于密码学方法实现访问控制，基于代理重加密的方法及在用户密钥或密文中嵌入访问控制树的方法等。

② 密文检索与处理。数据变成密文时丧失了许多其他特性，导致大多数数据分析方法失效。密文检索有以下两种方法：基于安全索引的方法通过为密文关键词建立安全索引，通过检索索引查询关键词是否存在；基于密文扫描的方法对密文中每个单词进行比对，确认关键词的存在及统计其出现的次数。

③ 数据存在与可使用性证明。云用户在取回很少数据的情况下，使用某种知识证明协议或概率分析手段，高置信概率判断远端数据是否完整。

④ 数据隐私保护。包括一种隐私保护系统 Airavat，防止在 MapReduce 计算过程中非授权的隐私数据泄露，并支持对计算结果的自动除密；在数据存储和使用阶段，一种基于客户端的隐私管理工具提供以用户为中心的信任模型，帮助用户控制自己的敏感信息在云端的存储和使用。

⑤ 虚拟安全技术。是实现云计算的核心技术，使用虚拟技术的云计算平台上的云架构提供者必须向其客户提供安全性和隔离保证。

⑥ 云资源访问控制。在云计算环境中，每个云应用在不同的安全管理域，每个安全域管理着本地的资源和用户。当用户跨域访问资源时，需要在域边界设置认证服务，对访问共享资源的用户进行统一的身份认证管理。在跨多个域的资源访问中，每个域各有自己的访问控制策略，在进行资源共享和保护时必须对共享资源制定公共的、双方都认同的访问控制策略。

⑦ 可信云计算。就是将可信计算技术融入云计算环境，以可信赖的方式提供云服务。

云计算是发展十分迅速的新兴产业，具有广阔的发展前景。同时，其面临的安全技术挑战也是前所未有的，需要 IT 及信息安全领域的研究者共同努力，探索解决之道。云计算安全不仅是技术问题，还涉及标准化、监管模式、法律法规等多方面，因此，云计算的安全问题需要信息安全学术界、产业界及政府相关部门多方的共同努力才能实现。

4.3.3 大数据

1. 大数据概述

1）大数据的基本概念

大数据（bigdata）也叫巨量数据集合，是指数据量大到无法使用常规软硬件工具在一定时间内对其进行收集、管理和处理的巨量数据资料的集合。

和传统数据库管理数据的方式相比，大数据在数据源、数据处理方式和数据思维方面都出现了颠覆性的变化。首先，传统数据库的数据规模通常以 MB 为基本单位，而大数据则常常以 TB，甚至是 PB、EB 为基本处理单位；其次，传统数据库所使用的数据类型通常只有有限的几种，而大数据所使用的数据类型较多，并且这些数据中还可能包含着结构化、半结构化和非结构化的数据，半结构化和非结构化的数据在其中所占的份额也越来越大；第三，在传统数据库中，数据仅仅作为系统处理的对象，而在大数据处理过程中，数据已经逐渐演变为一种资源，用于辅助解决其他各个领域的问题；第四，传统数据库技术通常都是先确定模式，在模式框架下产生数据，而在大数据时代，通常难以预先确定模式，只有在数据出现之后模式才能够根据数据来确定，并且随着数据的不断增长，模式也处于不断的动态变化和修正之中；第五，传统数据库使用的是数据工程的处理方式，数据是工程处理的对象，通常用一种或几种数据处理方法就可以对其进行处理，大数据时代的数据处理方法随着数据的增长和变化需要不断演变，必须采用新的数据思维来应对。

大数据可分为大数据技术、大数据应用、大数据工程和大数据科学等领域。目前，大数据技术、大数据应用和大数据工程是人们研究最多的领域，大数据科学还处在萌芽阶段。大数据科学关注的是大数据应用过程中所发现和验证的大数据的规律及其与社会活动和自然之间的关系。

2）大数据的来源

大数据的来源非常广泛，如各种信息管理系统、互联网系统、实验室信息系统等。

（1）信息管理系统。包含各个企事业单位使用的信息管理系统，如 OA 系统、医院信息系统、企业自动信息系统等。系统中的数据可能是用户输入的数据，也可能是由系统运行自动产生的数据。

（2）互联网系统。包含在公共开放的互联网上产生的数据，例如各种搜索引擎、电子邮箱等产生的数据信息。互联网系统产生的数据结构较为松散，数据种类繁多。互联网系统是大数据产生的最主要的方式。

（3）实验室信息系统。在用于科学技术研究的实验室系统中产生的数据。实验室数据具有专业性、系统性的特征。

3）大数据的产生方式

大数据的产生通常有被动数据生成和主动数据生成两种方式。

（1）被动数据生成。在各种信息系统运行的过程中，很多数据随着系统运行而产生，这些数据被计算机自动记录下来，并保存到数据库中。这部分数据是由系统自动运行生成的，属于被动生成的数据。

（2）主动数据生成。互联网、物联网的发展和应用产生了大量的主动生成的数据。例如，用户在通信系统的任何一次动作的记录、在购物网站查询或购买产品留下的信息、使用社交系统过程中留下的信息等。这些数据通常由用户主动提交，并留存在系统中。这部分数据由用户和互联网、物联网系统交互生成，是主动生成的数据。

4）大数据处理的基本流程

大数据处理的基本流程可以概括为通过数据采集、抽取和集成获取海量数据并将其有效集中，用适当的分析技术对数据进行分析，然后将分析结果利用恰当的方式展示给终端用户的过程。

（1）数据采集和抽取。采集和抽取是获取有效数据的必要手段。大数据的采集是指将用户由客户端发送的数据通过多个数据库集合起来，抽取是指将这些数据导入分布式数据库或分布式存储集群，在导入的同时清洗数据，使之符合下一步处理要求。

（2）数据集成。数据集成把不同来源、不同格式的数据在逻辑上或物理上有机地集中，通过应用之间的数据交换达到数据集成的目的，其主要解决数据的分布性和异构性的问题。

（3）数据分析。数据分析是大数据处理的核心步骤。其主要利用分布式数据库或分布式计算集群对大数据进行统计分析，满足用户的需求。

（4）数据解释。数据解释是指数据处理结果在终端上的显示方式。当前，人机交互和可视化是数据解释的主要技术。可视化技术可以将数据处理结果直观地呈现给用户，而人机交互技术可以对用户理解数据分析结果加以引导。

5）大数据的特征

对于大数据的特征，我们常用数据量大（volume）、多样性（variety）、高速度（velocity）、数据价值性（value）和在线性（online）来概括。

（1）数据量大（volume）。随着各种移动设备、云计算和物联网技术的发展，社会中所有人和物的运行轨迹都可能被记录，由此产生了大量的数据。在此过程中，每个人都成为数据的制造者，大量人工或自动产生的数据通过互联网聚集到特定地点，包括互联网运营商、电信运营商、政府、银行、商场等机构，最终形成了大数据，大数据技术处理的数据量也从 TB 级别跃升到 PB 乃至 EB 级别。

（2）多样性（variety）。在大数据时代，数据来源越来越多样，并且随着传感器、移动设备和智能设备的快速发展，数据本身也变得更加复杂，数据不仅从组织内部运作的各个环节中产生，也来自组织外部，它不仅包含传统的关系型数据，还包含来自网页、互联网日志文件、社交媒体论坛、传感器数据等原始、半结构化和非结构化数据。各种数据类型被应用于记录文本、图片、声音、视频、动画等不同信息。

（3）高速度（velocity）。高速度是大数据处理技术和传统数据库技术最大的区别。实时数据处理和实时结果导向是大数据技术的基本特征。它的高速度包含两部分内容，首先是数据产生的速度快，大数据可能由日常工作生活行为逐步产生，也可能由突发性事件爆发式产生。但总体来说，由于产生数据的主体众多，在一定时间内产生的数据量非常大。其次是数据处理的速度快，大数据处理对数据时效性的要求非常高，通常通过流处理和批处理两种方法来实现数据的快速处理。

（4）数据的价值性（value）。通常大数据的数据价值密度比较低，在大量的数据中只有其中很小一部分是有价值的信息，如何结合实际业务的逻辑，并利用机器挖掘算法将海量数据中的“关键点”提取出来，是大数据时代亟待解决的问题。

（5）在线性（online）。大数据只有在线的才有意义，即数据与用户能够实时连接、随时调用和计算。在互联网高速发展的背景下，大数据的在线显得尤为重要。例如，用户在客户端将其行为传送给数据使用方，数据使用方进行数据分析、挖掘后，将用户所需的结果推送到用户客户端，这就需要实时性来保证用户体验。

2. 大数据的技术架构

1）基础架构支持

大数据的来源种类繁多，不同来源的大数据具有不同的特征，如数据的数量、类型和真实度等，这些数据需要采用不同的方式进行获取、存储和分析处理。在实际处理大数据

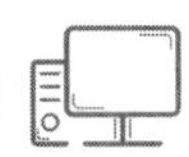

的过程中，还会碰到安全性、策略等诸多问题。另外，云计算模式的普及对大数据的分析处理能力提升也起到非常重要的作用，大数据处理的多为未建模的数据，利用云计算模式，可以将原来毫不相干的数据进行模式匹配，从而使大部分数据能以新的方法进行挖掘。因此，选择适合的大数据解决方案以及建立大数据架构显得尤为重要。

大数据基本架构包括如下四个层次：

（1）大数据感知与采集。大数据感知与采集是大数据结构的最底层，是数据来源层，它主要负责数据的感知、采集等基础业务，包含所有必要的数据源，并提供了解决业务问题所需的基本数据。从企业应用程序、数据管理系统、互联网、物联网等多个终端收集汇聚数据、云计算的发展，使得汇聚所需资源操作数据成为可能。

（2）大数据存储。大数据存储层从数据来源层获取数据并修改为需要的格式，将其发送到数据整理组件中进行整理并存储在指定的位置，该层通常使用分布式存储的方式存储数据。

（3）大数据计算、分析。大数据计算、分析层从存储层读取数据，采用包括数据挖掘和机器学习算法等多种算法在内的分析方法对数据进行分析统计，帮助用户从数据中提取有用信息。

（4）大数据可视化与展示。大数据可视化与展示是应用层，它从分析层获取分析结果，利用可视化的方式展现给使用者，为用户提供了理解、获取价值信息的能力，并与用户形成交互。

2）大数据的关键技术

从不同类型、不同结构的数据中，通过快速处理，将有价值的信息提取出来进行分析处理的技术就是大数据技术。大数据技术分为大数据采集技术、大数据存储技术、大数据计算技术和大数据展现与交互技术等。

（1）大数据采集技术。大数据采集技术是大数据的价值发现中重要的基础环节。海量的数据是大数据建设的基本条件，大数据的各种分析处理技术都是建立在大数据采集技术基础之上的。

大数据通常通过物联网传感器或网络信息平台进行采集。对物联网传感器的采集技术主要解决对各种智能体系、传感体系和软硬件资源的接入问题，以实现对各种格式的数据识别、定位、信号接入。对网络信息平台的大数据采集技术，主要是对包括网站、微博、博客在内的各种信息和用户访问记录进行采集。采集到的数据经过清洗、过滤、分类、集成等各种处理后进行存储。

（2）大数据存储技术。大数据存储是指建立相应的数据库，利用存储元件将采集到的结构化、半结构化和非结构化数据存储到数据库中，并对数据进行管理和调用。大数据的存储构架要求具有良好的容错性和扩展性，利用分布式文件系统的支撑对数据进行统一管理，并对外提供业务访问。

（3）大数据计算技术。在大数据环境下对数据的计算除了传统的查询、分析、统计，还表现为数据挖掘、深度学习、社交计算等方面。

数据挖掘是指从海量的数据中通过算法提取有用信息的过程。当前的数据挖掘技术结合了人工智能技术和统计技术，将许多应用封装起来，使不掌握这些技术的人也能利用它们完成所需的数据挖掘。

深度学习是指利用计算机建立和模拟人脑分析学习的神经网络，从而对数据进行解释。它利用计算机的快速计算和存储功能，在机器学习的过程中增加神经网络中隐藏层的数量，以较少的参数表达复杂的函数模型，从而实现自动学习。

社交计算是计算机技术和社会习俗学习结合的学科领域，其目的是利用社会学、心理学等学科的知识对社交网络中产生的大量用户数据进行分析，通过机器学习和各种算法对社交网络中的行为和未来趋势做模拟和预测。

（4）大数据展现与交互。大数据的处理结果要被用户接受和使用，形成对现实有意义的分析、统计及决策，必须用简单直观的方式展现出来，因此大数据的展现与交互技术在整个大数据处理的过程中显得尤为重要。相对于文字，人脑对图形的理解和处理速度快得多，利用视觉化的图形呈现数据可以深入展现数据中潜在的复杂模式和关系，将数据蕴含的信息与可视化展示有机地结合起来，交互式图表、动画演示等直观的展示方式得到了广泛的应用。

3. 医学大数据

1）国内外医学大数据的发展现状

早期，医疗数据及医疗活动都是纸上办公。例如，处方、病历、医技检查报告等，随着计算机技术、云计算技术的发展及医疗信息的电子化，大数据在医学教学、科研、诊疗中的应用越来越广泛。

2011 年，为了推动医疗信息技术的广泛应用，提高医疗质量并降低医疗成本，美国医疗保障和医疗救助中心（Centers for Medicare and Medicaid Services，CMS）提出了“电子病历应用激励计划”，通过该计划提高医疗的质量、安全性和效率，使病人和病人家属充分参与到医疗中并大幅度提高医疗机构的协作能力。美国国家卫生研究院建立了“大数据知识”项目，研究如何通过聚集小数据集合产生大数据集合。微软的 Project Hanover、IBM 的 Waston、Google 的 Deepmind 等大数据挖掘和人工智能技术也开始进军医疗领域。

2010 年，我国“十二五”卫生信息化建设工程规划编制工作初步确定了我国卫生信息化建设方向。目前，我国县级以上的医院大部分都建立了医院信息系统，县级新农合管理信息系统也已建成，各级新农合管理部门、经办机构、定点医疗机构，以及其他相关部门间建立了计算机网络连接和数据资源共享。我国卫生统计建起了覆盖村、乡、区（县）、市、省、国家六级的动态医疗卫生机构、疾病报告与健康监测等数据资源库。在国家信息战略的推动下，大数据在基础设施建设和应用场景开发方面都处于发展期，未来在数据收集、数据处理效率和深度方面，都会有更大的提高。

2）医学大数据的种类及存在的问题

医疗大数据包括医院在诊疗过程中产生的医院医疗大数据、由医疗健康服务平台产生的区域卫生平台大数据、基于大量人群的疾病监测大数据、关于生物标本和基因测序的生物信息大数据、公共网络平台搜索得到的网络大数据、基于物联网的人体体征自我量化大数据等。

由于医学大数据涉及患者的隐私，其数据的使用在现行法律框架下需征得患者的同意，

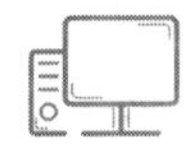

这将会大大降低数据的使用效率，提高使用成本，因此患者隐私保护技术的开发应放在医疗大数据开发的首要位置。另外，由于缺乏统一的大数据标准，目前各个医院开发的医院信息系统所使用的数据方案不同，医疗数据在各个系统之间的共享和分析也存在障碍，这就需要建立一个统一的大数据标准。由于医疗数据中半结构化和非结构化数据占比较大并且快速增长，原来以主要处理结构化数据为主的处理流程无法适应新的需求，解决这个问题需要研究机构加强信息技术和医学融合的研究，开发更加适应现实情况的大数据平台。

3）医学大数据挖掘

医学大数据挖掘是指从大量不完整、有瑕疵的医学大数据中，提取出潜在的、未知的、对医学诊断和医学教学科研有意义的信息的过程。

随着云计算和大数据存储技术的发展，医学大数据的挖掘方法不断进步。目前，医学大数据的挖掘方法主要有以下三种。

（1）疾病风险趋势预测。通过对医学大数据的挖掘和分析，利用智能技术进行归纳、统计和学习，可以对常见的疾病（如高血压、糖尿病、心肌梗死等）根据发生概率、多发性因素、遗传特征等进行疾病预测，具有重大的临床意义。

（2）医学大数据关联性分析。两个或多个变量之间的规律称为关联性。医学数据挖掘技术用于研究人体生理指标之间的关联性，探索多个人体生理数据的内在关系以及这种关系与健康的关系，从而探究影响健康的原因。在基因研究方面，关联分析法可用于确定在目标样本中出现的基因种类，研究多个基因组合起来对疾病的共同作用的结果。

（3）医学大数据聚类分析。聚类是指将数据库中的记录划分为一系列有意义的子集，它加深了人们对客观世界的认识。利用贝叶斯分类、神经网络技术等各种技术对医学大数据进行聚类，可以使医学数据对临床诊断治疗更有意义。例如，用大数据的聚类分析方法评估 I 型糖尿病胰岛移植后自我监测的血糖指标，观察血糖的波动与预后效果。

随着大数据挖掘技术的进步和挖掘算法的不断完善，大数据挖掘技术在医学资料中的挖掘能力越来越强，医学数据挖掘在临床决策支持、医学影像数据挖掘、生物医学中的应用会越来越多，并带来可观的社会和经济效益。

4.3.4 物联网

1. 物联网的起源与发展

1999 年，美国麻省理工学院的 Kevin Ashton 提出了“物联网”构想，并且建立了“自动识别中心”——第一个研究物联网的学术研究实验室。同年，IBM 公司与 Arcom 公司提出了消息队列遥测传输技术，该技术被当作传感器和启动器的通信协议。2005 年，在信息社会世界峰会上，国际电信联盟发布了《ITU 互联网报告 2005：物联网》，正式提出了物联网的概念。报告指出，“物联网”的时代即将到来，世界上的物理个体，小到牙刷、餐巾纸、轮胎，大到房屋，都可以通过网络进行信息的交换。射频识别技术、传感器技术、纳米技术、智能嵌入技术将得到广泛应用。2008 年，首届国际物联网会议在苏黎世举行。2010 之后进入了物联网快速发展的时代，谷歌无人驾驶、低功耗蓝牙、Lumoback 可穿戴传感器、谷歌可穿戴眼镜等一大批新物联网产品不断问世，逐步改变着人们的生活。

2. 物联网的概念与特征

1）物联网的概念

物联网的英文名称为“the Internet of things”（IoT），即“物物相连的互联网”。此概念最早是在 1999 年提出的，目前较为公认的物联网的定义是通过射频识别（RFID）装置、红外感应器、全球定位系统、激光扫描器等信息传感设备，按约定的协议，把任何物品与互联网相连接，进行信息交换和通信，以实现智能化识别、定位、跟踪、监控和管理的一种网络。

物联网的发展与互联网是密不可分的，首先，物联网的核心和基础仍然是互联网，它是在互联网基础上的延伸和扩展；其次，物联网是比互联网更为庞大的网络，其网络连接延伸到了任何物品和物品之间，这些物品可以通过各种信息传感设备与互联网络连接在一起，进行更为复杂的信息交换和通信。

物联网通过感应设备采集数据，利用网络将整个设备系统连接起来，通过云计算和大数据将网络中的人员、设备整合在一起，被广泛地应用到各个行业，将有力地促进人类物质文明和精神文明向更加精确有效的方向发展。

2）物联网的特征

和传统的互联网相比，物联网具有以下特征。

（1）终端设备多样化。物联网是各种感知技术的综合应用。物联网的主题是各种各样的设备，通过设备的相互连接和信息的传递最终达到服务人类的目的。在理想的物联网中，大到桥梁、房屋，小到钥匙、背包，人类生活的方方面面都可以作为终端接入。每一个终端都是一个信息源，通过感知技术从信息源中获取的不同格式、不同内容的信息都可以被收集和处理。

（2）信息获取自动化。物联网通过在各种终端上植入的传感器获取信息，传感器在工作过程中可根据时间、现实情况返回信息，其获得数据的方式可以是半自动或全自动的。传感器获得的信息具有实时性，可根据现实情况不断采集和更新数据。

（3）数据处理智能化。物联网通过射频识别等技术对数据进行收集，利用云计算、模式识别和数据挖掘等各种人工智能技术，从获取的海量信息中提取、加工和分析，得出有用价值的结论，以适应不同用户的需求，强化与用户之间的互动，获得更好的用户体验。

3. 物联网的技术架构

从技术架构上来看，物联网可分为感知层、网络层和应用层。

（1）感知层是物联网的底层，是与外界环境接触最紧密的部分。它负责采集物理世界中的数据，例如对象的位置、温度、身份、音频、视频等信息。感知层是物联网建立的基础，它相当于人的耳朵、眼睛、皮肤等器官，可以对外部世界进行感知。感知层由感应器元件（例如射频识别技术标签、读写器、各类传感器等）和短距离无线通信设备（例如射频识别技术网络）组成，利用传感器技术、二维码技术、射频识别技术和蓝牙等技术完成数据收集和小范围信息集中和互连。组网和协同技术负责将采集到的数据在一定范围内进行协同处理，从而提高信息的精度，降低信息冗余度，并通过具有自组织能力的短距离传

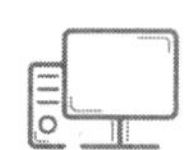

感网接入广域承载网络。

（2）网络层主要处理来自于感知层、经过初步处理后的数据，以及各类网络之间的传输问题。由有线和无线通信网络、互联网和专用网络系统构成。负责从感知层获取信息，并把获取的信息快速、安全地传送至目标位置，使物联网终端的各个接入设备能够大范围、远距离地通信。

（3）应用层是物联网与用户的接口，物联网通过这一层实现与用户的交互，应用层可以是相应的、具体的应用服务，也可以是提供相应的程序调用接口，供用户进行进一步的应用开发。网络层传输的数据被收集起来，结合与用户交互所获取的用户需求信息，应用层将所有的信息进行汇总、协同、分析，将结果提供给用户决策。应用层在社会生活中的应用包括智能家居、智能医疗、智能交通等。物联网技术构架如图 4-17 所示。

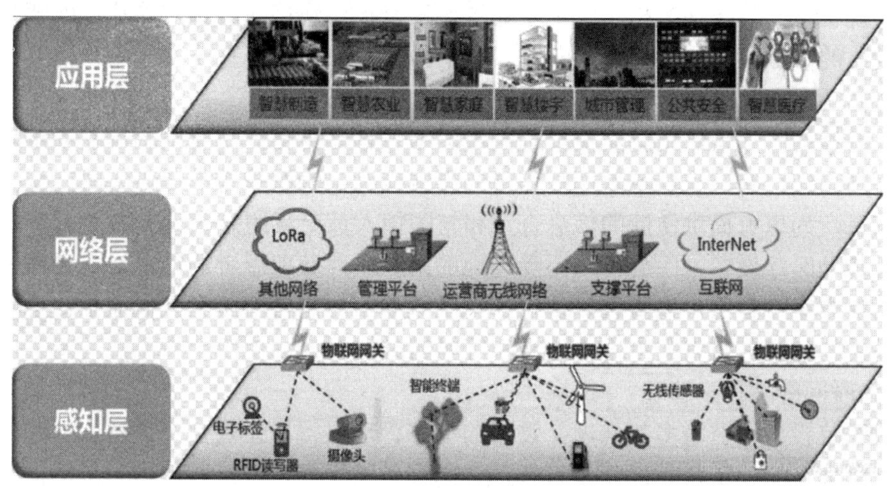

图 4-17　物联网技术架构

4. 物联网的关键技术

物联网技术涵盖了数据采集、传输、存储、处理和应用的整个过程，其技术的发展依赖于传感器和传感器网络技术的提升。在物联网的应用中，有射频识别技术、无线网络技术和传感器技术三大关键技术。

1）射频识别技术

射频识别技术是 20 世纪 90 年代兴起的一种非接触自动识别技术，它利用射频信号通过空间耦合传输对物体进行识别。射频识别系统通常由标签、阅读器和天线组成，射频系统阅读器通过天线发送射频信号，射频卡接近天线工作区域时被激活，并通过内置天线发射自身信息，系统接收到射频卡信号后将通过阅读器进行解调和解码，并将其传送到后台主机进行相关处理。

2）无线网络技术

无线网络技术是物联网信息传输的基础通道和服务支撑，物联网系统低数据率、低移动性及信息安全可靠传输的要求，是当前无线网络技术，特别是近距离传输技术的重点。目前常用的技术有 NFC、Bluetooth、ZigBee 等。

3）传感器技术

传感器是物联网中实现自动检测控制的关键部件，它能够将要测量的信息变为系统可以识别的数据信号。物联网中的信息采集是通过传感器、传感节点和电子标签完成的。目前，国内的高端传感器开发还处于初级阶段，其精度和稳定性是研发的重点。

5. 物联网在医学上的应用

物联网医学是将各种传感器嵌入医疗设备，将现有的物联网技术与医院设备整合，实现医院、医生、病人和设备间的互动，最终利用物联网技术来解决医疗问题。

1）物联网远程医疗

医疗资源丰富的地区的医生可以通过物联网远程医疗设施和设备对患者进行远程监护诊疗，实现资源一体化。远程医疗主要通过健康监护实现疾病的预防诊疗，改变目前以求助受理为主的诊疗模式，提高人们的健康水平。

2）物联网移动医疗

物联网移动医疗是利用近距离或远距离网络将移动电话、平板电脑等移动终端设备和医院物联网系统连接起来，实现医疗信息的无线交互，为医护人员提供实时、快速、准确的医疗信息，为患者提供便捷的信息查询和与医护人员交流的方式。

通过移动医疗设备，医生可以不受场地的限制快速获取患者的信息，与患者进行交流并调整治疗方案；护士可以查询、执行和记录医嘱，对患者实施全天候监护；患者可以随时听取医生的建议，节省大量用于挂号和等候的时间。

3）物联网医院物资管理

针对医院设备日益增多的情况，设备的动态管理显得日益重要。设备上射频标签的安装可以使管理系统能更轻易地识别设备，提高设备的管理、维护和使用记录的规范性和效率。例如，手术器械的射频标签里有诸如器械种类、编号、消毒人员等信息，便于手术器械的回收清洗和消毒发放。

4）物联网药品管理

药品的管理是医院工作中重要的环节。药品包装上的射频标签的使用使得药品在开处方、调剂、给药、药效追踪环节实现高效的信息化管理，并且可以快速地进行追溯。药房的智能化管理能够自动记录药品的保质期及存储方法，根据医院患者的用药量，自动计算采购需求等信息，实现药品高效管理。

4.3.5 区块链

1. 区块链概述

1）区块链的发展历程

区块链的发展历史可以追溯到 1982 年，当时莱斯利•兰伯特等人提出了拜占庭将军问题，这是一个点对点通信中的基本问题。1982 年，密码学网络支付系统由戴维•乔姆提出，该系统注重隐私安全，具有不可追踪的特性。

1990 年，Paxos 算法被提出，这是一种基于消息传递的一致性算法，也是分布式系统

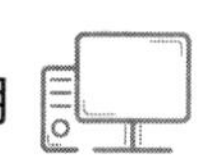

中常用的共识算法之一。随着互联网和数字化的深入发展，人们对信息透明、安全、高效的需求日益增强，同时去中心化的思想也逐渐被认同和接受。

区块链技术正是在这样的社会需求和时代趋势下诞生和发展的。到了 2008 年，中本聪在互联网上发表了一篇文章，勾画出了比特币系统的基本框架。次年，他为该系统建立了一个开放源代码项目，正式宣告了比特币的诞生。

比特币可以说是世界上第一款区块链产品，这是一个革命性的概念，它解决了传统金融体系中的许多问题，如双重支付、交易速度慢等。自此之后，区块链技术得到了广泛的关注和应用，除了加密货币领域，还涉及供应链管理、版权保护、投票系统等领域。

2）区块链的概念

中本聪在《比特币：一种点对点电子货币系统》一文中，并未给出“区块链”的具体定义，只是提出了一种基于哈希证明的链式区块结构，即称为区块链的数据结构。“区块链”一词也是来源于此，其中“区块”（block）一词指代一个包含了数据的基本结构单元（块），而链（chain）则代表了由区块产生的哈希链表。

从狭义上来说，根据工业和信息化部 2016 年发布的《中国区块链技术和应用发展白皮书》所述，区块链技术是一种按照时间顺序将数据区块以顺序相连的方式组合成链式数据结构，并以密码学方式保证不可篡改和不可伪造的分布式账本技术。从广义上来说，区块链技术是利用块链式数据结构来验证与存储数据、利用分布式节点共识算法来生成和更新数据、利用密码学方式保证数据传输和访问的安全、利用由自动化脚本代码组成的智能合约来编程和操作数据的一种全新的分布式基础架构与计算范式。一般认为，区块链技术是伴随着以“比特币”为首的数字货币而出现的一项新兴技术，是一种以密码学算法为基础的点对点分布式账本技术，是分布式存储、点对点传输、共识机制、加密算法等计算机技术的新型应用模式。

区块链包括三个基本要素，即交易（transaction，一次操作，导致账本状态的一次改变）、区块（block，记录一段时间内发生的交易和状态结果，是对当前账本状态的一次共识）和链（chain，由一个个区块按照发生顺序串联而成，是整个状态变化的日志记录）。区块链中每个区块保存规定时间段内的数据记录（即交易），并通过密码学的方式构建出一条安全可信的链，形成一个不可篡改、全员共有的分布式账本（见图 4-18）。通俗地说，区块链是一个收录所有历史交易的账本，不同节点之间各持一份，节点间通过共识算法确保所有人的账本最终趋于一致。区块链中的每一个区块就是账本的每一页，记录了一个批次记录下来的交易条目。这样一来，所有交易的细节都被记录在一个任何节点都可以看得到的公开账本上，如果想要修改一个已经记录的交易，需要所有持有账本的节点同时修改。同时，由于区块链账本里面的每一页都记录了上一页的一个摘要信息，如果修改了某一页账本（也就是篡改了某一个区块），其摘要就会跟下一页上记录的摘要不匹配，这时就要连带修改下一页的内容，这就进一步导致了下一页的摘要与下下页的记录不匹配。如此循环，一个交易的篡改会导致后续所有区块摘要的修改，同时还要让所有人承认这些改变，这将是一个工作量巨大到近乎不可能完成的工作。正因如此，区块链具有不可篡改的特性。

2. 区块链的原理

区块链的特点包括去中心化、不可篡改、透明、安全和可编程性。每个数据块都链接到前一个块上，形成连续的链，保障了交易历史的完整性。区块链的原理可以分为以下几个部分。

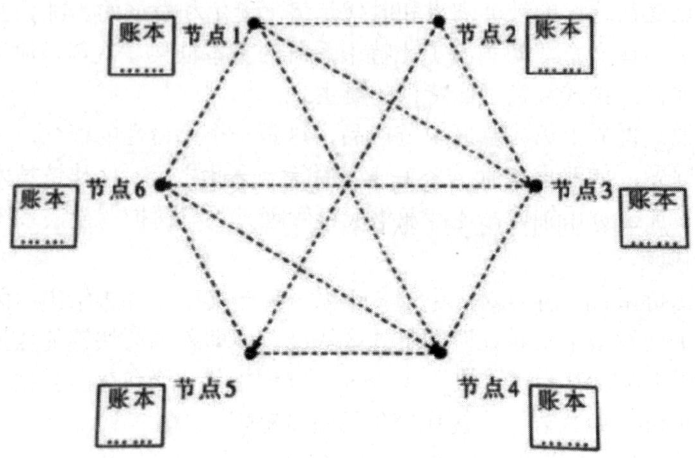

图 4-18　分布式记账网络

1）多账本记一样的账

在区块链系统中，多个节点或用户都持有一份相同的账本。每次进行交易时，所有的交易信息会被同步到这些账本中。如果其中任何一个账本与其他账本不符，那么整个系统就会出现错误。

2）哈希值的计算和校验数据的一致性

区块链使用哈希函数将交易信息转换成固定长度的摘要值。这个摘要值是唯一的，并且无法通过它反推出原始数据。当新的交易发生时，它会被添加到之前交易的哈希值后面，形成一条链，因此称为“区块”链（Blockchain）。

3）区块链的结构

区块链的结构由许多区块组成，每个区块包含多笔交易信息和一个指向前一个区块的指针。一旦某个区块被添加到链上，它就无法被修改，因为修改该区块将导致后续的所有区块的哈希值都改变。

4）共识机制

在区块链网络中，每个节点都可以参与验证新的交易并决定是否接受它。这个过程需要通过共识机制来完成，如工作量证明（PoW）、权益证明（PoS）等。只有当大多数节点达成一致时，新的交易才能被添加到区块链上。

5）去中心化

区块链的设计使得它没有中央服务器或管理机构，而是由所有参与者共同维护。这种去中心化的特性使得区块链更加安全、透明，并且不易受到单点故障的影响。

3. 区块链的优势

1）去中心化

区块链技术将数据分布在整个网络中，没有单一的中心点控制。这样可以防止任何一

 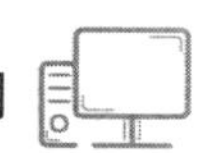

个地方出现故障导致系统瘫痪，也降低了被黑客攻击的风险。

2）安全性

区块链技术使用加密算法来确保存储的数据的完整性，任何试图篡改数据的行为都会被整个网络所察觉。此外，每个区块都链接到前一个区块，形成了一个不可更改的记录链条，进一步增强了数据的安全性。

3）透明性

区块链是公开的，这意味着所有参与者都能看到交易记录。这种透明性消除了中介环节，提高了交易的效率，同时也减少了欺诈行为的发生。

4）高效率

区块链的自动化流程和去中介化的特性大大提高了效率。比如，传统金融机构需要几天甚至几周才能完成的交易，在区块链上只需几分钟就可以完成。

5）革命性

区块链技术的去中心化和安全性特性，使得它可以消除交易中的中间人，实现直接点对点的交易，这是一项具有颠覆性的技术革新。

尽管区块链技术有许多优点，但其仍存在一些风险，例如黑客攻击和安全漏洞，同时也需要消耗大量的能源，技术门槛也较高。因此，保持警惕并采用最佳实践来降低这些风险非常重要。

4. 区块链的医学应用

区块链技术在许多行业都有一定的应用。在医学领域，利用区块链技术可以解决如下问题。

1）病历管理

区块链技术可以安全地存储和管理医疗记录，提高患者和医疗人员的可访问性。这种方式提高了安全性和隐私性，例如 MedRec 就是一种基于区块链的医疗信息管理系统

2）临床试验

区块链可以提供透明且不可变的试验数据记录，从而提高临床试验的透明度和完整性。例如，CTRR 平台就是一个使用区块链存储临床试验数据的案例，它的开发者包括辉瑞制药公司和 IBM 等。通过使用区块链，研究人员和监管机构能更容易地访问和验证试验数据，从而提高临床试验结果的质量和可靠性。

3）处方药溯源

区块链技术还可以用于处方药的溯源，确保药品的真实性和安全性。与药房合作，通过共享药房数据来帮助患者管理药品，同时增加他们对药品品牌和质量的信心。

4）供应链管理

区块链技术也可以用于医疗供应链的管理，确保物流的透明度和效率。通过与医院和保险公司等医疗服务商合作，区块链技术的使用能够降低成本、提高效率，并提升患者对医疗服务的满意度。

总体来说，区块链技术在医疗行业的应用可能会彻底改变医疗记录的管理方式、医学研究的开展方式和患者护理的提供方式。

第 5 章　医院信息系统

信息学科在医学领域的应用和发展，极大促进了医疗事业的发展与腾飞。医疗信息领域是医学学科与信息学科交叉相融的典范。随着社会信息化进程的加快，医疗服务信息化已成为国际发展趋势。信息化在医疗行业深入发展，医院信息化得到相应普及，计算机信息处理技术也逐渐渗入医院业务活动的各个环节。现实表明，医院信息系统在医院的广泛应用不仅方便了医生的诊疗工作，提升了医院的管理水平，而且极大地提高了医院的综合竞争力。

5.1　医院信息化概述

医院信息系统（hospital information system，HIS）是医院信息化发展进程中的重要一环，因此，在学习 HIS 之前，我们先来简单地了解一下医院信息化。

5.1.1　医院信息化的定义

信息化（informatization）通常指现代信息技术应用，特别是促成应用对象或领域（如企业或社会）发生转变的过程。顾名思义，医院信息化通常指利用先进的计算机及网络技术实现疾病的预防、保健、诊疗、护理等业务管理和行政管理自动化、数字化运作的过程。

5.1.2　医院信息化的发展历程

医院信息系统已被国际学术界公认为新兴医学信息学（medical informatics）的重要分支。

1. 国外医院信息化发展概述

电子计算机在医院的应用已有 30 多年的历史，20 世纪 60 年代初，美国便开始了 HIS 的研究。著名的麻省总医院开发的 COSTAR 系统 20 世纪 60 年代初开始并发展至今，已成为大规模的临床患者信息系统。随着计算机技术的发展，20 世纪 70 年代，HIS 进入大发展时期，美国、日本及欧洲各国的医院特别是大学医院及医学中心纷纷开发 HIS，成为医药信息学的形成和发展的基础，并且逐步实现了计算机财务收费管理和行政事务管理，在支持患者挂号登记的同时实现了病房医护人员直接用计算机处理医嘱和查询实验室检验结果的功能。

在亚洲，日本是最早开始 HIS 开发和应用的。当前日本 HIS 的总体趋势是系统化、网络化、综合性，开始走自上而下的开发路线，一般都有大型机作为中心支撑整个系统工作，

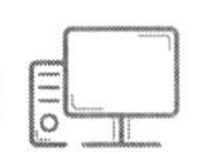

并尽量采用微机和网络技术，投资规模大。

2. 我国的医药信息化发展历程

我国医院信息系统的开发和应用是在 20 世纪 70 年代后期开展的。20 世纪 80 年代以来，数字化、网络化、信息化的发展给我国医疗卫生建设带来了“数字医疗卫生革命”，出现了电子病历、电子处方、远程医疗、数据仓库技术、医学图像处理技术等新事物。进入 21 世纪，随着我国卫生信息化进程的不断加快，医疗卫生“信息技术”的应用范围不断扩大，实现了医学信息的数字化采集、存储、管理和传输等，涉及医疗、卫生、医学教学研究信息等各个方面。电子病历（electronic medical record，EMR）和医学影像系统（picture archiving and communication system，PACS）已成为我国医院“信息技术”的亮点。智能卡被医院广泛地应用于付费、查询、保健、急救医疗等领域，远程教育、远程医疗、在线问诊也得到快速发展。

我国的卫生信息化经过了 30 多年的发展建设，大致可以分为以下 4 个过程：

1）医院信息管理系统

医院信息管理系统是以数据库为核心，以网络为技术支撑环境，具有一定规模的计算机系统，它以经营业务为主线，以提高工作质量与效率以及辅助决策为主要目的，可以提高医院的综合管理水平。

我国自 20 世纪 70 年代计算机在医疗行业开始应用以来，医院的信息化建设一直以提高管理工作效率、辅助财务核算为主要目的，“管理信息化”是这个阶段医院信息化建设的主要特色。这也大大节省了人力，提高了医院的管理水平，方便了患者就医和查询，提高了医院的服务效率和服务质量。

2）医院信息系统

医院信息系统（HIS，hospital information system）是指利用计算机软硬件技术、网络通信技术等现代化手段，对医院及其所属各部门的人流、物流、财流进行综合管理，对在医疗活动各阶段中产生的数据进行采集、存储、处理、提取、传输、汇总、加工生成各种信息，从而为医院的整体运行提供全面的、自动化的管理及各种服务的信息系统。

这个阶段，医院信息系统的建设与应用从信息管理系统的使用扩展到临床信息系统和电子病历的应用以及远程医疗回证、远程教学等发展；医院管理信息化在推动中小医院逐步普及的同时，提出了进一步建设数字医院的目标和远景。公共卫生信息系统、卫生行政部门业务信息系统也陆续开发应用。现在医院信息系统正日益蓬勃发展，临床信息系统（clinical information system，CIS）、医学影像信息系统（picture archiving and communication system，PACS）、实验室信息系统（laboratory information system，LIS）等系统也日益成熟，渐成体系。

3）区域卫生信息化

区域卫生信息化建设是自上而下规划、自下而上建设的过程，建设复杂，涉及面广。随着我国医疗卫生服务改革进程的推进，区域卫生信息化已经初步形成了横向整合模式、纵向整合模式和由单一行政部门发起建设的垂直信息管理系统三种模式。

我国区域卫生信息化建设之初，更多是为了满足公共卫生或卫生管理方面的需求。目前公共卫生领域的区域卫生信息化建设进展迅速，尤其是SARS危机[①]以来，公共卫生信息系统、应急指挥决策系统、医疗救治信息系统等方面都取得了不错的成绩。

4）以居民健康档案为基础的区域卫生信息平台

居民电子健康档案是对居民健康问题以及接受医疗卫生服务的科学记录。近5年来，我国有关居民电子健康档案的研究在卫健委的直接领导下取得了重大突破，基于居民电子健康档案的区域卫生信息平台建设也开始提上日程。

5.1.3 医院信息化发展宗旨及目标

医院信息化建设的宗旨如下：

（1）为医院管理层提供准确可靠的管理决策信息。

（2）为医务人员提供一个高效、准确的临床医疗信息系统。

（3）为患者提供一个方便、快捷的服务平台。

总体来说，医院信息化发展的目标是建立以医疗信息为核心，以数据仓库为基础的集临床医疗、医院管理、数据存储为一体的数字化医院信息平台。

5.1.4 医院信息化发展趋势

随着医院信息化建设的不断深入，大量新的IT技术，如虚拟数据中心、云计算、刀片服务器、瘦客户机[②]、智能IC卡、行人重识别（person re-identification，ReID）[③]、4G/5G无线网络等被广泛应用。

未来医院信息化的发展趋势有如下五大方向。

1. 临床信息系统、质量管理和移动医疗

首先，从临床信息系统（clinical information system，CIS）来说，是以电子病历（electronic medical record，EMR）为核心的全流程闭环管理。未来，临床信息系统的发展方向是集成平台化的管理，替代各系统孤立的体系架构。所有子系统将通过平台进行对接，所有系统中的临床数据都能集中到EMR中，并能通过一个界面进行整体展现；而且，所有系统都扁平化，实现快速流程管理。当患者去医院就诊时，医生就能实时获得该患者全生命周期的医疗信息，包括全程的门诊、住院、急诊、体检等所有数据。而在目前，因为没有EMR，就做不到全生命周期的系统集成，医生只能看到所在系统的数据，门诊医生只能看到门诊系统的数据，住院医生只能看到住院系统的数据，体检相关的医护人员则只能看到体检系统的数据。

---

① SARS危机是指于2002年在中国广东首发，并于2003年扩散至东南亚乃至全球的严重急性呼吸综合征（SARS）所引发的一系列事件。

② 瘦客户机（thin client）是使用专业嵌入式处理器、小型本地闪存、精简版操作系统的基于计算机工业标准设计的小型行业专用商用计算机。

③ 行人重识别是利用计算机视觉技术解决跨摄像头跨场景下行人的识别与检索。

其次是全面的质量管理，也就是把患者在医院的每个步骤都在信息系统中得到完整、正确地记录和跟踪。通过这样一个闭环的管理做到正确的患者、正确的药品、正确的剂量、正确的时间和正确的给药途径。比如，患者用药就是一个以医嘱为核心的管理过程。其中的 IT 转换就涵盖了从合理用药监控系统，到药房包药机系统，再到患者病床旁的移动护理系统等。都可以通过不同的系统完成，但这些系统在后台有一个紧密的连接。

最后是移动医疗日渐普及。一方面，移动医疗具有很好的便携性，医生可以随时随地获得信息；另一方面，通过移动医疗，可以促使信息无缝连接、无缝覆盖。不管医生走到哪里，处在哪个环节，都可以随时采集数据，验证患者身份和药品对应。

2. 后台运营管理系统

医院也有作为企业属性的一面，需要一个以企业资源计划（enterprise resource planning，ERP）[①]为核心的人、财、物的高度整合管理。

3. 数据的分析和使用

有了前台的临床系统，也有了后台的运营管理系统，这些系统就会产生越来越多的数据。如果这些数据不使用，就不能产生价值。IT 最大的价值不在于技术，而是在于信息。未来医院信息化中最有意义的事情是如何分析和使用这些数据。而如果所有采集的数据是靠人工录入的，那这样的数据就不是大数据。真正的大数据是不依赖于人而自动生成的，比如通过各种感应器或各种传感器，把患者体温数据自动采集的过程等。

4. 健康管理

未来医院的发展方向是以健康为中心。健康管理的概念是，患者个人的健康档案不仅仅能在医院使用，还能在其他地方使用，为不同机构的诊断和治疗提高效率和准确度，并节省费用。

5. 虚拟化平台、虚拟化计算

虚拟化、云是未来的趋势。当医院的所有设备和应用虚拟化后，投入成本将大大降低。另外，虚拟化还能大大节省医院的用电量、制冷量等。目前，我国在云计算方面还是以私有云为主，最终走向公有云还将有赖于整个链路、整个硬件安全性和稳定性的提高和完善。

5.2　数字化医院概述

数字化医院是我国现代医疗发展的新趋势，计算机与网络技术的发展为数字化医院的建设提供了可靠的技术基础，数字化医院的实现将打破医院的围墙，使医院从医疗型向保健医疗型扩展，从点向面辐射，向社区延伸，从而为人们提供更加全面基础的医疗保健服

[①] 企业资源计划是建立在信息技术基础上，利用现代企业的先进管理思想，全面地集成了企业所有资源信息，为企业提供决策、计划、控制与经营业绩评估的全方位和系统化的管理平台。

务，是体现一个国家发达程度的标志之一。

5.2.1 数字化医院的定义

数字化医院就是利用先进的计算机及网络技术，将患者的诊疗信息、卫生经济信息与医院管理信息等进行有效地收集、储存、传输与整合，并纳入整个社会医疗保健数据库的医院，使医院的服务对象由“有病求医”的患者扩展到整个社会。患者在世界上任何一个地方，只要通过网络接入，就可轻松地查询个人健康档案、向医生进行健康咨询等；需要到医院就医时，可以在家中挂号或预约医生。

数字化医院离我们并不遥远，数字化医院是可以实现的，我国的数字化医院也正在不断发展，如“军字一号”[①]工程的推广应用。现今依托网络技术的发展，数字化医院已基本实现预约挂号、在线问诊、远程会诊、在线缴费、查询个人相关历史信息及医院相关信息等功能，并且，有专家预测今后的5～10年是数字化医院的长足发展时期。

5.2.2 数字化医院的系统组成

（1）HIS（hospital information system）医院信息系统。

（2）PACS（picture archiving and communication systems）医学影像系统。

（3）LIS（laboratory information system）检验信息系统。

（4）EMR/EHR（electronic medical record）电子病历信息系统。

（5）GMIS（globe medical information service）区域医疗卫生服务。

（6）HERP（hospital enterprise resource planning）医院资源计划系统。

此外还有CAE计算机辅助教学系统、CAD计算机辅助诊断系统、CAT计算机辅助治疗系统、CAS计算机辅助外科系统、RTIS放射治疗系统等。

5.3 医院信息系统概述

5.3.1 HIS的概念及主要功能

医院信息系统是利用电子计算机和通信设备，为医院所属各部门提供患者诊疗信息和行政管理信息的收集、存储、处理、提取和数据交换的能力并满足所有用户的功能需求的平台。完整的HIS系统实现了信息的全过程追踪和动态管理，从而做到简化患者的诊疗过程，优化就诊环境，改变排队多、等候时间长、秩序混乱的局面。同时HIS的实施也强化了医院内部的管理，降低了医护人员的工作强度和时间，“伪、冒、漏”现象得以解决，

[①] “军字一号”是1995年9月立项，在全军各级医院对医院信息系统需求普遍高涨的背景下，由总后卫生部组织全军从事医院信息系统研制工作的优秀开发人员以解放军总医院为开发基地进行开发的HIS系统，它使军队医院的整体信息化水平上了一个大台阶，并为医院信息化后续发展提供了一个稳固的平台。

也加速了资金周转速度和减少药品、器械等物资积压。更重要的是，在 HIS 系统的管理下，患者的医学记录得以完整保留从而给医院管理、医疗质量和医学研究的长期效应带来综合效益。

据 2002 年卫生部信息化工作领导小组修订的《医院信息系统基本功能规范》，以医院信息系统的数据流量、流向及处理过程为基础将整个系统的功能划分为如下五个部分：

1. 辅助临床诊疗

辅助临床诊疗主要是指以患者信息为核心，将整个患者诊疗过程作为主线，随着患者在医院中每一步诊疗活动的进行生成并处理与患者诊疗有关的各种数据与信息，并将这部分临床信息进行整理、处理、汇总、统计、分析等。

2. 药品管理

药品管理是指处理与药品有关的所有数据与信息，主要针对药品的存储管理与临床使用。在医院中，药品从入库到出库直到患者的使用，是一个比较复杂的过程，它贯穿于患者的整个诊疗活动。药品管理功能分为两部分，一部分是基本功能部分，包括药库、药房及发药管理，另一部分是临床部分，包括合理用药的各种审核及用药咨询与服务。

3. 经济管理

经济管理是指处理整个医院中各有关部门产生的费用数据，并将这些数据整理、汇总、传输到各自的相关部门，供各部门分析、使用并为医院的财务与经济收支情况服务。包括门急诊划价收费，住院收费，物资、设备、财务与经济核算等。

4. 综合管理与统计分析

综合管理与统计分析主要对病案进行统计分析、管理，并将医院中的所有数据汇总、分析、综合处理以供领导决策使用，包括病例管理、医疗统计、院长综合查询与分析、患者咨询服务等。

5. 提供外部接口

随着社会的发展及各项改革的进行，医院信息系统已不再是一个独立存在的系统，它必须考虑与社会相关系统互联问题。外部接口提供了医院信息系统与医疗保险系统、社区医疗系统、远程医疗、咨询系统等的接口。

5.3.2 HIS 的模块划分

医院信息系统在管理类型上可分为以医院行政事务、医疗管理为中心的医院管理信息系统（HMIS），以及对以患者为中心展开的具体诊疗活动进行管理的临床信息系统（CIS）两大部分。而在具体实施上，其功能模块可细分为门诊管理模块、住院管理模块、体检管理模块、医技管理模块、电子病历管理模块、药品管理模块、医院综合管理及统计分析模块，如图 5-1 所示。

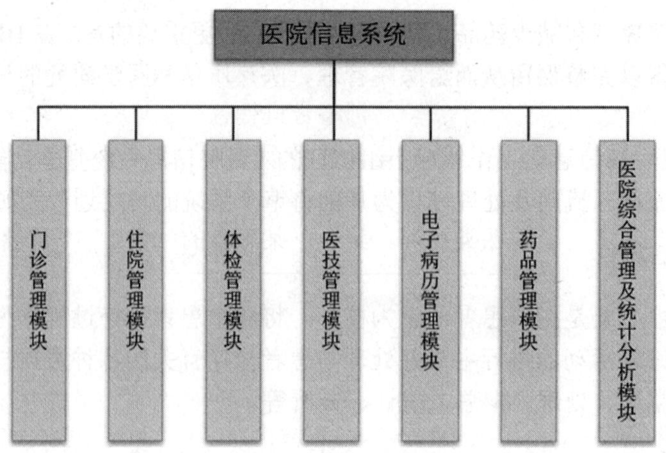

图 5-1　医院信息系统功能模块

在实际应用时，医院信息系统的工作过程是各个模块有机穿插的过程，并且各个模块之间会根据实际需求设有接口，可实现数据共享、信息互通以及资源的实时融合处理。

接下来我们将以上述模块为单位为大家展开对医院信息系统的详细介绍。

5.3.3　门诊管理模块

门诊管理模块可支持医务人员处理电子病历录入、门诊诊断、处方开具、检查和检验申请、治疗处置等医务活动，并配备辅助诊疗系统，以适应医疗保险制度的需要。同时，该模块还能够支持电子健康卡的使用，为患者建立连续的历史就诊病历资料，其具体包含的子系统及功能如图 5-2 所示。

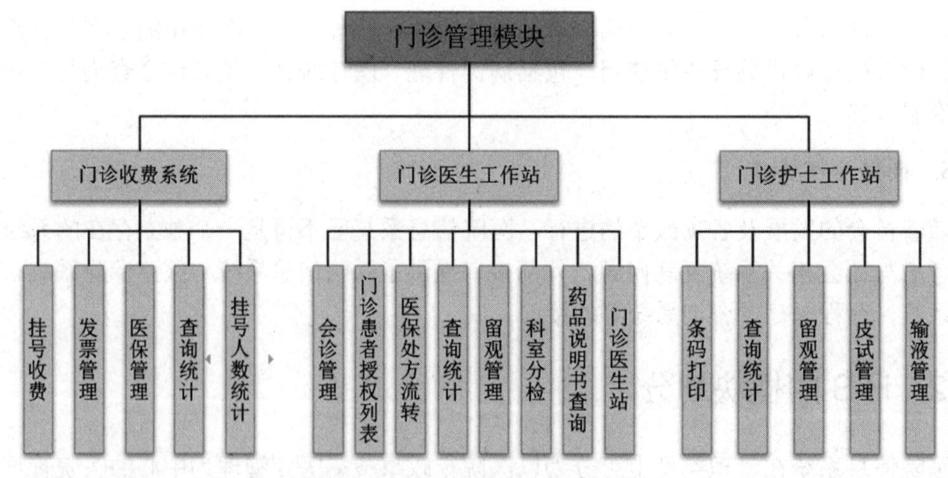

图 5-2　门诊管理模块功能结构图

1. 门诊收费系统

门诊收费系统用于向前来就诊的门诊患者提供便捷的挂号、收费、退费、档案管理等服务，并且还能够为门诊患者的后续活动以及门诊工作量统计提供信息支持。

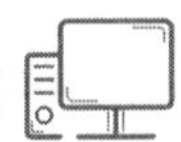

执行挂号业务时，新的患者建档完毕后，该系统将自动分配一个档案号（ID）作为患者在医疗活动中的唯一标识，患者可凭借此号进行就诊、缴费、拿药等活动；对于已来院就诊过的患者则可继续沿用之前已分配的档案号进行各种医疗活动。另外，在挂号过程中，工作人员可选择输入患者姓名、就诊科室及挂号级别（如普诊号、专家号）等信息，并根据这些信息打印门诊挂号单，或者通过身份证与医保卡识别自动获取病人基本信息，如姓名、性别、年龄、病案号、医保类别等。其中，某患者的门诊挂号界面如图 5-3 所示。

挂号日期：2023-06-04 20:51:27 星期日　选择排班　加密　加号
挂号科室：内一科门诊　挂号级别：普通挂号
挂号医生：何　流 水 号：
当前票据：S000000001　电子票据　应　收：0.40
门诊卡号：0000012191　姓　名：张
证件类别：居民身份证　证件号码：533
性　别：女　出生日期：2000-03-20 00:00
合同单位：现金　个人编号：
联系电话：184　优惠类别：
联系地址：云南省大理白族自治州弥　弥城镇
职业：自由职业者　建档立卡

	代码	科室名称
1	9	内一科门诊
2	18	内二科门诊
3	29	内四科门诊
4	41	内五科门诊
5	51	外一科门诊
6	61	外二科门诊
7	69	妇科门诊
8	71	产科门诊
9	79	儿科门诊
10	90	中医科门诊
11	98	中医骨科门诊
12	106	五官门诊
13	116	皮肤科门诊
14	122	急诊科
15	145	口腔科门诊
16	151	精神科门诊

图 5-3　门诊挂号界面

在执行缴费业务时，系统将记录患者的缴费信息，并执行相应的收费、统计核算功能。比如，在门诊患者获取了处方、检查或治疗申请后该模块能自动在系统中判断处方的缴费状态并进行计价、费用收取、收据打印、统计等工作，自动核算本次就诊费用，提供医保类别提醒及医保药品审批功能，并将患者要提取的药品明细数据传输到药房，药房根据该信息准备药品，在提高了工作效率的同时，也无形中提供了医师工作量、诊断工作量、患者区域来源分布等统计数据。其中，某患者的门诊收费界面如图 5-4 所示。

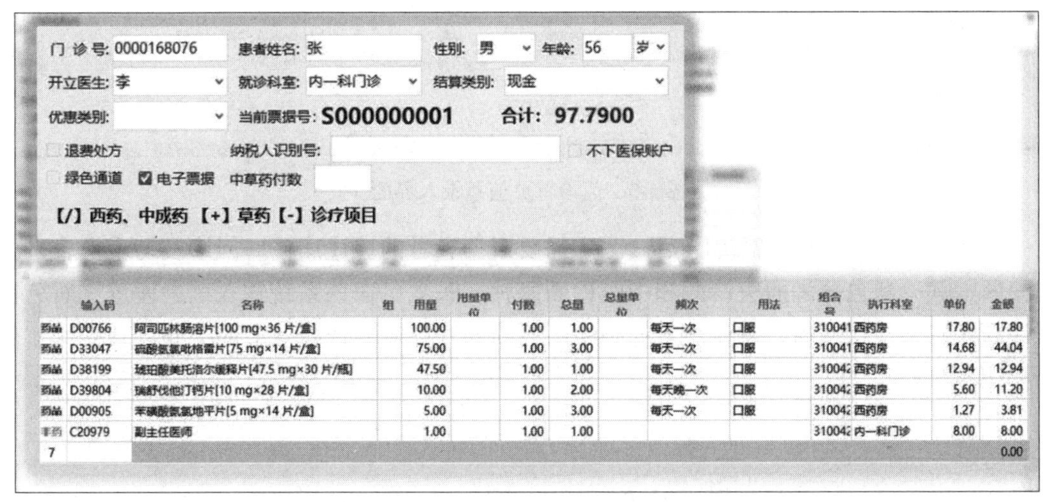

门 诊 号：0000168076　患者姓名：张　性别：男　年龄：56 岁
开立医生：李　就诊科室：内一科门诊　结算类别：现金
优惠类别：　当前票据号：S000000001　合计：97.7900
退费处方　纳税人识别号：　不下医保账户
绿色通道　电子票据　中草药付数
【/】西药、中成药【+】草药【-】诊疗项目

	输入码	名称	组	用量	用量单位	付数	总量	总量单位	频次	用法	组合号	执行科室	单价	金额
药品	D00766	阿司匹林肠溶片[100 mg×36 片/盒]		100.00		1.00	1.00		每天一次	口服	310041	西药房	17.80	17.80
药品	D33047	硫酸氢氯吡格雷片[75 mg×14 片/盒]		75.00		1.00	3.00		每天一次	口服	310041	西药房	14.68	44.04
药品	D38199	琥珀酸美托洛尔缓释片[47.5 mg×30 片/瓶]		47.50		1.00	1.00		每天一次	口服	31004:	西药房	12.94	12.94
药品	D39804	瑞舒伐他汀钙片[10 mg×28 片/盒]		10.00		1.00	2.00		每天晚一次	口服	31004:	西药房	5.60	11.20
药品	D00905	苯磺酸氨氯地平片[5 mg×14 片/盒]		5.00		1.00	3.00		每天一次	口服	31004:	西药房	1.27	3.81
非药	C20979	副主任医师		1.00		1.00	1.00				31004:	内一科门诊	8.00	8.00
7														0.00

图 5-4　门诊收费界面

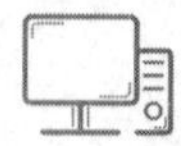

2. 门诊医生工作站

“门诊医生工作站”即门诊医生专用系统，它是医生为门诊患者提供电子化医疗服务的辅助工具，门诊医生工作站主要是以门诊电子病历为中心，为医生提供高效的电子处方管理平台和电子病历，为医院建立门诊病历数据库提供支持，并为病历统计分析提供有效的手段，对提高医生的诊疗水平和医院管理有重大作用。其主要功能是门诊病历的书写、处方的在线录入、检验检查申请单的自动生成、患者历次门诊及住院信息的查询、用药咨询、用药审核、医保用药监控等。设有与 HIS、LIS、PACS、PASS[①]（合理用药监测系统）等系统连接的软件接口，特别为医保的处方监控、医务的临床分析提供了必要的数据准备。

在执行接诊业务时，主要分为三步完善门诊首页信息、开立诊断、开立门诊医嘱三个步骤。

首先，为保证诊疗的完整性、准确性、安全性及可追溯性，医生需利用系统完善门诊首页中的主诉、现病史、既往史、过敏史、个人史、体征数据、体格检查等信息，其具体录入界面如图 5-5 所示。

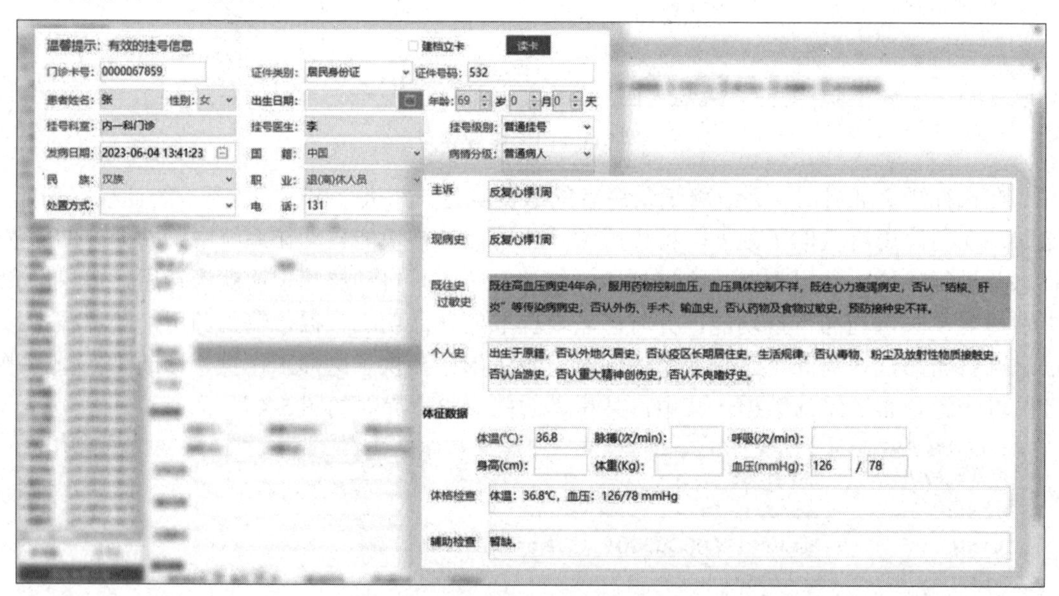

图 5-5　门诊首页信息录入界面

其次，在门诊首页信息完善后，医生需要根据患者的口述病情、问诊及初步检查来开立诊断，其诊断也分为西医诊断和中医诊断两种，医生可在该系统输入框中通过诊断名称或诊断编码来检索诊断，需要注意的是中医诊断的开立需要选择对应的症候，开立诊断界面如图 5-6 所示。

[①] 合理用药监测系统可实现医嘱自动审查和医药信息在线查询，及时发现潜在的不合理用药问题，帮助医生、药师等临床专业人员在用药过程中及时有效地掌握和利用医药知识，预防药物不良事件的发生、促进临床合理用药工作的数据库应用系统。

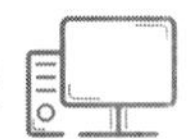

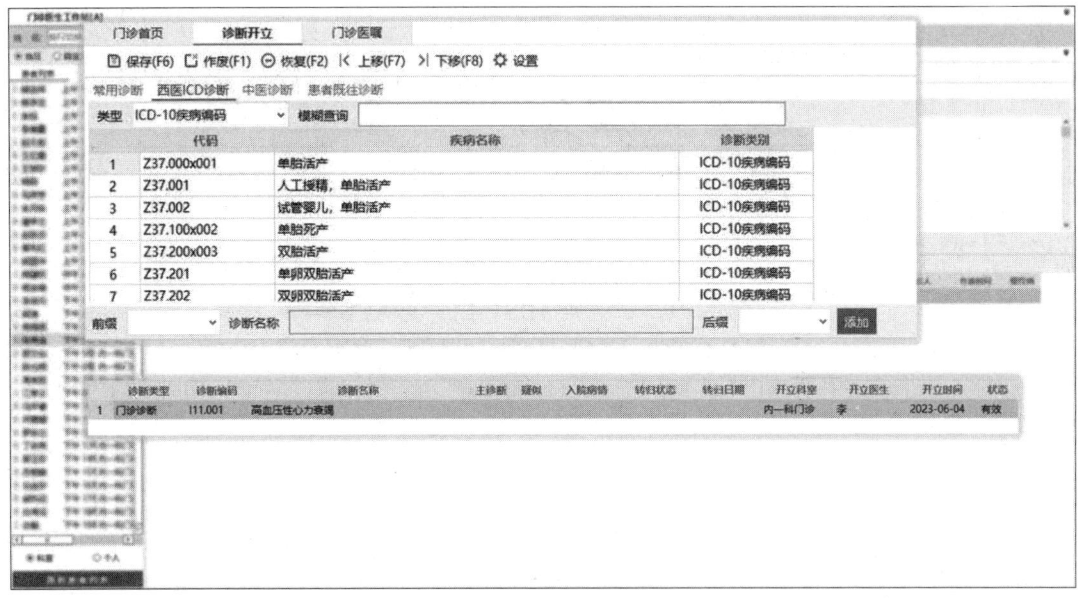

图 5-6　开立诊断界面

最后，医生可利用该系统进行患者医嘱的录入操作，其中也包括了治疗、药品、检查、检验等项目的开立。门诊医嘱录入界面如 5-7 所示。

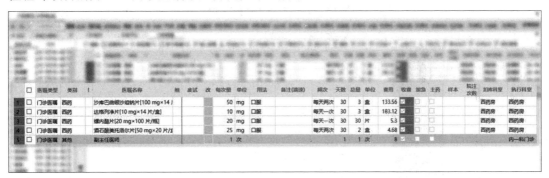

图 5-7　门诊医嘱录入界面

3. 门诊护士工作站

门诊护士工作站是门诊护士专用系统，其主要任务是在协助护士核对并处理医生下达的注射、治疗、换药、输血、手术、留观等工作的同时记录相关过程和数据。

皮试是通过皮内注射少量药品以检测机体是否会发生过敏反应的一种方法，其结果也是患者临床用药选择中的一项重要参考指标，因此在执行注射业务前，门诊护士首先需确定患者医嘱内是否含有皮试项目，如有，应在执行皮试登记操作（见图 5-8）之后再给患者做皮试，并将皮试结果录入系统，需要特别注意的是，此处为了保证皮试结果的准确性，需要医护人员进行双签名操作，其皮试记录界面如图 5-9 所示。

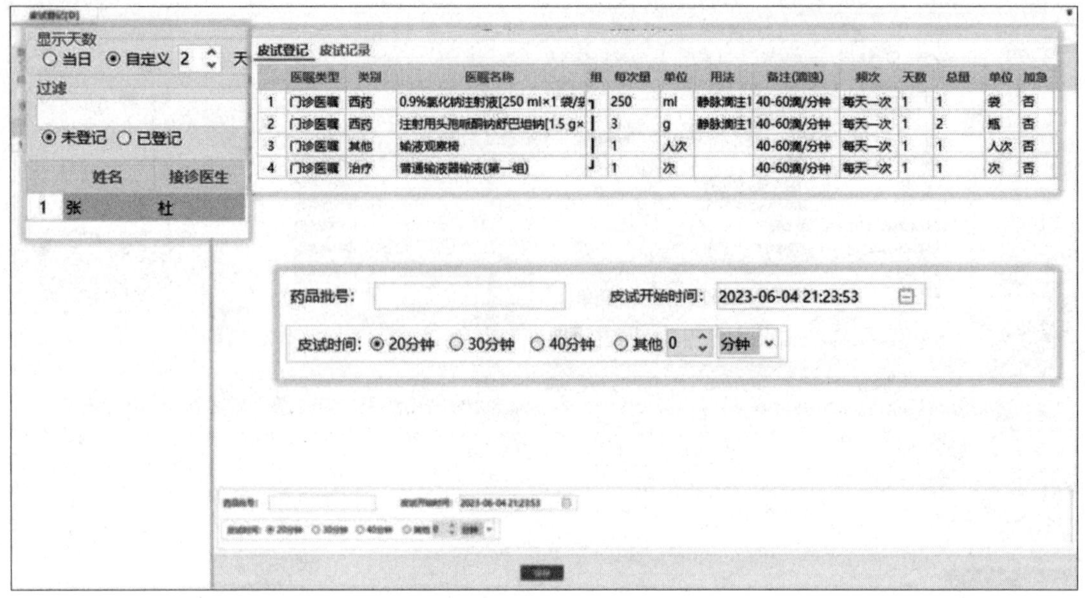
显示天数
当日
自定义 2 天
过滤
未登记
已登记
姓名
接诊医生
1 张 杜
皮试登记 皮试记录
医嘱类型 类别 医嘱名称 组 每次量 单位 用法 备注(滴速) 频次 天数 总量 单位 加急
1 门诊医嘱 西药 0.9%氯化钠注射液[250 ml×1 袋/袋 250 ml 静脉滴注1 40-60滴/分钟 每天一次 1 1 袋 否
2 门诊医嘱 西药 注射用头孢哌酮钠舒巴坦钠[1.5 g× 3 g 静脉滴注1 40-60滴/分钟 每天一次 1 2 瓶 否
3 门诊医嘱 其他 输液观察椅 1 人次 40-60滴/分钟 每天一次 1 1 人次 否
4 门诊医嘱 治疗 普通输液器输液(第一组) 1 次 40-60滴/分钟 每天一次 1 1 次 否
药品批号:
皮试开始时间: 2023-06-04 21:23:53
皮试时间: 20分钟 30分钟 40分钟 其他 0 分钟

图 5-8　皮试登记界面

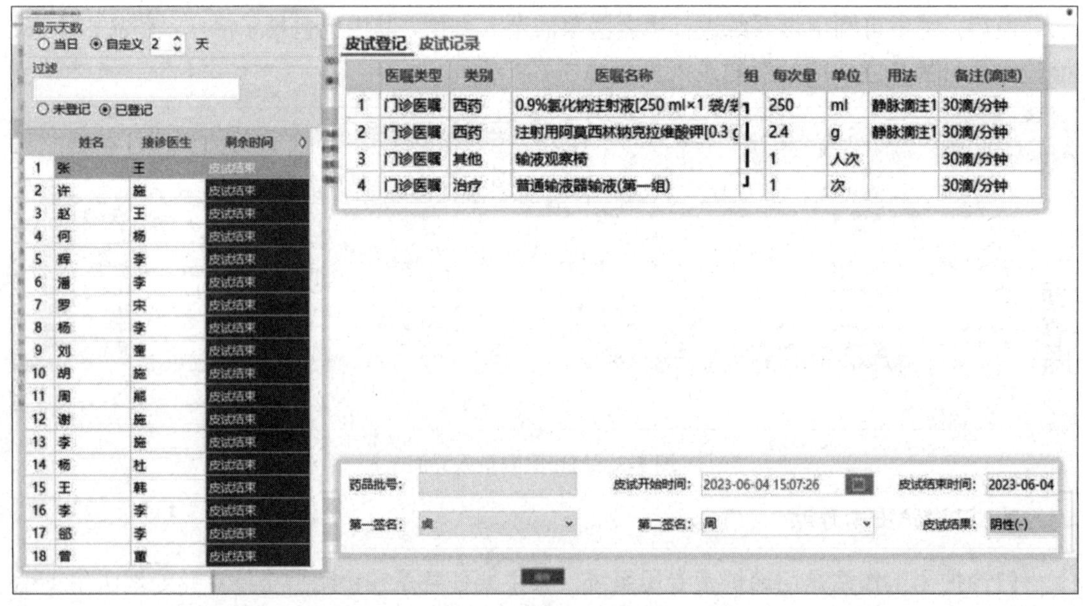

图 5-9　皮试记录界面

在无皮试或皮试项目完成之后，门诊护士就可以先利用该系统进行药水瓶签的打印工作，然后再对患者实施药物注射。这一功能不仅提高了门诊护士的工作效率，而且有效地避免了由于人工疏忽所带来的相关问题，其中，输液卡管理界面如图 5-10 所示。

当注射操作完成之后，门诊护士需在系统上对患者的注射情况进行登记，以便审查及后续治疗工作的开展，输液登记界面如图 5-11 所示。

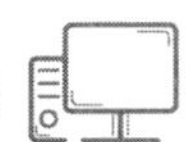

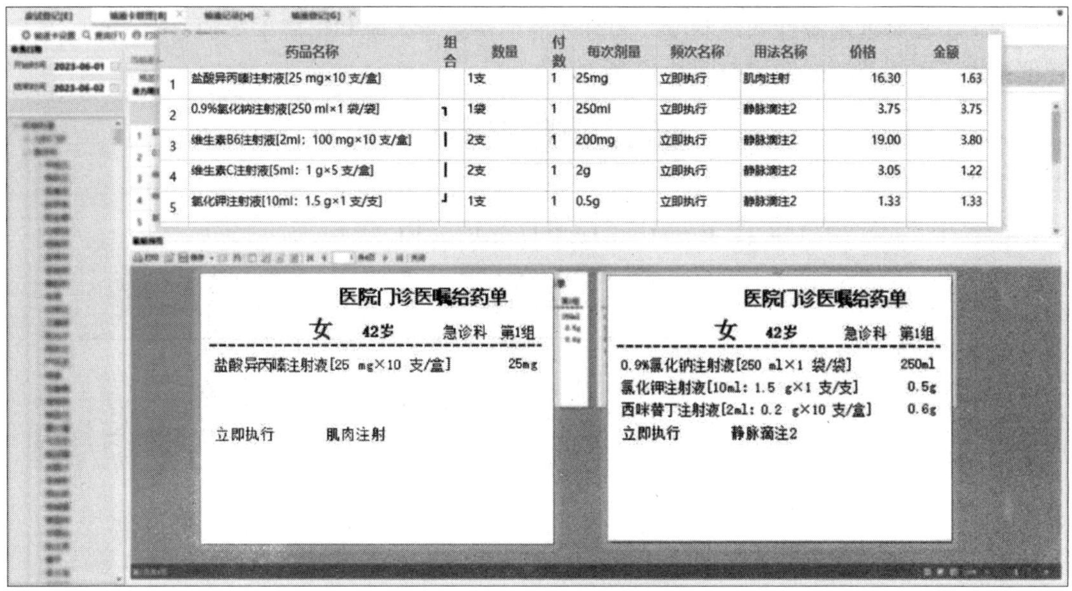

图 5-10　输液卡管理界面

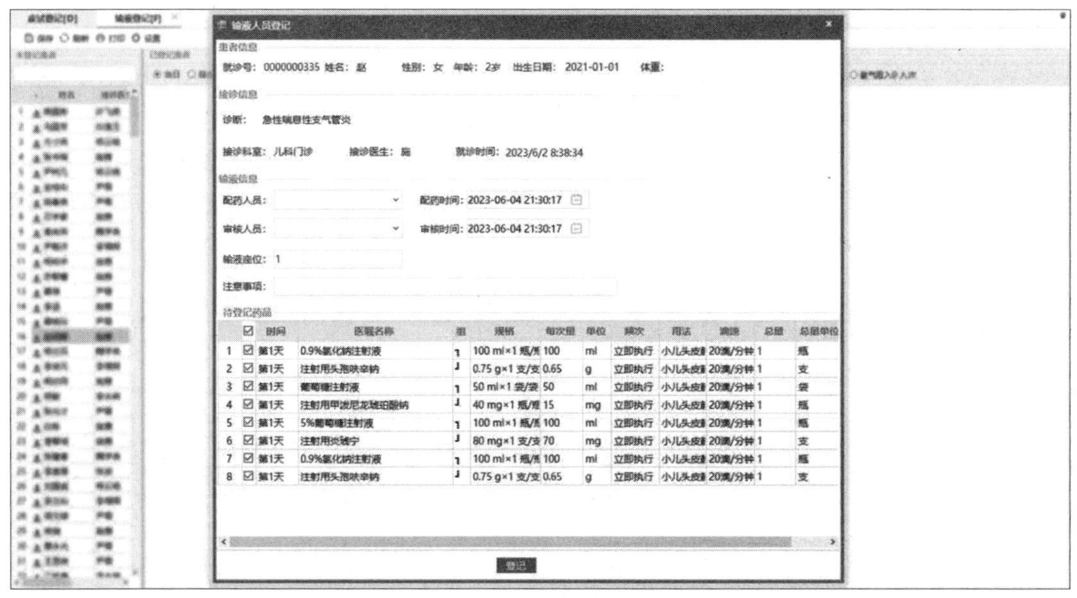

图 5-11　输液登记界面

5.3.4　住院管理模块

住院管理模块是 HIS 系统中最核心的部分。在医院的各个部门中，出入院收费处、住院病区、中心药房构成对住院患者的服务链，住院患者在出入院收费处办理入院手续后入住某住院病区，在接受医院的服务同时产生医疗费用，最后在出入院收费处核价付费后办理出院手续出院，而该模块应用了先进的信息技术以加强对患者住院期间产生的费用的管理，增加了收费的准确性和透明度，同时还能加快患者入院和出院手续的办理速度。住院管理模块子系统及功能结构如图 5-12 所示。

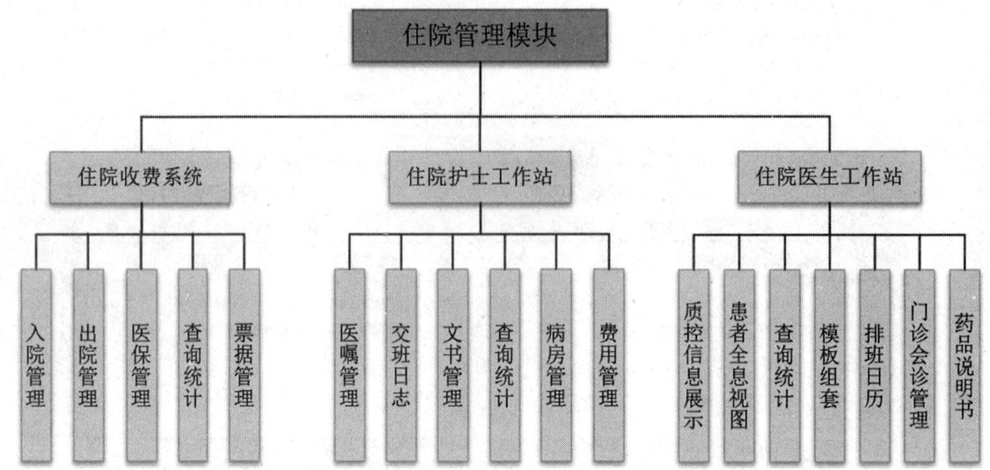

图 5-12　住院管理模块子系统及功能结构图

1. 住院收费系统

住院收费系统主要用于向入院患者提供入院登记，预交金的收取、补交、退还，出院结算，中途结算，欠费结算，费用清单打印等功能。

在处理入院登记业务时，管理住院收费系统的财务人员首先需要在系统上录入患者的基本入院信息，如姓名、身份证、入院时间、住院科室等。如有要求，患者也可在此缴纳住院预交金（见图 5-13）。在经相应科室护士接诊后，患者的入院业务办理也就完成了。入院登记界面如图 5-14 所示。

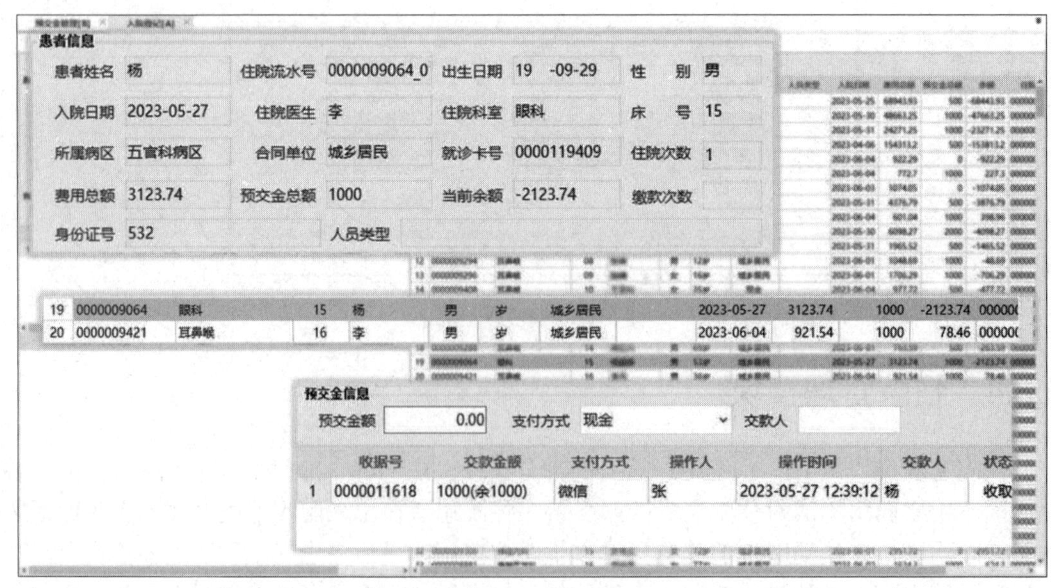

图 5-13　住院预交金缴纳界面

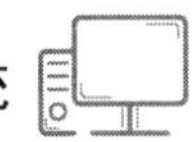

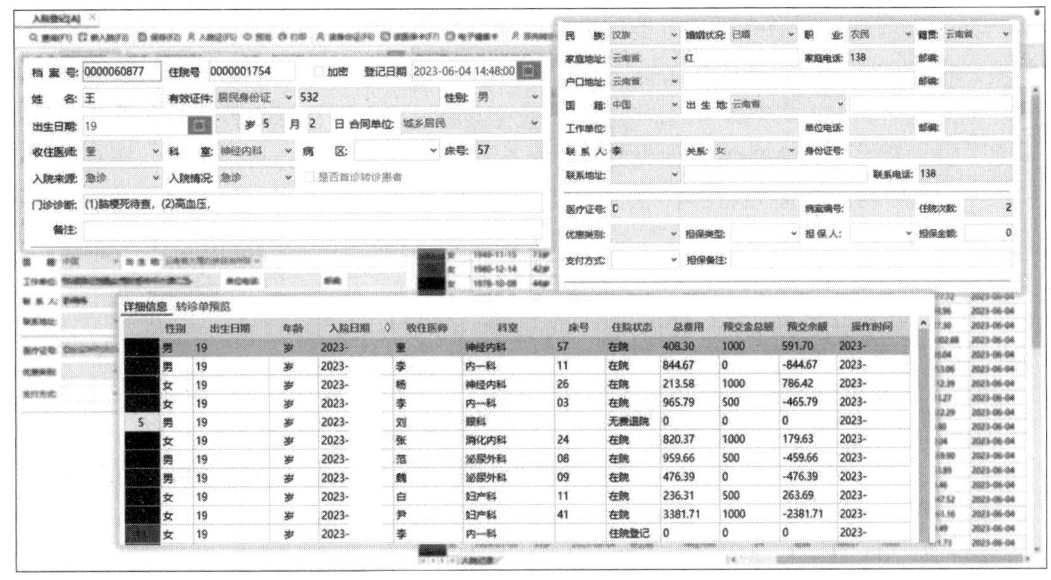

图 5-14　入院登记界面

在执行出院缴费业务时，系统可通过患者的住院号来查询患者的“在院状态”以判断患者是否可以办理出院，而“在院状态”又与患者出院手续办理进度直接关联，如：患者在院医嘱还未作废或未进行出院登记，则无法进行结算。同时如有需要，还可在此打印详细的住院费用清单。出院结算界面如图 5-15 所示。

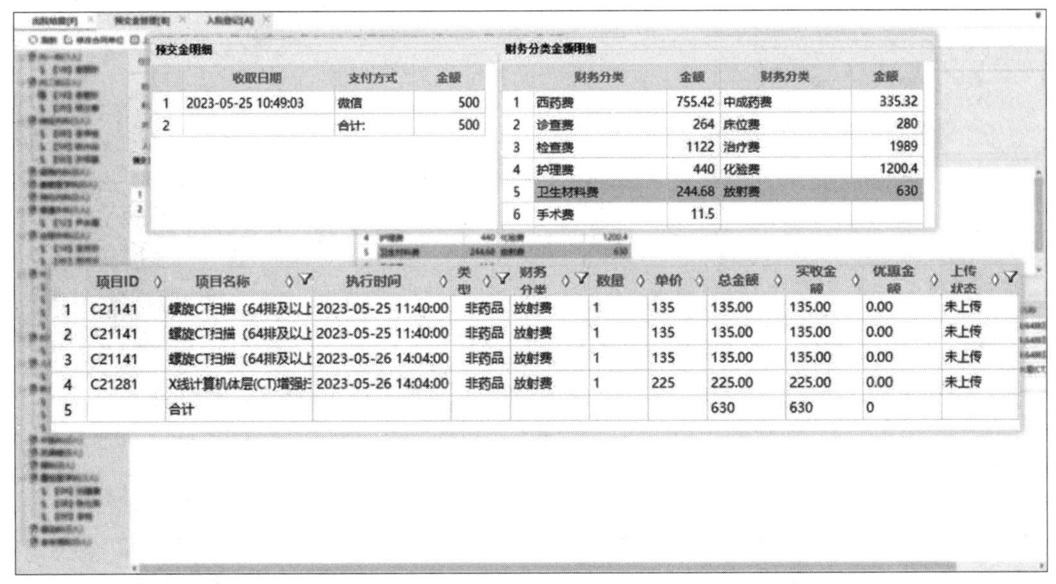

图 5-15　出院结算界面

2. 住院护士工作站

住院护士工作站是住院护士专用系统。它能够协助病房护士完成日常的护理工作，包含住院病人的入院接诊，床位安排，长期医嘱和临时医嘱的核对与执行，费用录入，药品领取、体温信息录入、护理记录单填写以及出院登记等功能，是实现住院无纸化办公的必要模块，也是入院患者管理的源头。

在面对患者入院时，各科护士首先可在系统上通过“入院接诊”操作接收患者基本入院信息，并根据系统录入的实时数据给患者分配床位、主管医生、责任护士、主任医生、住院医生，入院接诊界面如图 5-16 所示。如有需要，相关医务人员可以在病房管理界面查看患者信息卡片，此处直观地展示了患者的关键信息，病房管理界面如图 5-17 所示。

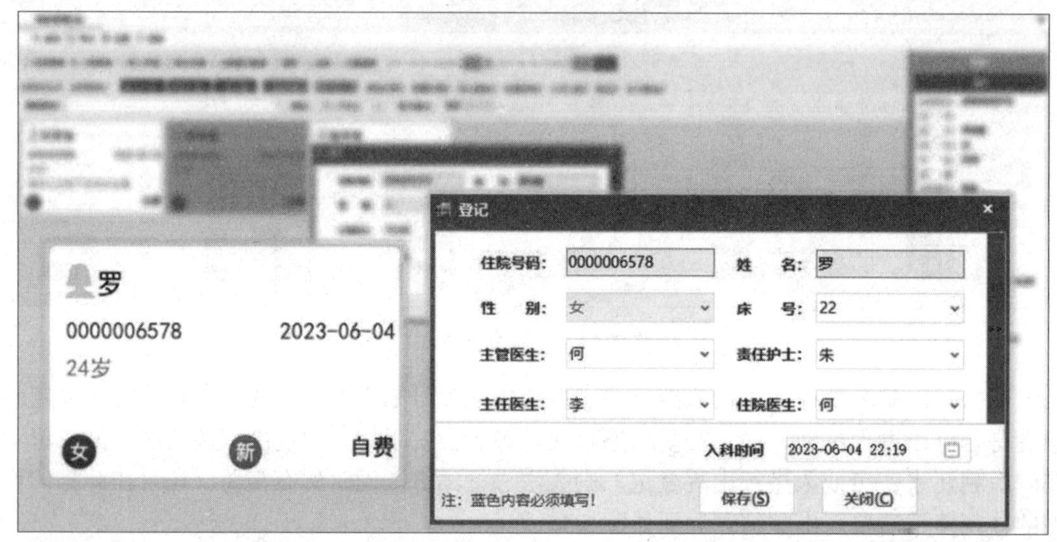

图 5-16 入院接诊界面

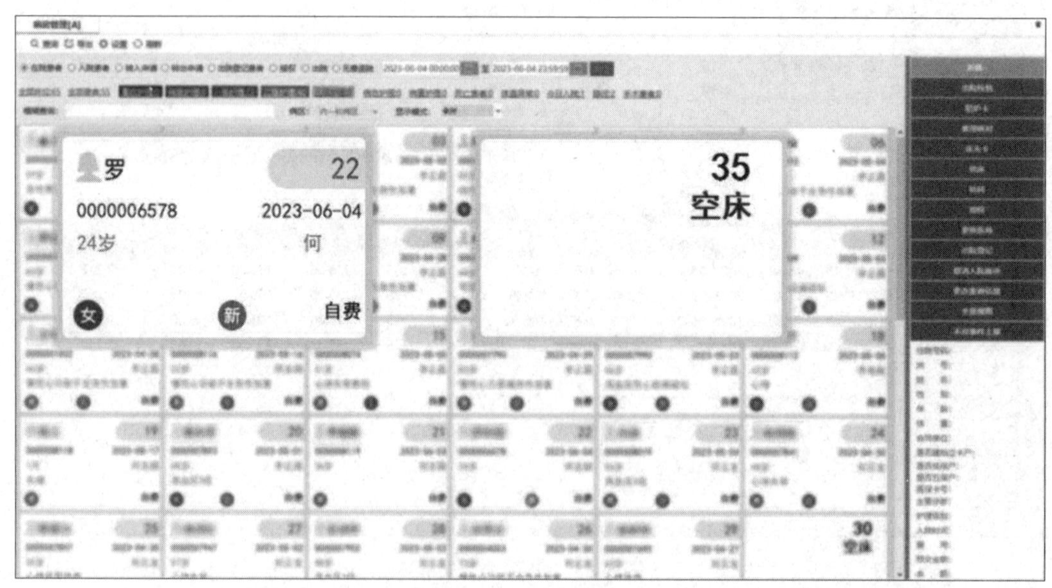

图 5-17 病房管理界面

经医生诊疗并开具住院医嘱之后，住院护士可使用系统进行医嘱的核对工作，以避免基础性诊疗和用药错误情况的出现，住院医嘱审核界面如图 5-18 所示。核对无误后住院护

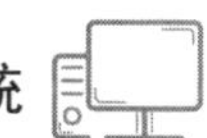

士需将医嘱进行分解，使系统根据特定医嘱拟定患者当日或未来几日内用药与检查计划表，并将计划表中各项信息按照类型打包并发送至相关科室，以保证住院医嘱的无误执行，住院医嘱分解界面如图 5-19 所示。

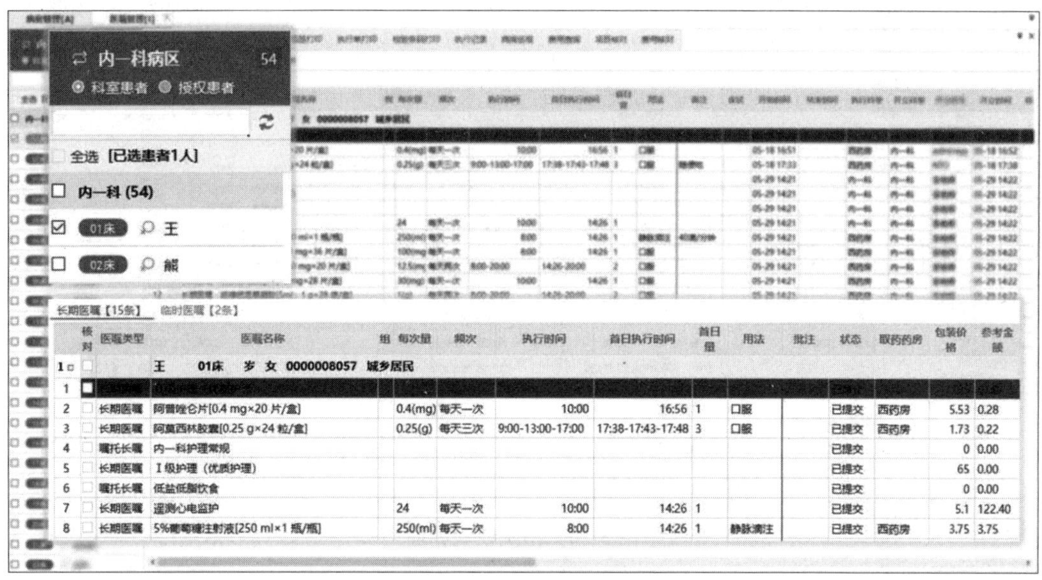

图 5-18　住院医嘱审核界面

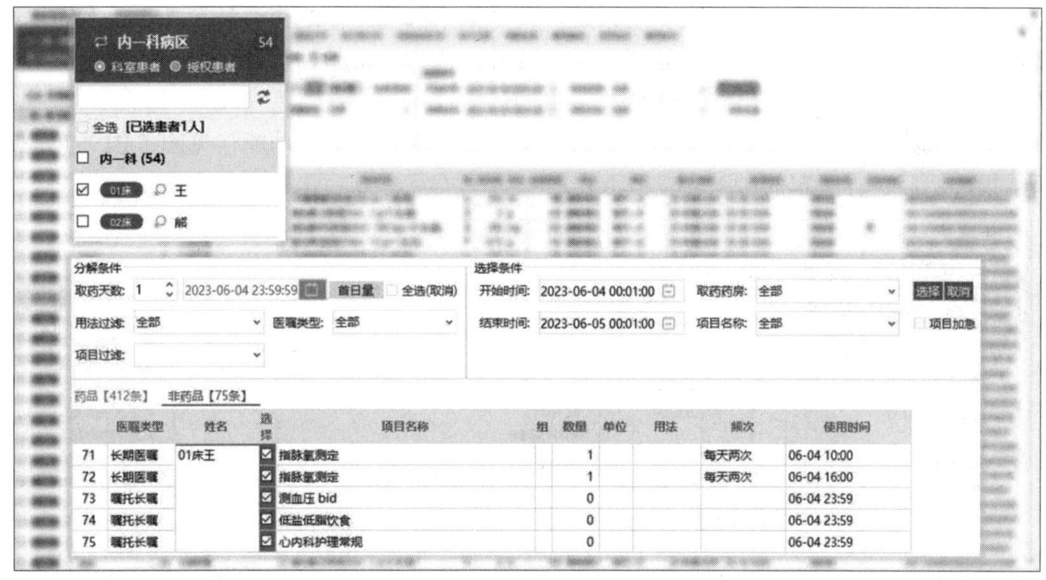

图 5-19　住院医嘱分解界面

当处理出院业务时，该科护士可先利用系统进行“出院校验”操作，以审核患者的出院手续是否办理完成，如：用药申请是否废除，检查及检验项目是否完成，费用是否准确等，并把相关结果发送到住院收费系统（如未办理完成则不可执行出院）。出院校验界面如图 5-20 所示。

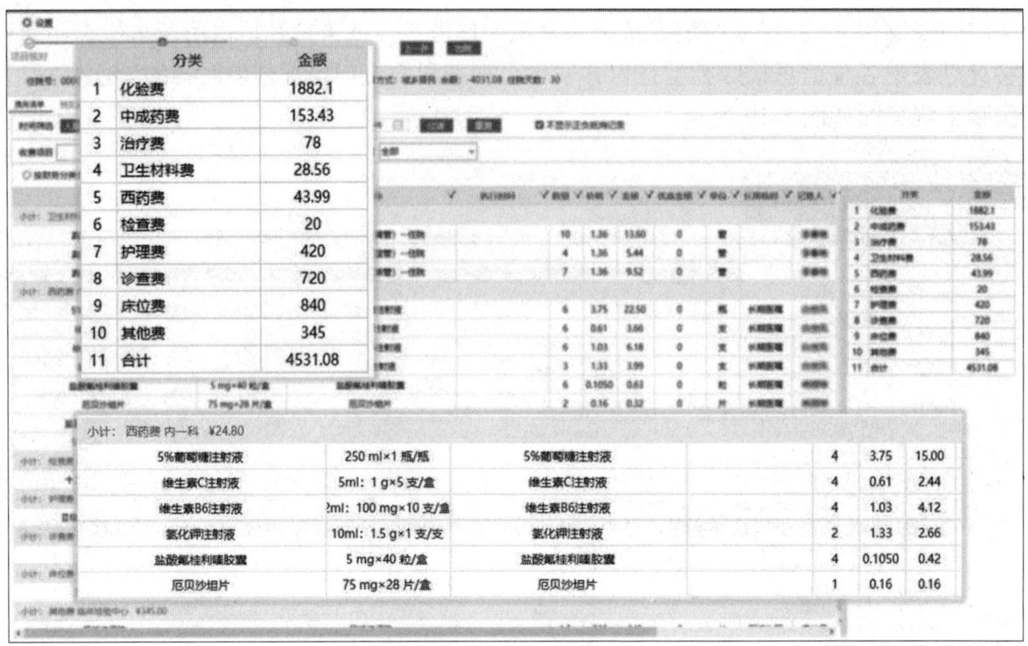

图 5-20　出院校验界面

3. 住院医生工作站

住院医生工作站是住院医生专用系统，它是整个医院工作的中心环节，也是全院医疗质量的关键所在。其主要任务是处理诊断、处方、检查、检验、治疗处置、手术、护理卫生材料以及会诊、转科、出院等信息。

科室接收到住院患者后，医师可先通过系统的“诊断开立”功能（见图 5-21）记录诊断结果，然后进行医嘱的录入。

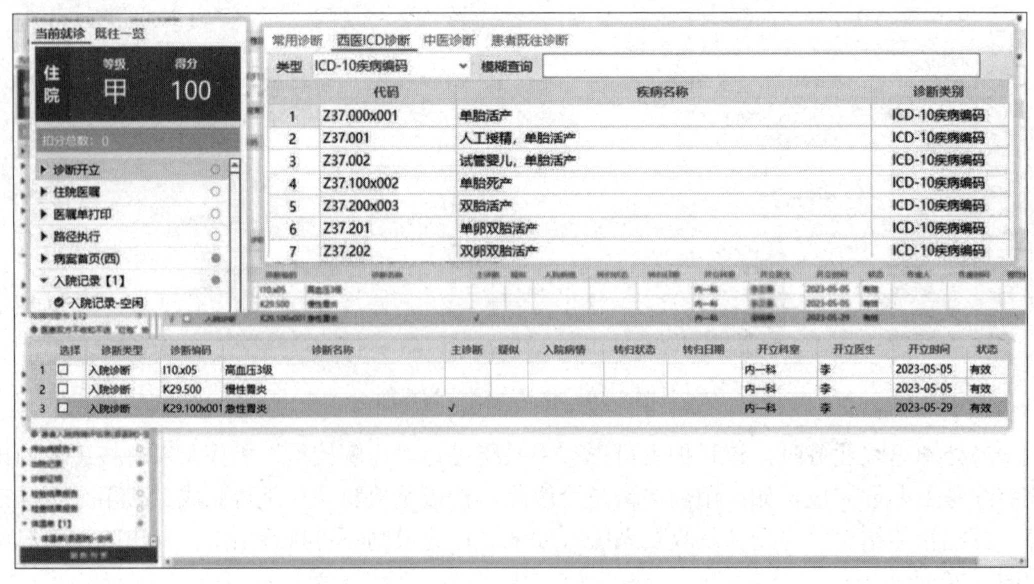

图 5-21　入院诊断开立界面

医嘱处理包括长期医嘱和临时医嘱的录入、停用、打印等功能，系统为医嘱录入提供了单条医嘱录入、医嘱模板录入两种方式；为方便医生快速查找到药品，药品可以通过药品编码、品名、拼音简码等多种方式进行检索；若住院患者需要进行检查检验或手术，则患者的主管医生可由本系统界面提出申请。住院医嘱录入界面如图 5-22 所示。

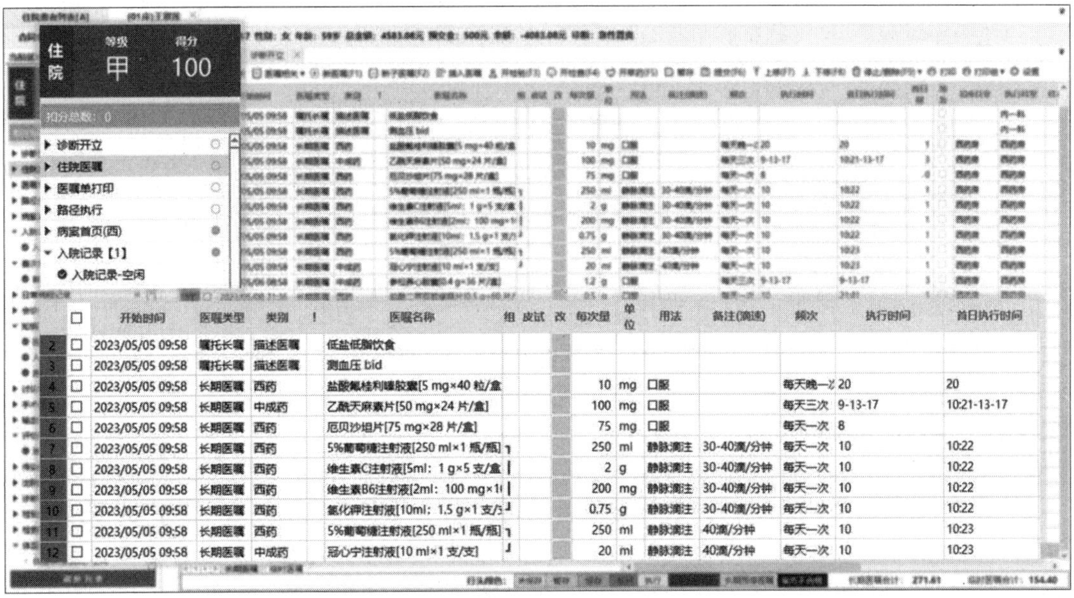

图 5-22　住院医嘱录入界面

该系统还提供了会诊管理功能，主管医生可以提交电子会诊单至某个科室由该科室接收授权，多科室会诊可对患者做更加全面的病情观察与诊断。并且各医院有专门的会诊制度管理会诊的具体操作规范，会诊管理界面如图 5-23 所示。

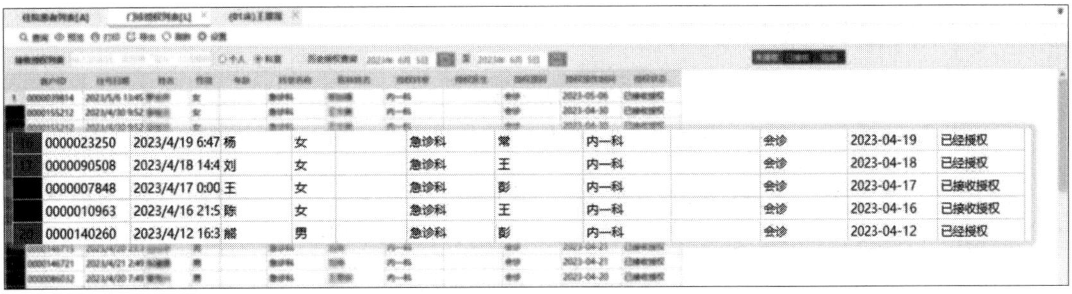

图 5-23　会诊管理界面

电子病历由于需要集成患者在就诊治疗过程中产生的医嘱、处方、检查检验报告等具体信息，因此系统提供了患者电子病历查看界面接口供住院医生工作站连接管理，患者电子病历查看界面如图 5-24 所示。

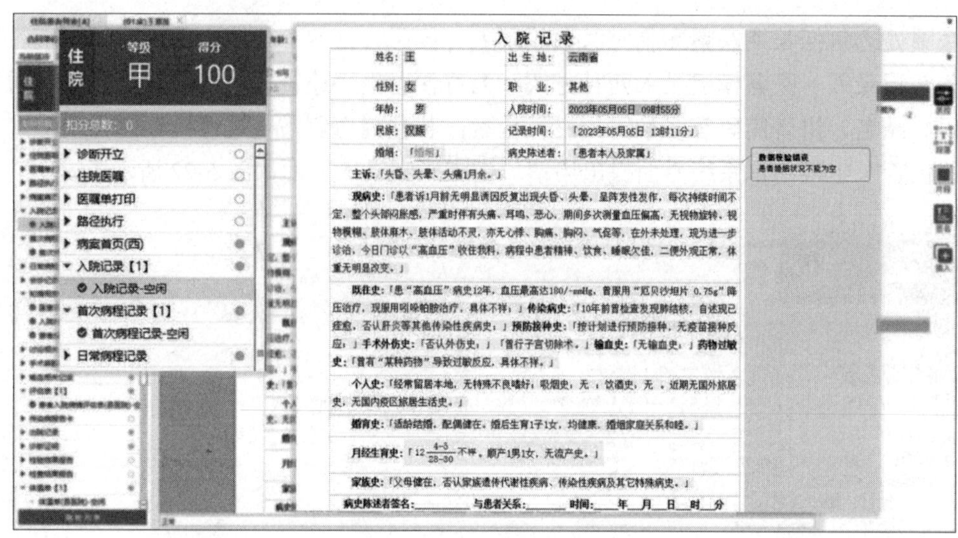

图 5-24　患者电子病历查看界面

5.3.5　体检管理模块

体检管理模块是医疗机构开展体检业务的得力助手。它将从以往人工操作的健康体检过程所得到的信息转换成全数字化的电脑管理，使体检过程更为流畅、更有条理、更加便于质量控制和查询统计管理，从而实现体检业务管理的自动化、数字化和规范化。系统提供了体检相关工作的全套功能，包括体检预约、人员预备、体检登记、费用管理、分科检查、医生送检、报告管理、检后随访、职业病体检、互联网+体检等健康管理全闭环 PDCA 循环①。该系统运行时直接读取 HIS 的信息表（例如病人信息中的科室、医生、病人类别、医药公司、厂家、床位、操作人员、收费项目、收费套餐、计量单位、医嘱用法、手术、麻醉、疾病等），无须另外维护公共的信息表协助医院为受检者提供安全、优质、快捷的服务。其具体包含的功能如图 5-25 所示。

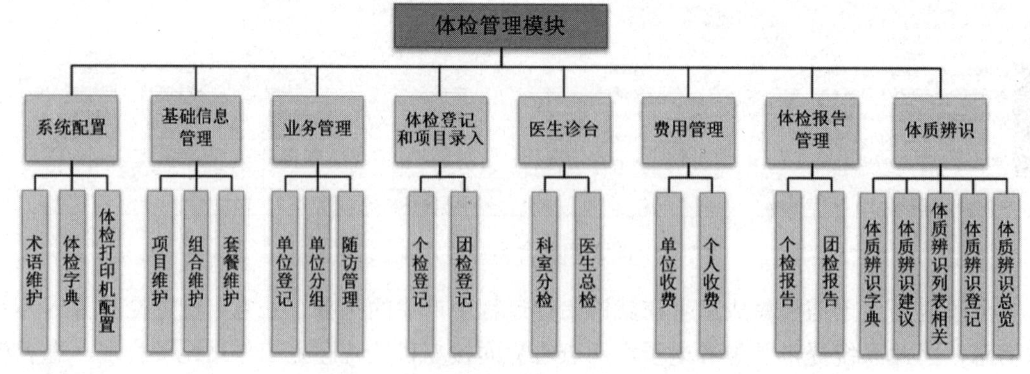

图 5-25　体检管理模块功能结构图

① PDCA 循环是美国质量管理专家沃特·阿曼德·休哈特（Walter A. Shewhart）首先提出的用于全面质量管理的方法。该方法将质量管理分为四个阶段，即 plan（计划）、do（执行）、check（检查）和 act（处理）。

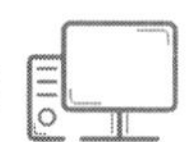

其中几项功能略做介绍。

1. 基础信息管理

系统提供了基础信息管理功能，体检中心的医务工作者可轻松地在系统上完成体检项目与体检套餐的维护。体检基础套餐信息管理界面如图 5-26 所示。

套餐名称	性别
56487	全部
无痛胃肠镜套餐	全部
阳康套餐一	全部
阳康套餐二	全部
宏欣爆破（男）	男
自选套餐	全部
宏欣爆破（女）	女
双胞胎厂体检	全部
陆运物流公司 未婚女	女

组合名称	单价	折扣	折后价	状态
一般检查	0.00	100.00 %	0.00	启用
血氧饱和度监测	2.00	100.00 %	2.00	启用
64排胸部（双肺、纵隔、心脏）CT	135.00	100.00 %	135.00	启用
十二通道心电图检查	20.00	100.00 %	20.00	启用
血常规29项	26.10	100.00 %	26.10	启用
尿液分析	9.50	100.00 %	9.50	启用
超敏C反应蛋白	40.00	100.00 %	40.00	启用
肝病实验室诊断1	30.00	100.00 %	30.00	启用
肾病实验诊断（不含胱抑素）	21.00	100.00 %	21.00	启用
葡萄糖测定	4.00	100.00 %	4.00	启用
血脂及脂蛋白测定1（4项）	26.00	100.00 %	26.00	启用
心肌酶测定	30.00	100.00 %	30.00	启用
骨密度测定	57.00	100.00 %	57.00	启用
人免疫缺陷病毒抗体测(免费)	0.00	100.00 %	0.00	启用
梅毒螺旋体抗体(免费)	0.00	100.00 %	0.00	启用

可选项目

项目名或拼音码

组合名称
卵巢癌两项
空腹血糖
餐后两小时血糖
丙型肝炎抗体测定(定性)
血型鉴定（ABO正反定型、Rh血型
白带常规（手工）

图 5-26　体检基础套餐信息管理界面

2. 业务管理

业务管理功能主要处理团队体检相关的业务，在该模块下可详细记录单位的基本信息，如单位名称、单位机构编码、单位地址、联系电话等。同时，可根据单位的实际需求自定义体检分组，如有需要，还可以在此模块处理单位体检预交金的缴纳业务。单位分组界面如图 5-27 所示。

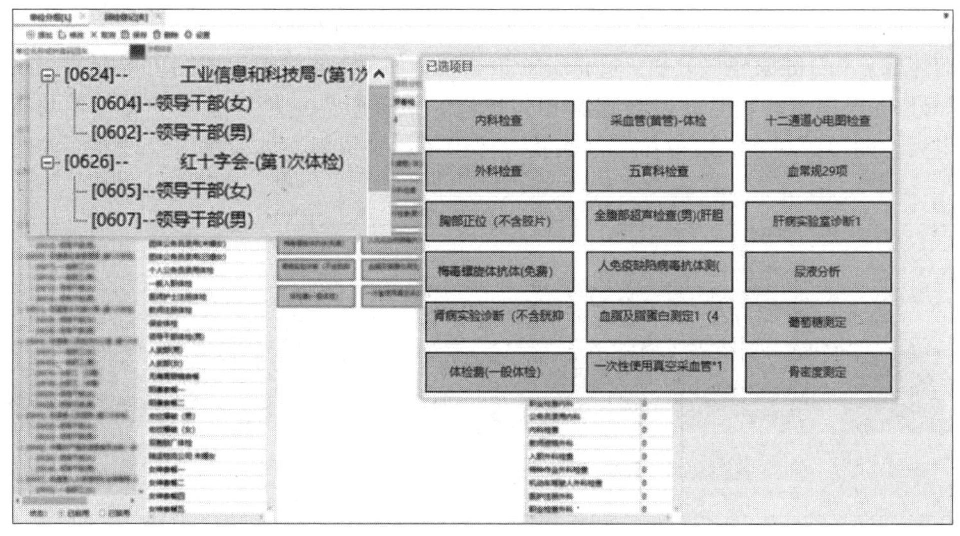

图 5-27　单位分组界面

3. 体检登记和项目录入

由于该模块与HIS系统的数据直接连接，集成度高，信息互动性强，随时可共享调用医疗机构的数据资料，因此，医务人员可直接通过档案号（ID）或单位名称即时浏览个人或团体的就诊记录和以往的体检情况，并且体检项目的录入支持套餐快捷录入方式，也支持拼音、五笔、编号等简码的输入。项目一旦输入完成系统就会自动生成申请单和条码，在大大提高工作效率的同时，也减轻了体检部门员工的工作量。体检登记及项目录入界面如图5-28所示。

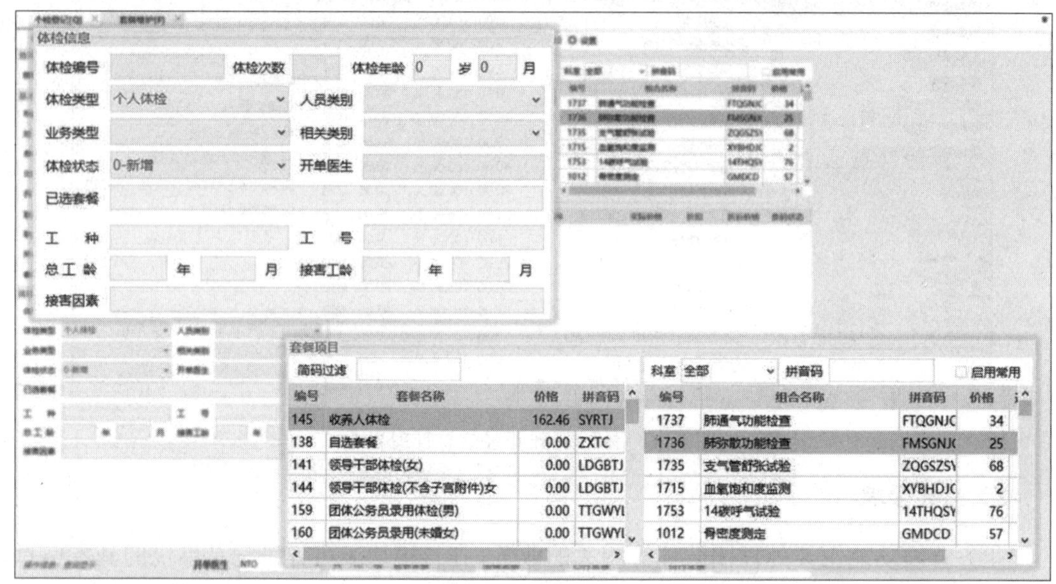

图5-28 体检登记及项目录入界面

4. 体检报告管理

该功能除了体检报告的存储，还可在完成一个单位的体检后根据体检结果综合做出该单位的体检分析，健康建议分析，职业病分布状况分析等。体检报告单则可以在导出为PDF或Word格式之后通过互联网传递给相关单位。这样长期的档案管理和体检信息的综合查询也为长期跟踪观察该单位员工健康状况提供了相关资料。体检报告管理界面如图5-29所示。

体检号	档案号	业务类型	体检次数	套餐分组	姓名	性别	年龄	身份证号
202304150004	0000067298	入职体检	1		李	男	2	532
202304150005	0000116613	入职体检	1		梁	男	2	532
202304150007	0000141971	入职体检	1		杨	男	2	532

总计录：9　已打印：0　未打印：9

图5-29 体检报告管理界面

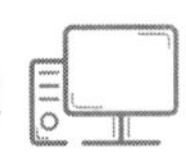

5.3.6　医技管理模块

医技管理模块主要以接口的形式为门诊、各治疗室、检查检验室等科室提供申请单上报、费用管理功能，同时，还可以接收医生工作站发出的检查检验申请单据，并进行患者登记、结果登记及报告审核；同时也支持手工创建单据以应对紧急事件。在实际运用中，该模块一般划分为医院检验系统和医学影像系统，而这两个子系统均能与 HIS 进行无缝对接，可减少医生对患者信息的重复录入工作，患者基本信息、开单科室、开单医生由系统自动生成。在录入患者信息时只需要使用条码枪扫描患者的条码标签，或录入患者姓名拼音码、住院号、发票号、患者姓名其中的任意一项，系统便能自动查询并提取患者信息，也可以直接查询 HIS 中已执行的申请信息。检验及检查结果通过医院内网进行同步。

1. 医院检验系统

医院检验系统（Laboratory Information System，LIS）是专为医院检验科设计的一套实验室信息管理系统。该系统的主要功能是应用信息技术实现临床实验室业务信息和管理信息的采集、存储、处理、传输、查询，实现标本全流程信息管理，并提供分析及诊断支持。按医学检验领域可分常规检验、生化检验、免疫检验、微生物检验、分子检验、输血检测等。该系统基本功能包括标本检测全过程管理、仪器设备数据采集、检验诊断报告管理、质量控制管理、耗材物资管理等。具体功能包括条码管理、标本管理、全过程时间管理、设备数据采集诊断报告书写、质控管理、诊断报告审核、危急值管理等。

LIS 的工作流程：根据门诊医生和住院工作站提出的检验申请，系统将生成相应患者的化验条码标签并对样本进行核收，当检验结果生成后，系统会通过数据接口和结果核准将检验数据自动与患者信息相对应并生成该患者相关项目的化验单。

其中“危机值管理”功能能够实时获得超出参考值范围的检验结果，并将结果传输到开单医生所在科室的计算机上，便于医生对患者病情进行实时监控。同时，各工作站、临床科室或领导能随时查看信息、工作进度以及检验结果，医生可以集中打印检验结果，患者可到自助打印机打印本人的化验单。既节省人力物力，又避免交叉感染，还可大大提高工作效率。同时，医生也可查看患者已被审核过的检验报告结果及报告单。其中，患者检验报告查看界面如图 5-30 所示，检验报告单如图 5-31 所示。

2. 医学影像系统

医学影像系统（Picture Archiving and Communication System，PACS）全称为医学影像存档与通信系统，是应用在医院影像科室，全面解决医学图像的获取、显示、存储、传送和管理的综合系统。医学影像系统的核心是图像采集及浏览，支持对图像进行选择、变换、旋转、翻转、缩放、移动、局部放大、反相、还原及减影运算等操作。医生根据检查图像进行测量、对比观察得出诊断结果。医学影像系统功能如图 5-32 所示。

医学影像系统的工作流程：根据门诊医生和住院工作站提出的检查申请（超声、放射、核磁共振等），检查科室登记并确认患者信息后，连接对应的仪器进行影像学检查。影像拍摄完成后，系统会根据内部对照关系，通过数据接口和图像核准将科室审核后的检查数据与患者信息进行绑定。影像查看界面如图 5-33 所示，检查报告单如图 5-34 所示。

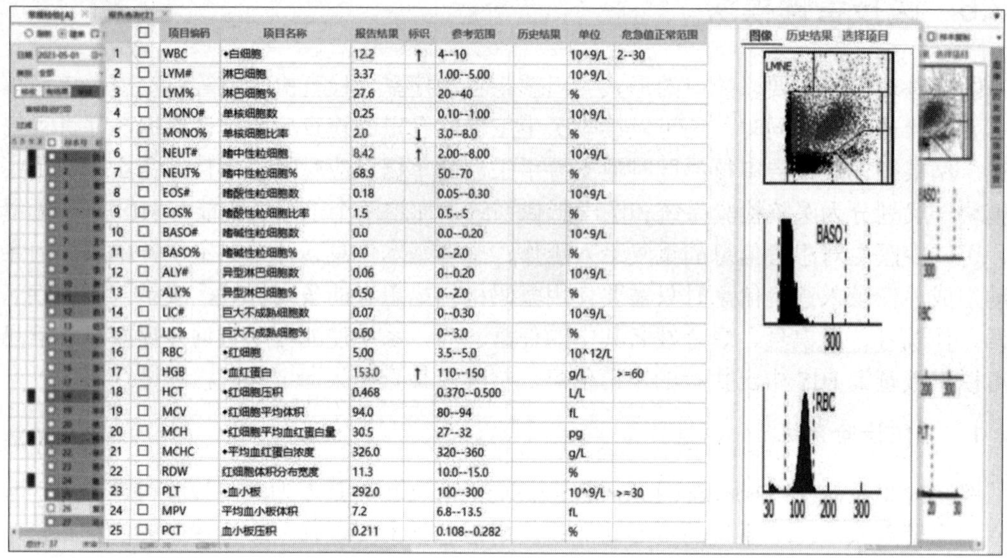

	☐	项目编码	项目名称	报告结果	标识	参考范围	历史结果	单位	危急值正常范围
1	☐	WBC	•白细胞	12.2	↑	4--10		10^9/L	2--30
2	☐	LYM#	淋巴细胞	3.37		1.00--5.00		10^9/L	
3	☐	LYM%	淋巴细胞%	27.6		20--40		%	
4	☐	MONO#	单核细胞数	0.25		0.10--1.00		10^9/L	
5	☐	MONO%	单核细胞比率	2.0	↓	3.0--8.0		%	
6	☐	NEUT#	嗜中性粒细胞	8.42	↑	2.00--8.00		10^9/L	
7	☐	NEUT%	嗜中性粒细胞%	68.9		50--70		%	
8	☐	EOS#	嗜酸性粒细胞数	0.18		0.05--0.30		10^9/L	
9	☐	EOS%	嗜酸性粒细胞比率	1.5		0.5--5		%	
10	☐	BASO#	嗜碱性粒细胞数	0.0		0.0--0.20		10^9/L	
11	☐	BASO%	嗜碱性粒细胞%	0.0		0--2.0		%	
12	☐	ALY#	异型淋巴细胞数	0.06		0--0.20		10^9/L	
13	☐	ALY%	异型淋巴细胞%	0.50		0--2.0		%	
14	☐	LIC#	巨大不成熟细胞数	0.07		0--0.30		10^9/L	
15	☐	LIC%	巨大不成熟细胞%	0.60		0--3.0		%	
16	☐	RBC	•红细胞	5.00		3.5--5.0		10^12/L	
17	☐	HGB	•血红蛋白	153.0	↑	110--150		g/L	>=60
18	☐	HCT	•红细胞压积	0.468		0.370--0.500		L/L	
19	☐	MCV	•红细胞平均体积	94.0		80--94		fL	
20	☐	MCH	•红细胞平均血红蛋白量	30.5		27--32		pg	
21	☐	MCHC	•平均血红蛋白浓度	326.0		320--360		g/L	
22	☐	RDW	红细胞体积分布宽度	11.3		10.0--15.0		%	
23	☐	PLT	•血小板	292.0		100--300		10^9/L	>=30
24	☐	MPV	平均血小板体积	7.2		6.8--13.5		fL	
25	☐	PCT	血小板压积	0.211		0.108--0.282		%	

图 5-30　患者检验报告查看界面

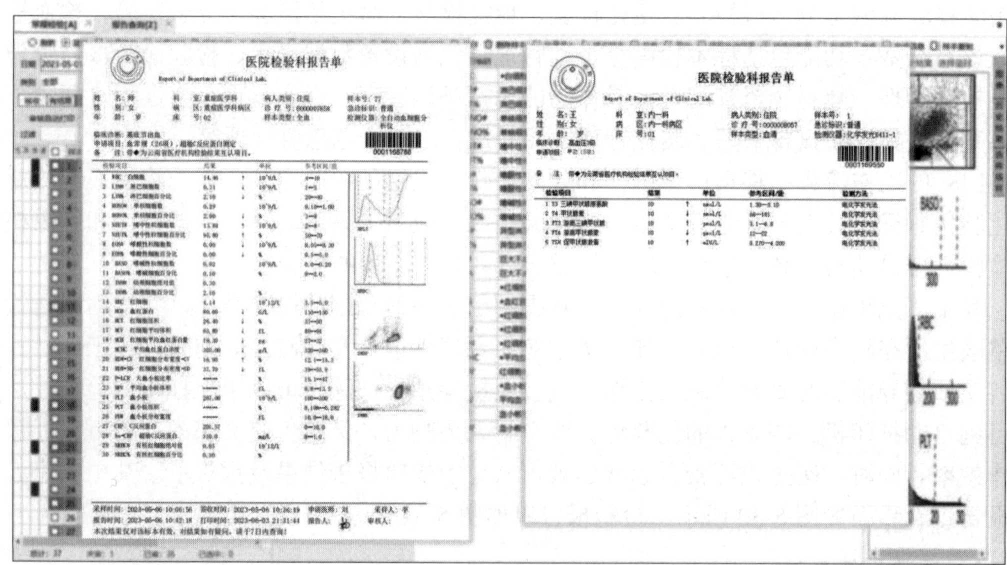

图 5-31　检验报告单

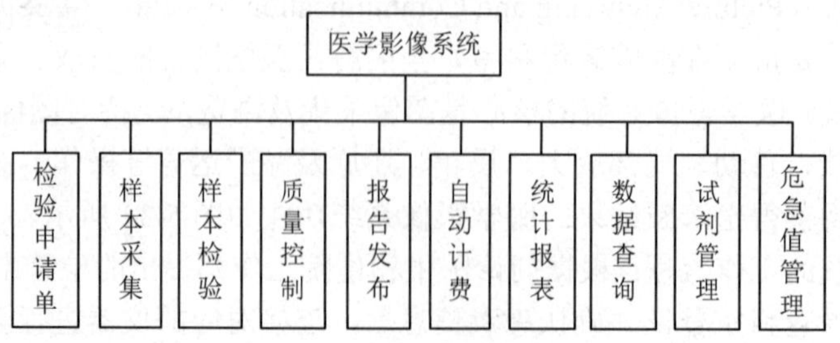

图 5-32　医学影像系统功能

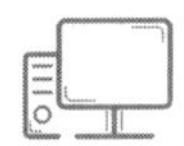

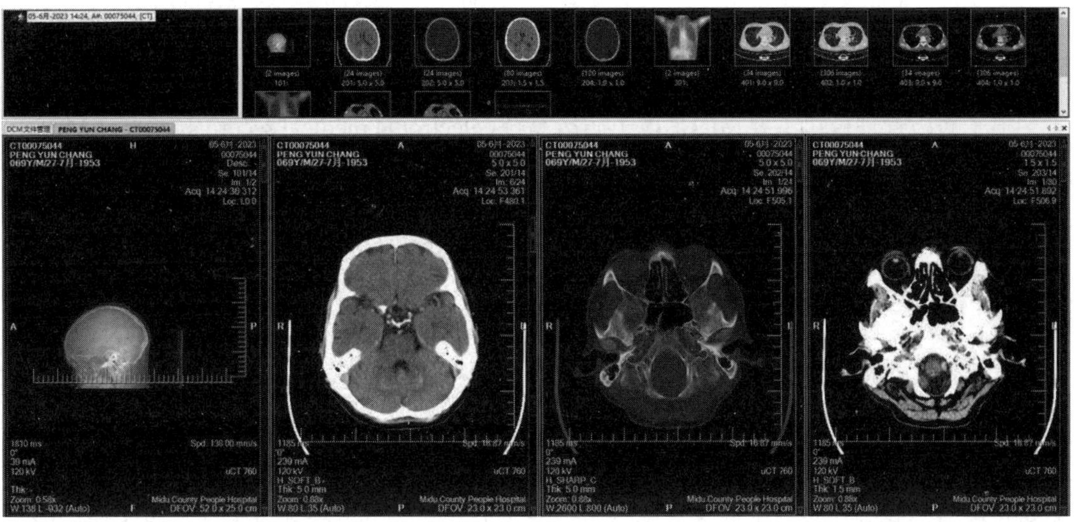

图 5-33 影像查看界面

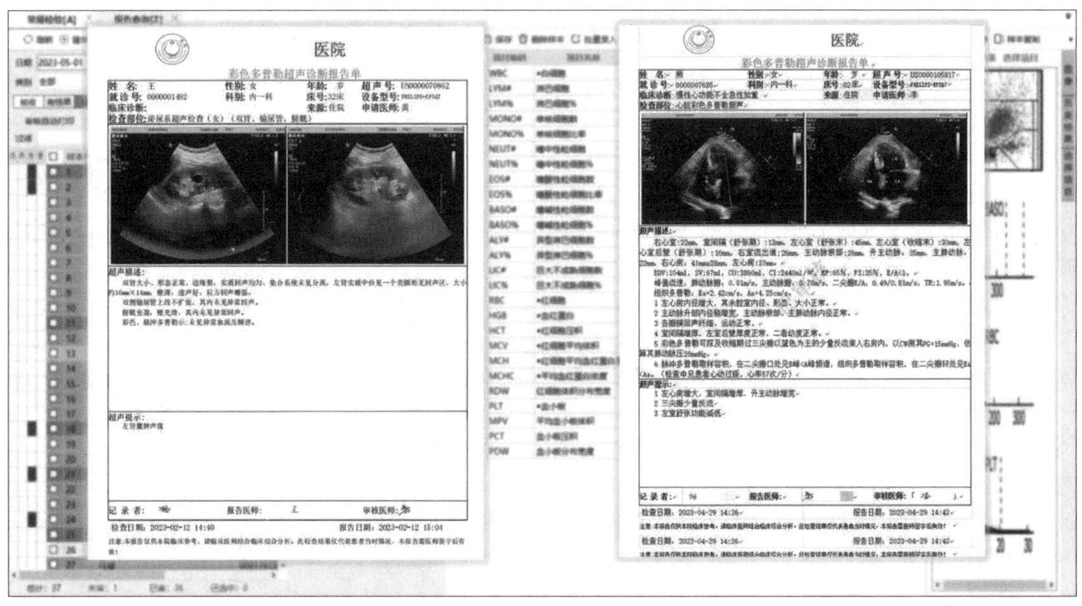

图 5-34 检查报告单

除了以上内容，还需要注意的是：医学影像系统及各种数字信息在计算机设备间进行传送，如影像采集、影像管理过程中均遵循 DICOM3.0 标准①。并且随着计算机和通信技术发展，为数字化影像和传输奠定了基础。目前国内众多医院已完成医院信息化管理，其影像设备逐渐更新为数字化且已具备联网和实时影像信息系统的设备。实现无胶片检查和数字化医院，已经成为现代化医疗不可阻挡的潮流。

① 医学数字成像和通信标准（Digital Imaging and Communications in Medicine，DICOM）是医学影像和相关信息的国际标准，医学检查中的 DICOM 文件是指按照 DICOM 标准存储的文件，一般由一个 DICOM 文件头和一个 DICOM 数据集合组成。

5.3.7 电子病历管理模块

电子病历管理模块主要指的是电子病历系统（electronic medical record system，EMRS）。它是指医疗机构内部支持电子病历[①]信息的采集、存储、访问，并围绕提高医疗质量、保障医疗安全、提高医疗效率而提供信息处理和智能化服务功能的计算机信息系统。电子病历系统不仅负责电子病历内容的收集、储存、展现、检索和处理，而且所有与电子病历有关的系统都属于电子病历系统范畴。也就是说，不仅医嘱、病程记录编辑器属于电子病历系统，而且 PACS、LIS、重症监护系统、手术麻醉系统以及护理系统等与电子病历内容相关的部分，如诊断报告系统都属于电子病历系统范畴。

1. 电子病历系统的基础功能

电子病历系统具有用户授权与认证、使用审计、数据存储与管理、患者隐私保护和字典数据管理等基础功能，以保障电子病历数据的安全性、可靠性和可用性。电子病历的管理以建立数据中心为基础，实现信息实时上传和自动备份到医院数据中心和第三方存储中心，在设定一定权限的基础上实现数据资源的共享，并保障数据安全。

2. 电子病历系统的主要功能

1）电子病历创建功能

为患者创建电子病历时，系统将赋予患者唯一的标识码，建立包含患者基本属性信息的主索引记录，确保患者的各种电子病历相关记录准确地与患者唯一标识码相对应。首次病程记录创建如图 5-35 所示。

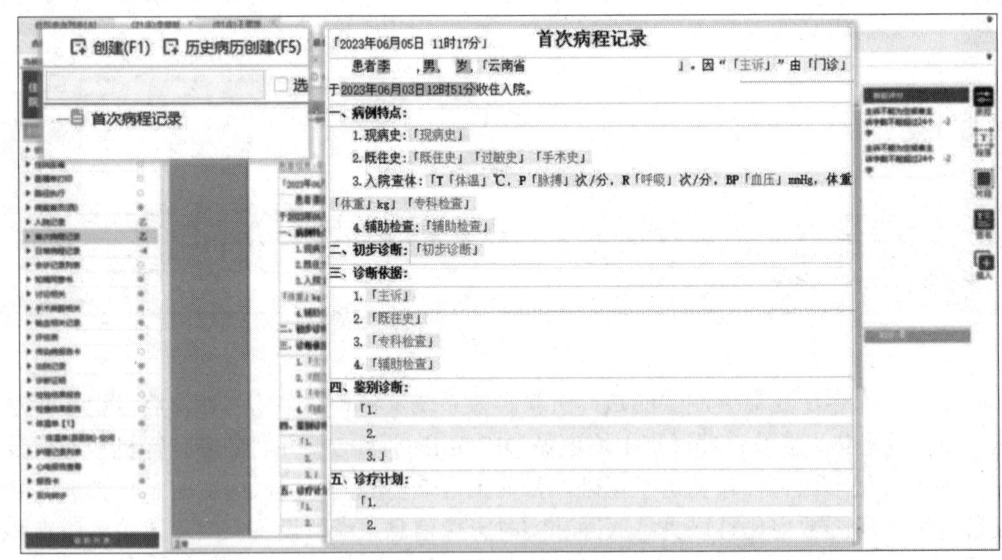

图 5-35 首次病程记录创建界面

① 电子病历是指医务人员在医疗过程中，使用信息系统生成的文字、符号、图表、图形、数字、影像等非结构化数字信息，并能实现存储、管理、传输和重现的医疗记录，是病历的一种记录形式，包括门（急）诊病历和住院病历。根据《医疗机构病历管理规定》，电子病历与纸质病历具有同等效力。

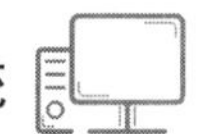

2）患者既往诊疗信息管理功能

电子病历系统可提供患者既往诊疗信息的收集、管理、存储和展现的功能，使医护人员能够全面掌握患者既往诊疗情况。患者既往一览如图 5-36 所示。

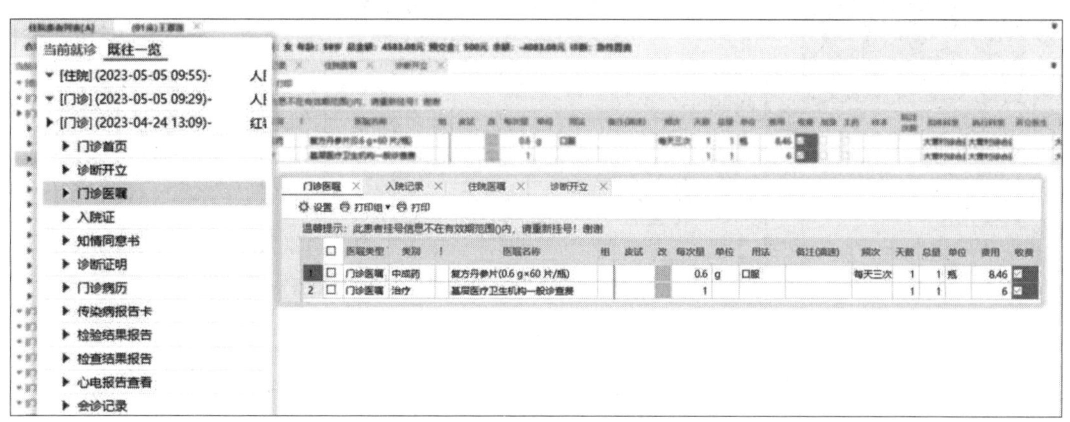

图 5-36　患者全息视图（既往一览）

3）住院病历管理功能

住院病历管理功能主要为医疗、护理和检查检验结果等医疗电子文书提供创建、管理、存储和展现等支持。住院病历管理界面如图 5-37 所示。

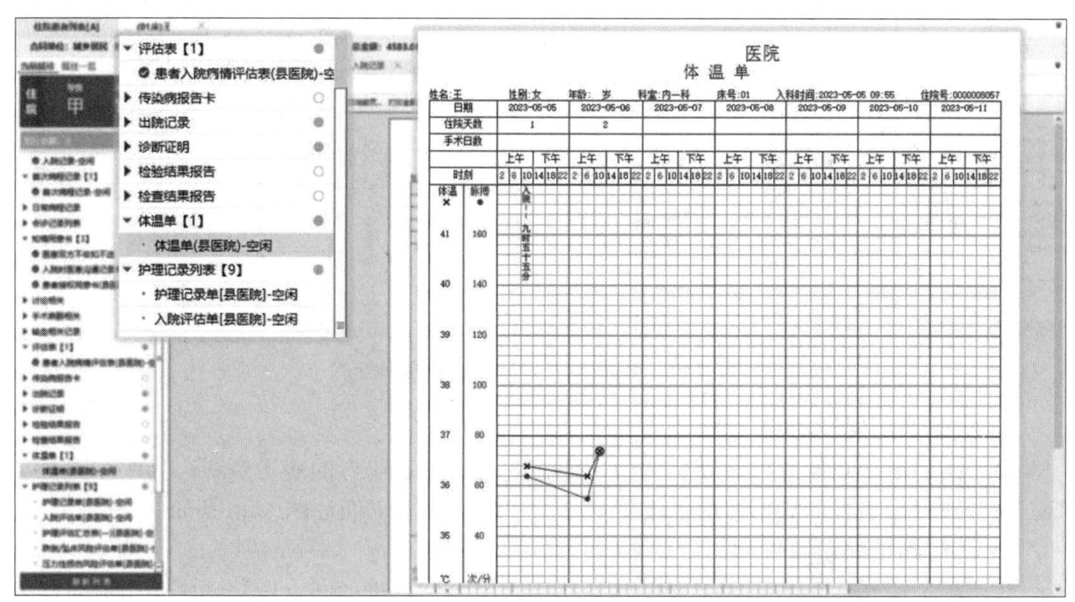

图 5-37　住院病历管理界面

4）医嘱管理功能

医嘱管理功能主要对医嘱下达、传递和执行等业务进行管理，保障医嘱实施的正确性，并记录医嘱实施过程的关键时间点。医嘱单打印界面如图 5-38 所示。

5）检查检验报告管理功能

检查检验报告管理功能主要为各类检查和检验报告的采集、修改、告知与查阅、报告内容展现等提供支持。检查、检验报告查看界面如图 5-39 所示。

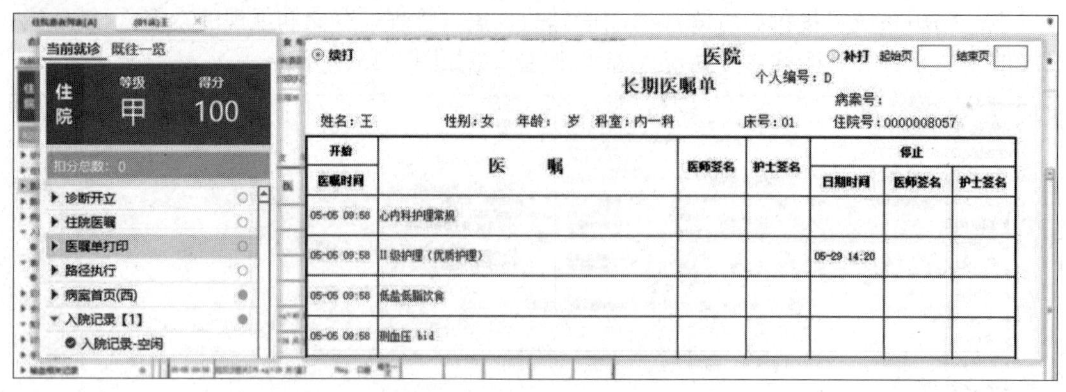

图 5-38　医嘱单打印界面

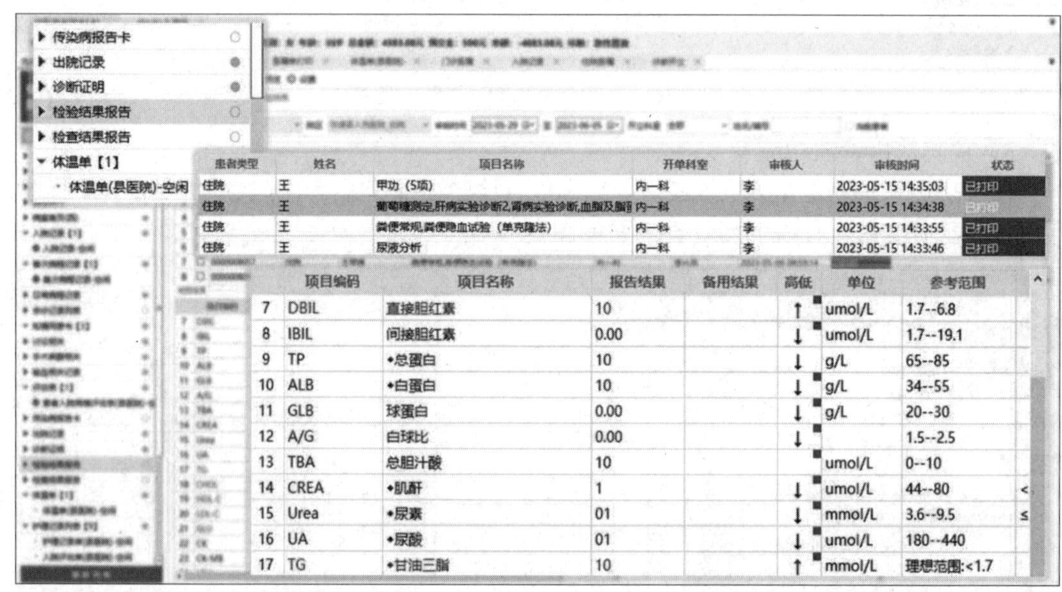

图 5-39　患者检查、检验报告查看界面

6）电子病历展现功能

电子病历展现功能能以直观、有效、便捷的方式展现患者的病历资料，为医护人员全面、有效地掌握患者的病历资料提供支持。电子病历查看界面如图 5-40 所示。

7）临床知识库功能

临床知识库功能为医师开具医嘱、诊疗方案选择等提供辅助支持。临床知识库应用的重点是辅助医师实施正确的诊疗措施，提供主动式提示与警告，规范诊疗行为。合理用药提醒界面如图 5-41 所示。

8）医疗质量管理与控制功能

电子病历系统通过对病历数据的汇总、统计与分析，在病历质量管理与控制、合理用药监管、医院感染监测、医疗费用监控和高值耗材监控等方面为医疗质量管理与控制提供信息支持。病案质量控制界面如图 5-42 所示。

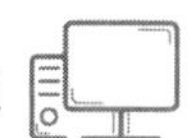

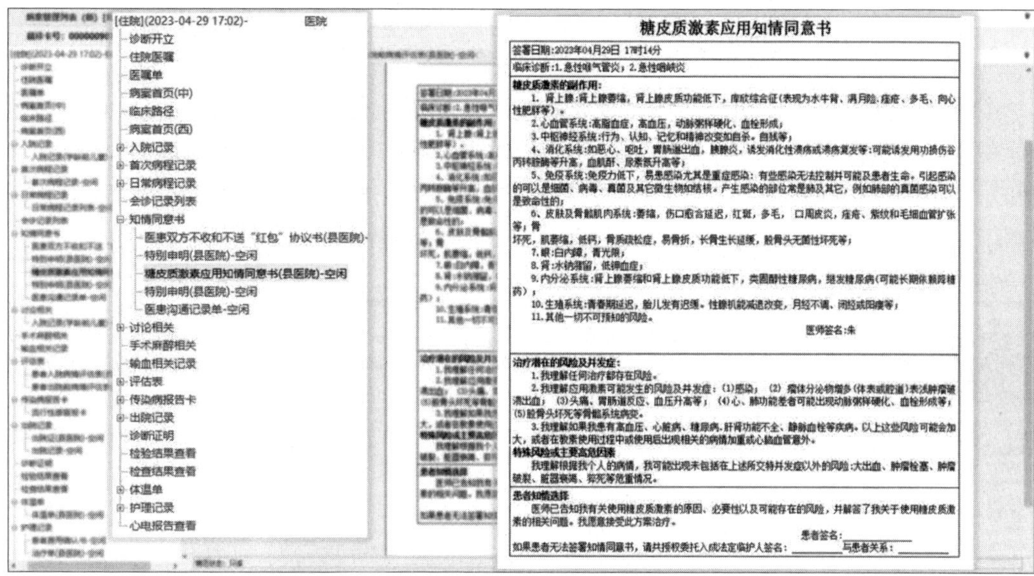

图 5-40　电子病历查看界面

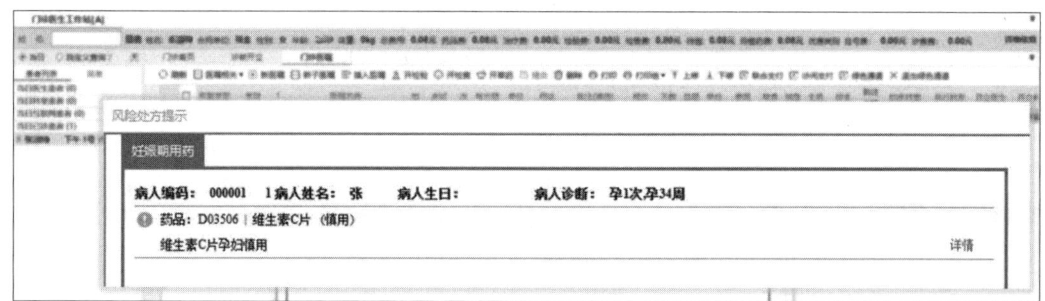

图 5-41　合理用药提醒界面

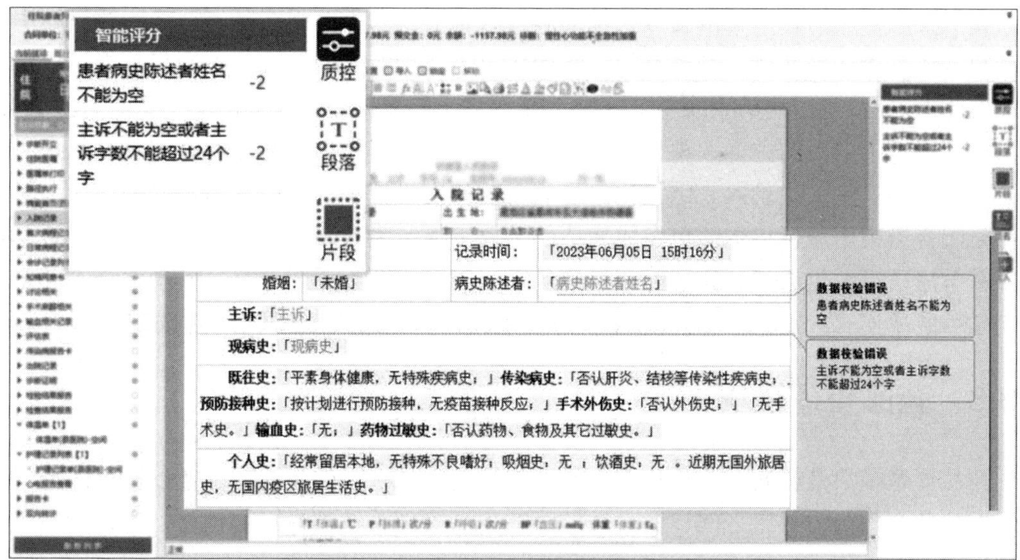

图 5-42　病案质量控制界面

3. 电子病历的一体化展现

电子病历的内容主要通过一体化展现系统进行展示，它能以图形化界面全面展示患者诊疗信息，减少医务人员多次启动不同子系统的重复操作，可直观有效地调阅、查询、检索和对比不同的诊疗信息，实现快速浏览、书写等功能，极大地提高了工作效率，为医师提供了利用患者信息的有效途径。电子病历一体化展示界面如图 5-43 所示。

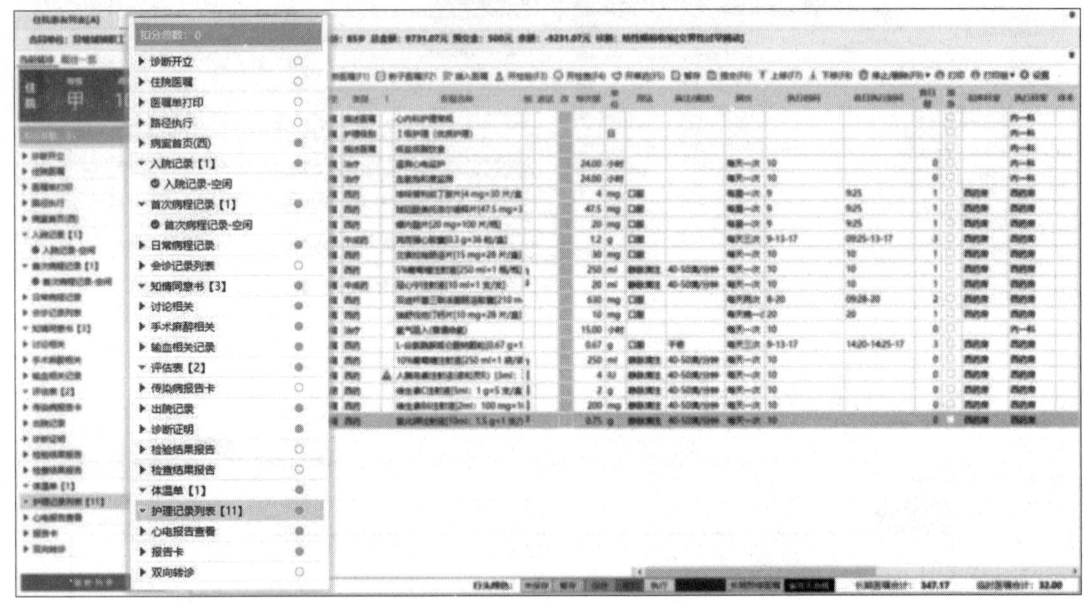

图 5-43　电子病历一体化展示界面

4. 结构化电子病历

在书写电子病历时，通常会有大量的病情数据需要录入，而实际书写病历的过程中有很多数据在多个病历文档中是重复的，结构化电子病历特有的病历数据同步功能可以很好地解决此类问题。电子病历系统与 PACS、LIS 等多个临床信息系统之间的工作流有效融合。如：入院记录中书写的主诉，现病史以及检查检验结果等数据在书写病程记录时就可以自动调用，无须医生二次录入。结构化电子病历还特别设置了常见医学短语选择功能，医生只需要配合模板用鼠标点选即可完成病历的录入工作，大大减少了工作量。系统内置了数万条医学短语供医生选择，为了配合病历的录入需要，分为单项选择、多项选择、固定选项等多种展现形式，其中，“首次病程记录”引用“检验结果”的操作界面如图 5-44 所示。

5.3.8　药品管理模块

药品管理模块是提升患者诊疗服务不可或缺的系统，它的系统功能常以接口的形式穿插于医院各个部门与科室之间。大多数的医院药品管理系统都有三层构造，也称为三级库管理模式。

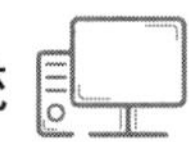

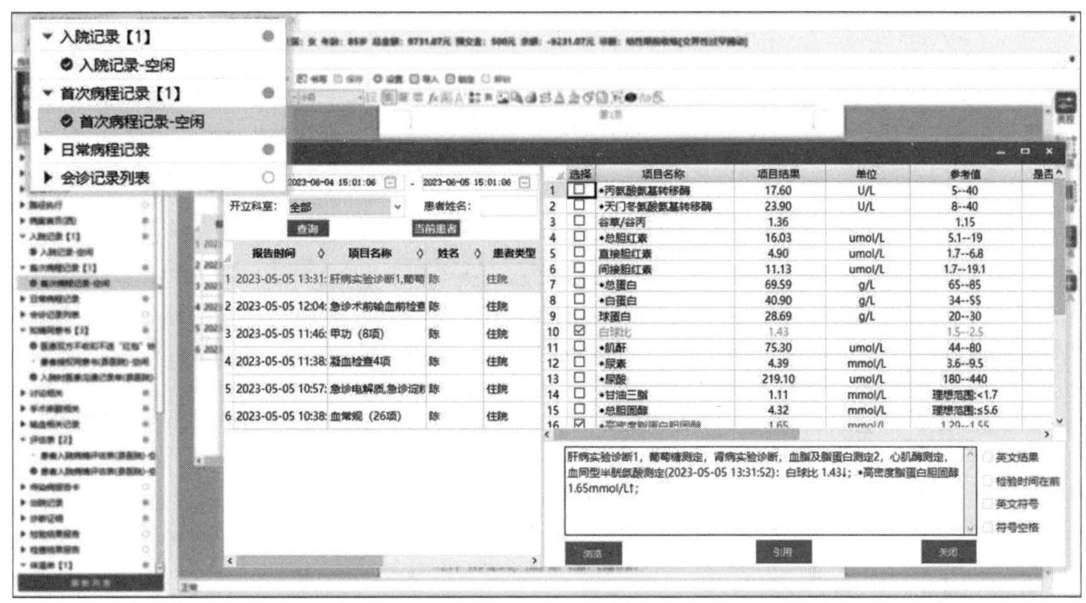

图 5-44　“首次病程记录”引用“检验结果”操作界面

一级库（第一层）是指医院药品的大库房，它主要负责完成全院药品的采购、存储、发放和管理等工作。它主要针对医院各级药房和临床科室进行药品发放，一般不直接对病人进行药品发放。一级库是医院药品管理的“龙头”，药品的品种选取、价格确定和数量调剂等均由一级库完成。医院药品的一级库由西药库房、中成药库房、中草药库房、制剂库房等组成。

二级库（第二层）是指医院门诊和住院药房的库房，它是一级库和三级库之间的“管道”，主要完成从一级库领取药品，通过分装等处理向三级库发放，同时确定相应的三级库的药品种类等功能。原则上二级库只对三级库药房和临床科室发放药品，而不直接对患者发放药品。二级库通常由住院药房、门诊药房、大输液药房等组成。

三级库（第三层）是二级库的延伸，三级库直接向门急诊或者住院病人发放药品，是医院药品收入的主要来源，是医院药品的最终“出口”。

下面，我们将以药库管理系统（一级库）与药房管理系统（三级库）为大家详细介绍药品管理模块。

1. 药库管理系统

作为医院药品管理的“龙头”，药库管理系统能够对医院药品流通的全过程进行动态监测，而药品相关数据的准确性保障也离不开该系统的智能化管理。该系统主要负责完成全院药品的采购、存储、科室药品发放和管理等工作。

以药品信息查询为例，系统提供的“药品会计明细账”模块可详细且直观地将药品的重要信息呈现给相关管理人员，药品会计明细账界面如图 5-45 所示。

以库存提示为例，系统可根据药品的数量、有效期等信息统计出库存过低以及即将过期的药品以方便工作人员制订采购计划及管理药品，药品库存数量预警提示界面如图 5-46

所示。

	药品名称	单位	剂型	系统规格	基药标志	零售价	生产厂家	小单位库存	包装单位库存
2	奥美拉唑肠溶胶囊	瓶	胶囊剂	20 mg×28 粒/瓶	基药	5.61	山东	0粒	0粒
3	单硝酸异山梨酯缓释片	盒	片剂(素片、压制	40 mg×20 片/盒	基药	19.18	药业	1000片	50盒
4	云南白药创可贴	盒	贴片	1 片×50 片/盒	非基药	13.8	药	250片	5盒
5	维生素B12注射液	盒	注射液(水针剂)	1ml：0.5 mg×10 支/盒	基药	5		2000支	200盒
6	祖卡木颗粒	盒	颗粒剂(冲剂)	12 g×9 袋/盒	基药	23.49	有限责任公司	0袋	0袋

维生素B12注射液 药品明细账

库存科室：西药库　会计区间：2023/5/6—2023/6/5　生产厂家：

序号	日期	批号	摘要	单据号	购入批次	购入价	单位	本期期初			本期增加			本期减少		
								数量	购入金额	零售金额	数量	购入金额	零售金额	数量	购入金额	零售金额
1	2023/5/8 9:30:11	2210141	西药库出库：药库-药房领药出库	246230508350	00041783	¥5	盒	50盒	¥250.00	¥250.00	0盒	¥0.00	¥0.00	50盒	¥250.00	¥250.00
1	2023/5/9 14:30:47	2210141	西药库入库：药库-采购直接入库	246230509477	00057437	¥5	盒	0盒	¥0.00	¥0.00	200盒	¥1,000.00	¥1,000.00	0盒	¥0.00	¥0.00
2	2023/5/12 9:32:11	2210141	西药库出库：药库-药房领药出库	246230512460	00057437	¥5	盒	200盒	¥1,000.00	¥1,000.00	0盒	¥0.00	¥0.00	100盒	¥500.00	¥500.00
3	2023/5/30 9:52:52	2210141	西药库出库：药库-药房领药出库	246230530184	00057437	¥5	盒	100盒	¥500.00	¥500.00	0盒	¥0.00	¥0.00	100盒	¥500.00	¥500.00
1	2023/6/1 15:03:53	2210141	西药库入库：药库-采购直接入库	246230601445	00062905	¥5	盒	0盒	¥0.00	¥0.00	200盒	¥1,000.00	¥1,000.00	0盒	¥0.00	¥0.00
											400盒	**¥2,000.00**	**¥2,000.00**	**250盒**	**¥1,250.00**	**¥1,250.00**

图 5-45　药品会计明细账界面

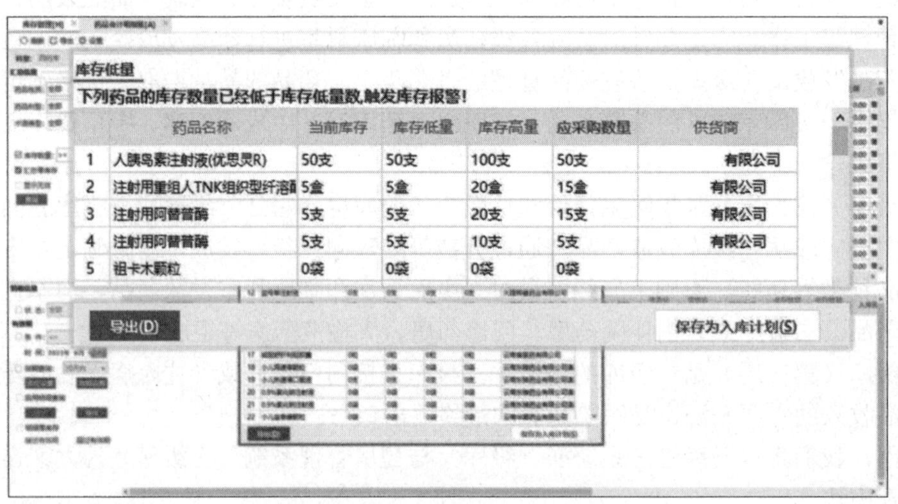
库存低量
下列药品的库存数量已经低于库存低量数,触发库存报警!
药品名称
当前库存
库存低量
库存高量
应采购数量
供货商
1 人胰岛素注射液(优思灵R) 50支 50支 100支 50支 有限公司
2 注射用重组人TNK组织型纤溶酶 5盒 5盒 20盒 15盒 有限公司
3 注射用阿替普酶 5支 5支 20支 15支 有限公司
4 注射用阿替普酶 5支 5支 10支 5支 有限公司
5 祖卡木颗粒 0袋 0袋 0袋 0袋
导出(D)
保存为入库计划(S)

图 5-46　药品库存数量预警提示界面

就制订采购计划来说，该系统对新增加的药品和临时采购计划支持人工录入，并且系统管理员可查看采购计划完成情况。药品采购计划录入界面如图 5-47 所示。

2. 药房管理系统

药房管理系统以患者为中心，以提高药房内部工作效率为目标，是应用在医院药房进行门诊、住院配药、发药、退药等操作不可或缺的系统。经实际运用验证，药房管理优化了取药流程，有效地减少了患者及医护人员取药时的等待时间。

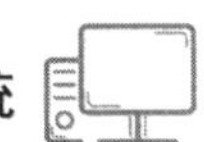

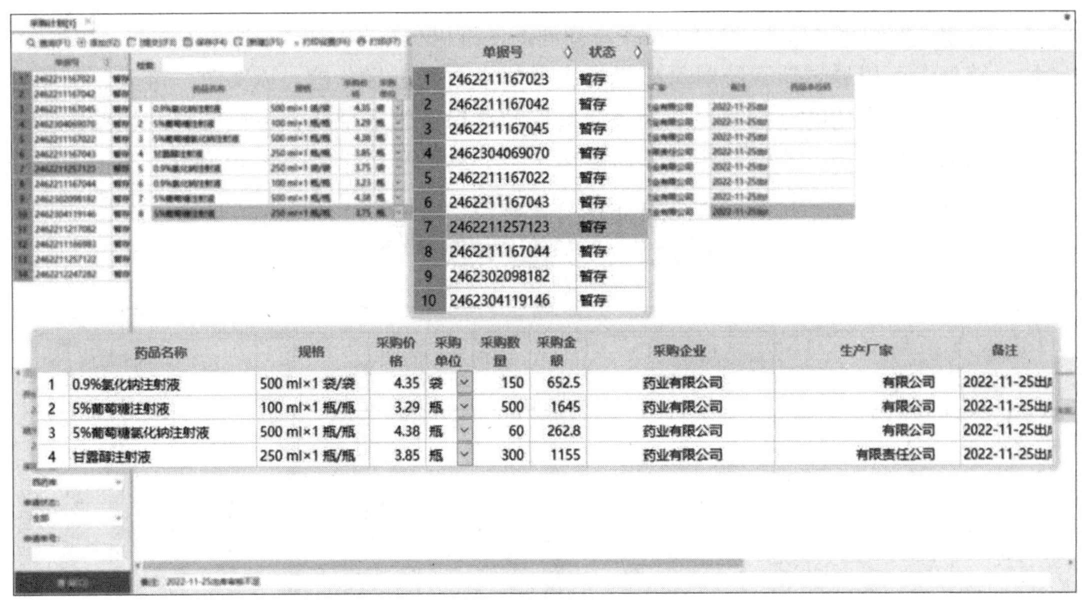

图 5-47　药品采购计划录入界面

以住院取药为例，在医生为患者开立医嘱并经护士核对分解后，药房工作人员可在系统上查收到该科室的摆药单，之后，药房工作人员会按照打印出来的摆药单寻找药品并进行核对，保证无误后就可将药品交给护士。其中，摆药单打印界面如图 5-48 所示。

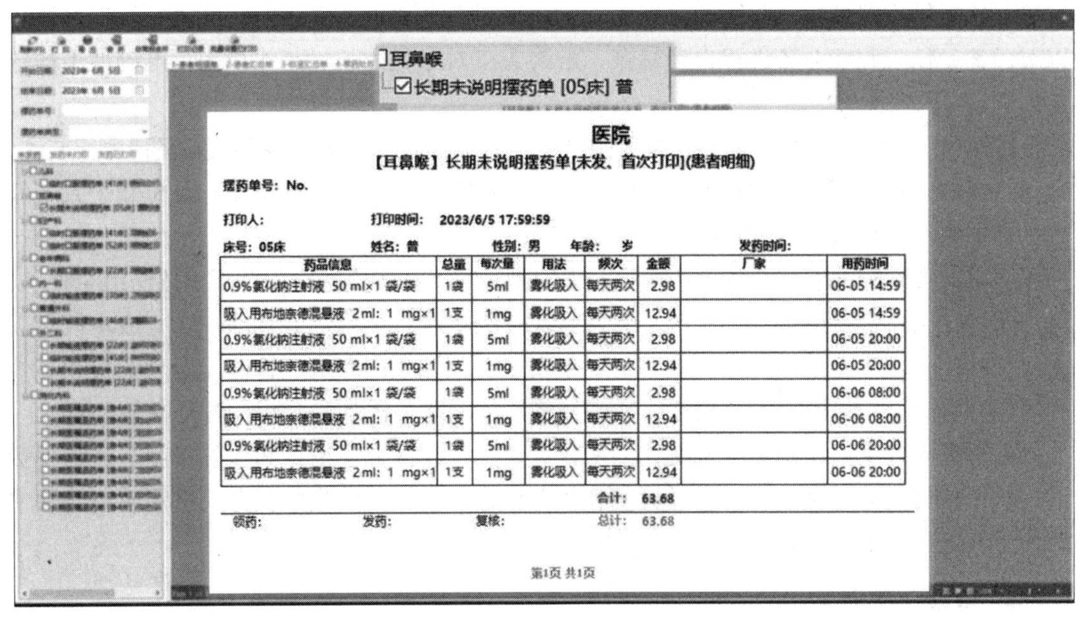

医院

【耳鼻喉】长期未说明摆药单[未发、首次打印](患者明细)

摆药单号：No.

打印人：　　打印时间：2023/6/5 17:59:59

床号：05床　姓名：普　性别：男　年龄：岁　发药时间：

药品信息	总量	每次量	用法	频次	金额	厂家	用药时间
0.9%氯化钠注射液 50 ml×1 袋/袋	1袋	5ml	雾化吸入	每天两次	2.98		06-05 14:59
吸入用布地奈德混悬液 2ml：1 mg×1	1支	1mg	雾化吸入	每天两次	12.94		06-05 14:59
0.9%氯化钠注射液 50 ml×1 袋/袋	1袋	5ml	雾化吸入	每天两次	2.98		06-05 20:00
吸入用布地奈德混悬液 2ml：1 mg×1	1支	1mg	雾化吸入	每天两次	12.94		06-05 20:00
0.9%氯化钠注射液 50 ml×1 袋/袋	1袋	5ml	雾化吸入	每天两次	2.98		06-06 08:00
吸入用布地奈德混悬液 2ml：1 mg×1	1支	1mg	雾化吸入	每天两次	12.94		06-06 08:00
0.9%氯化钠注射液 50 ml×1 袋/袋	1袋	5ml	雾化吸入	每天两次	2.98		06-06 20:00
吸入用布地奈德混悬液 2ml：1 mg×1	1支	1mg	雾化吸入	每天两次	12.94		06-06 20:00

合计：63.68

领药：　发药：　复核：　总计：63.68

第1页 共1页

图 5-48　摆药单打印界面

5.3.9　医院综合管理及统计分析模块

医院综合管理及统计分析模块是医院运营的得力工具，它不仅能实现对院区内财务、设备、后勤、护理事务、人力资源的综合管理，还为机构管理者提供自定义查询工作平台，比如：管理者可以通过该系统对医疗机构大量信息数据进行分析，以实时、准确、完整地了解医疗机构各部门的运行情况，为医疗机构管理提供第一手统计分析资料和决策依据，同时也为临床决策提供数据支持。其具体包含的子系统及功能如图 5-49 所示。

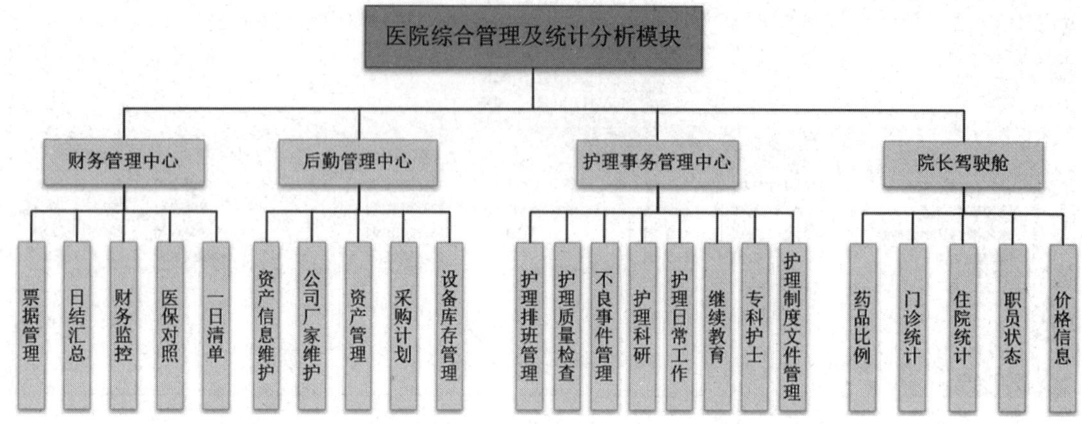

图 5-49　医院综合管理及统计分析模块功能结构图

1. 财务管理中心

财务管理中心即财务管理系统，它主要以接口的形式为门诊、住院治疗室、检查检验室等科室提供收费控制及收费汇总功能，它可以对各类票据、费用的统计进行管理，还可以对门诊、住院收费业务进行自动对账，解决人工对账耗时长、工作量大、准确性不稳定的问题。

医院财务管理的基本原则是：执行国家有关法律法规和财务规章制度；坚持厉行节约、勤俭办事的方针；正确处理社会效益和经济效益的关系，正确处理国家、单位和个人之间的利益关系，保持医院的公益性。

医院财务管理的主要任务是：科学合理编制预算，真实反映财务状况；依法组织收入，努力节约支出；健全财务管理制度，完善内部控制机制；加强经济管理，实行成本核算，强化成本控制，实施绩效考评，提高资金使用效益；加强国有资产管理，合理配置和有效利用国有资产，维护国有资产权益；加强经济活动的财务控制和监督，防范财务风险。

以财务管理中门诊结算综合统计为例，该表单不仅区分了门诊和住院费用，还为收费员提供了每日汇总列表，可查看每日的收款总额、每种类型的收款及个人费用明细。其中门诊结算综合统计界面如图 5-50 所示。

2. 后勤管理中心

后勤管理中心即后勤管理系统，是指医院资产的综合管理，它主要负责完成全院各类资产的采购、存储、发放和管理等工作。

为保证材料与物资的数字化管理，该系统提供了卫生材料字典、后勤物资字典、公司

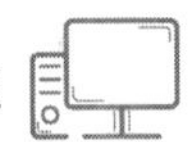

厂家信息维护等功能，后勤人员不仅可根据此功能查询后勤物资的规格、收费类型、财务分类，还能检索物资提供方的地址、联系方式、公司类别等基本信息。其中，后勤物资字典界面如图 5-51 所示。

	财务分类	金额
1	诊查费	6058
2	治疗费	26764
3	化验费	29535.14
4	西药费	65216.84
5	检查费	18152.60
6	中成药费	17777.75
7	放射费	19589
8	护理费	284
9	中药配方颗粒费	4121.66
10	其他费	758.20
11	中药饮片费	1269.52
12	手术费	6354.50
13	床位费	652
14	卫生材料费	4247.65
15	挂号费	370
16	合计	201150.86

		发票号	姓名	性别	挂号科室	挂号医生	总金额	自付金额	统筹
		XSZF63289	彭	女	儿科门诊	汪	40.77	40.77	0
2	000018138	010101304	凹	男	急诊科	赵	458	458	0
3	000018138	XSZF63289	李	男	儿科门诊	汪	86.28	86.28	0
4	000004918	010101304	彭	女	急诊科	赵	61.43	46.52	14.91
5	000004918	010101304	彭	女	急诊科	赵	11.39	8.59	2.80

图 5-50　门诊结算综合统计界面

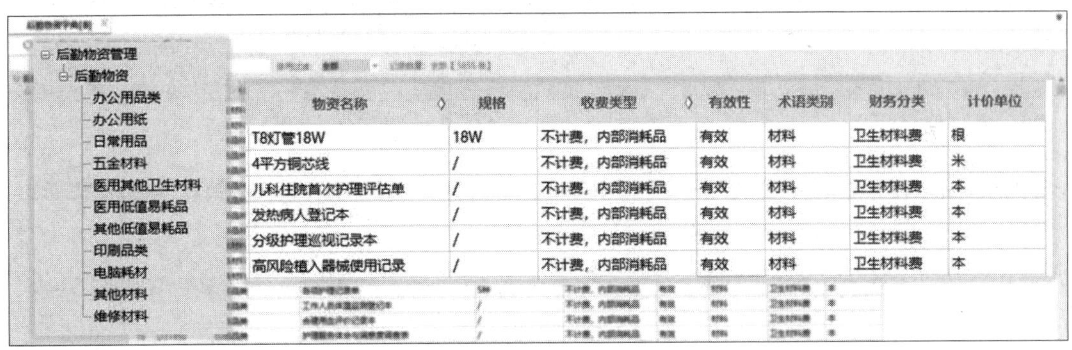

物资名称	规格	收费类型	有效性	术语类别	财务分类	计价单位
T8灯管18W	18W	不计费，内部消耗品	有效	材料	卫生材料费	根
4平方铜芯线	/	不计费，内部消耗品	有效	材料	卫生材料费	米
儿科住院首次护理评估单	/	不计费，内部消耗品	有效	材料	卫生材料费	本
发热病人登记本	/	不计费，内部消耗品	有效	材料	卫生材料费	本
分级护理巡视记录本	/	不计费，内部消耗品	有效	材料	卫生材料费	本
高风险植入器械使用记录	/	不计费，内部消耗品	有效	材料	卫生材料费	本

图 5-51　后勤物资字典界面

在物资库存实现动态记录的基础之上，后勤人员便可根据实际需求及库存针对特定材料或物品制订电子采购单，并通过系统上报财务部门审核记录。后勤物资采购制订界面如图 5-52 所示。

3. 护理事务管理中心

护理事务管理中心即护理事务管理系统，它是使医院的护理人力、物力、技术、信息和时间等要素有机结合并最优化运转的系统，是以达到提高护理工作效果和效率为主要目标的专用管理系统。它不仅对护理排班、质量检查、不良事件、文书制度进行管理，也对护理科研、护士继续教育、专科护士等进行管理。

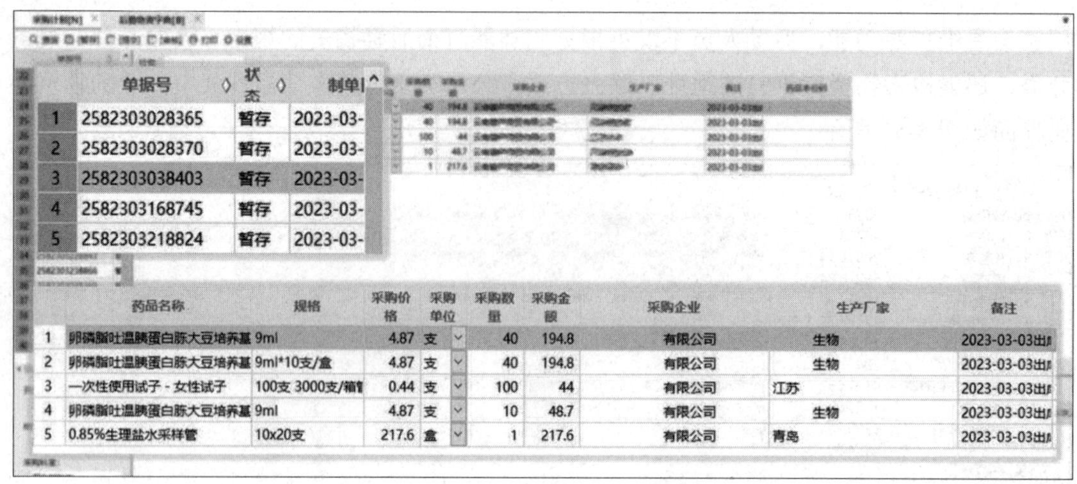

图 5-52　后勤物资采购制订界面

以护理排班为例，系统可自动检索全院护理人员的信息并高效地制订出某科室近两个月的排班计划，并且可详细记录护士工号、工龄、护理层级、值班类型等信息，护理排班界面如图 5-53 所示。

序号	姓名	标识	工号	层级	星期一 06-05	星期二 06-06	星期三 06-07	星期四 06-08	星期五 06-09	星期六 06-10	星期日 06-11
1	杨	★	2564	N2	主班	白班	白班	白班	主班	休	休
1组											
2	自	▲	2566	N2	休	主班	主班	主班	休	ICUA(88白)	ICUN(88夜)
3	禹		2007	N0	休	ICUA(88白)	ICUN(88夜)	休	休	ICUA(88白)	ICUN(88夜)
4	李		9230	N0	休	主班	ICUN(88夜)	休	休	ICUA(88白)	ICUN(88夜)
2组											
5	张	▲	2009	N1	休	休	ICUA(88白)	ICUN(88夜)	休	休	主班
6	李		2003	N0	休	休	ICUA(88白)	ICUN(88夜)	休	休	ICUA(88白)
7	杨		2061	N2	休	休	ICUA(88白)	ICUN(88夜)	休	休	主班
3组											
8	张	▲	2010	N1	ICUN(88夜)	休	休	ICUA(88白)	ICUN(88夜)	休	休
9	李		2004	N0	ICUN(88夜)	休	休	ICUA(88白)	ICUN(88夜)	休	休
10	李		9231	N0	ICUN(88夜)	休	休	ICUA(88白)	ICUN(88夜)	休	休

图 5-53　护理排班界面

为及时发现潜在的不安全因素，有效地避免护理差错与纠纷，保障病人安全，护理不良事件[①]的上报是提升护理质量不可或缺的部分，不良事件上报统计界面如图 5-54 所示。

4. 院长驾驶舱

院长驾驶舱即院长事务管理系统，它是一个为医院高级管理层或院长提供“一站式”决策支持的管理信息中心系统。它通过各种常见的图表（速度表、音量柱、雷达球等）形象地标示医院运行的关键指标（KPI）、直观地监测医院运营情况，并可以对异常关键指标

[①] 护理不良事件目前尚无统一的定义，国内认为，护理不良事件是指与护理相关的损伤，在诊疗护理过程中，任何可能影响病人的诊疗结果、增加病人痛苦和负担并能引发护理纠纷事故的事件。

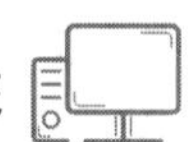

进行预警和挖掘分析。主要包括药品比例、门诊统计、住院统计、职员状态等与全院有关的数据统计及对比分析。

事件名称	状态	发生科室	上报人	患者姓名	患者Id	患者性别	床号	诊断	入院日期	当前进...	科室护...	发生日期	操作日期
0 其他不良事件（县医院）	草稿	中医科病区	苏							护士长上报	苏		2023-06-0
0 其他不良事件（县医院）	已提交	妇产科病区	杜	郑	000000933	女	51	盆腔肿物:	2023-06-0	护士长上报	师	2023-06-0	2023-06-0
0 给药错误不良事件（县医院）	已提交	急诊科病区	钟	龚		女	12	头晕	2023-05-2	护理部(小	罗	2023-05-2	2023-05-2
2 非计划拔管不良事件报告单(县医	已归档	内五科病区	沈	夏	000000068	男	53	乙型肝炎后	2023-04-2	护理部追踪	沈	2023-04-2	2023-05-2

图 5-54　不良事件上报统计界面

院长驾驶舱具有直观性、灵活配置、方便性、全面性和多维性等特点，不仅是医疗机构完善的战略工具，为医院建立科学、全面的评价体系，而且是强大的决策工具，提升高层决策能力。以住院统计为例，可直观地观察本月在院人数、开放床位数、住院好转率、平均住院日、出院次均费用等数据，其住院统计界面如图 5-55 所示。

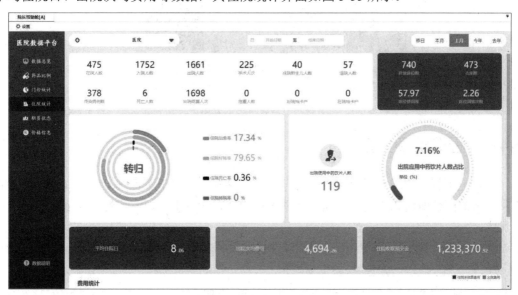

图 5-55　住院统计界面

5.4 电子健康卡及医保电子凭证

5.4.1 电子健康卡

电子健康卡也叫居民健康卡，是国家卫生信息化“3521 工程”[①]框架提出的基于电子健康档案、电子病历和三级信息平台，实现医疗卫生服务跨系统、跨机构、跨地域互联互通和信息共享所必须依赖的个人信息基础载体。

以微信电子健康卡为例，腾讯提供基于微信的电子健康卡整体解决方案，通过微信电子健康卡开放平台实现，助力各地医疗卫生管理部门向医疗卫生机构提供通用、便捷、安全的微信渠道电子健康卡发卡、建卡等功能。2019 年 1 月 21 日，中华人民共和国国家卫生健康委员会统计信息中心与腾讯公司达成电子健康卡创新应用战略合作。在全国范围内助力电子健康卡普及应用，实现管理部门对医疗机构服务实时监管和数据归集，助力卫生健康部门实现电子健康卡快速广泛覆盖的目标。

以云南省为例，可关注微信公众号“云南省居民电子健康卡”进行电子健康卡的申领，申领成功后可进行就医、疫苗接种等医疗健康服务。其电子健康卡如图 5-56 所示。

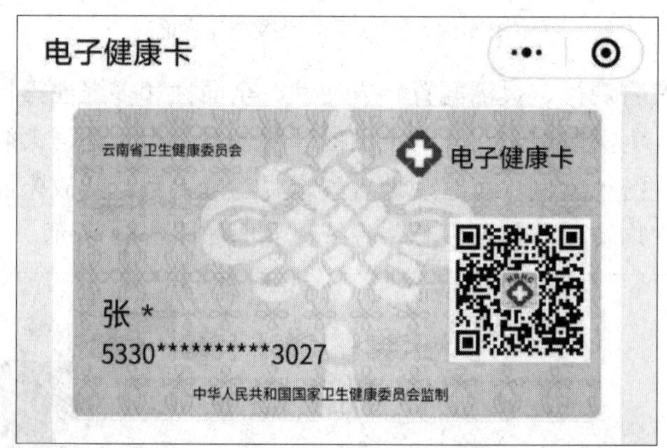

图 5-56 云南省电子健康卡

5.4.2 医保电子凭证

医保电子凭证由国家医疗保障信息平台统一签发，是基于医保基础信息库为全体参保人员生成的医保身份识别电子介质，具备方便快捷、应用丰富、全国通用、安全可靠等突出优点。

（1）方便快捷。医保电子凭证不依托实体卡，参保人可通过国家医保 App，或者通过

---

① 国家卫生信息化“十二五”规划“3521 工程”指出：“十二五”期间，我国将重点建设国家级、省级和地市级三级卫生信息平台；加强信息化在公共卫生、医疗服务、新农合、基本药物制度、综合管理五项业务中的深入应用；建设电子健康档案和电子病历两个基础数据库；建设一个医疗卫生信息专用网络；逐步建设信息安全体系和信息标准体系。

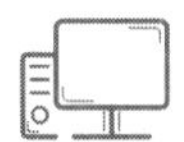

微信、支付宝等经由国家医保局认证授权的第三方渠道激活使用，十分方便。

（2）应用丰富。医保电子凭证广泛应用于医保查询、参保登记、报销支付等医保各业务场景，一张电子凭证可以办理所有的医保业务。

（3）全国通用。医保电子凭证由国家医保信息平台统一生成，标准全国统一，跨区域互认，参保人可以凭证在全国办理有关医保业务，可以说“一码在手，医保无忧”。

（4）安全可靠。医保电子凭证通过实名认证，采用国产加密算法，数据加密传输，动态二维码展示，确保了个人信息和医保基金的安全。

广东省作为医保电子凭证首批试点省份之一，自 2019 年 11 月 24 日起在广州、深圳、东莞等省内 8 个地市进行试点，至 2020 年 1 月上线两定机构超过 10000 家，覆盖全省 1.07 亿参保用户。医保电子凭证的上线使医疗保障信息平台参保人拥有了唯一的身份标识，是打通医保线上服务的金钥匙。相对于实体卡而言，医保电子凭证具备方便快捷、应用丰富、全国通用、安全可靠等突出优点。

广东省参保人员可通过微信等多个渠道激活并使用医保电子凭证，包括“广东医疗保障”和“我的医保”微信公众号以及各地市医保局和医院公众号等，体验在医院、药店一码通行、无卡就医的全流程，实现多场景、广覆盖的线上线下便捷医保应用，包括身份认证和授权、个人账户余额查询、药店扫码购药个人账户支付、医疗机构线上问诊支付等业务场景。

全省医疗保障部门还将依托医保电子凭证不断扩大线上办理医保业务的范围，包括参保人缴费记录和消费明细查询以及参保登记、异地就医备案、医保缴费等各类医保业务。随着医保信息化工作的推进和医保业务应用系统的落地，将逐步实现一张医保电子凭证在全省乃至全国办理所有医保业务的总体目标，达到“刷脸办”“一码通办”“一次不跑”的服务效果。以微信小程序“我的医保凭证”为例，医保电子凭证如图 5-57 所示。

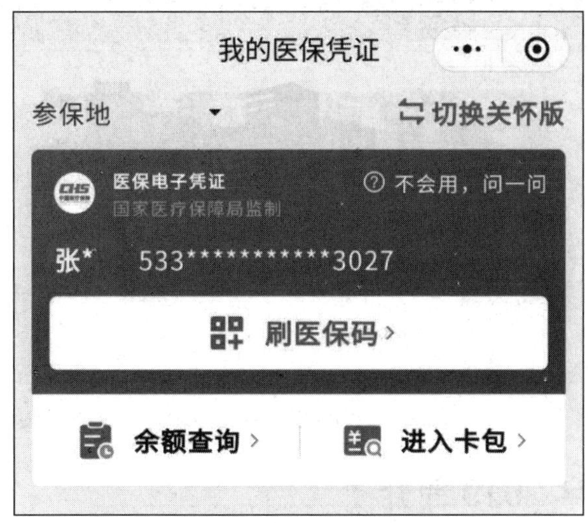

图 5-57　医保电子凭证

第 6 章　办公软件高级应用

WPS Office 2019 是由金山软件股份有限公司自主研发的一款办公软件套装，可以实现办公软件最常用的文字、表格、演示等多种功能。具有内存占用低、运行速度快、体积小巧、强大插件平台支持、免费提供海量在线存储空间及文档模板、支持阅读和输出 PDF 文件、全面兼容微软 Microsoft Office 格式（doc/docx/xls/xlsx/ppt/pptx 等）等独特优势，其覆盖 Windows、Linux、Android、iOS 等多个平台，并支持桌面和移动办公，且 WPS 移动版通过 Google Play 平台，已覆盖 50 多个国家和地区，WPS for Android 在应用排行榜上领先于微软及其他竞争对手，居同类应用之首。本章主要介绍 WPS 文字 2019、WPS 表格 2019、WPS 演示 2019 三个组件的使用。

6.1　WPS 文字 2019 的使用

双击 WPS Office 2019 图标，扫码登录，在弹出的窗口左侧选择“新建”，出现如图 6-1 所示的窗口界面，可以看到上方的“文字”“表格”“演示”三个组件。

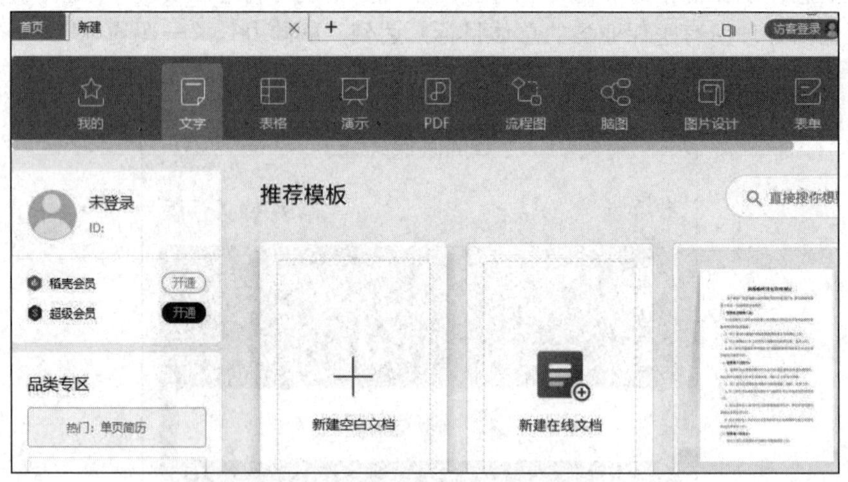

图 6-1　WPS Office 2019 界面

6.1.1　WPS 文字 2019 简介

WPS 文字 2019 是 WPS office 办公软件组件中的一个重要组成部分，具有强大的文字处理功能，可方便地对文本、图片、表格等多种对象进行编辑排版处理，是集文字编辑、页面排版与打印输出于一体的文字处理软件，文档的扩展名为*.wps。

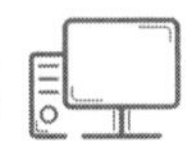

1. WPS 文字 2019 界面概述

WPS 文字 2019 界面大致分为以下几个部分，如图 6-2 所示。

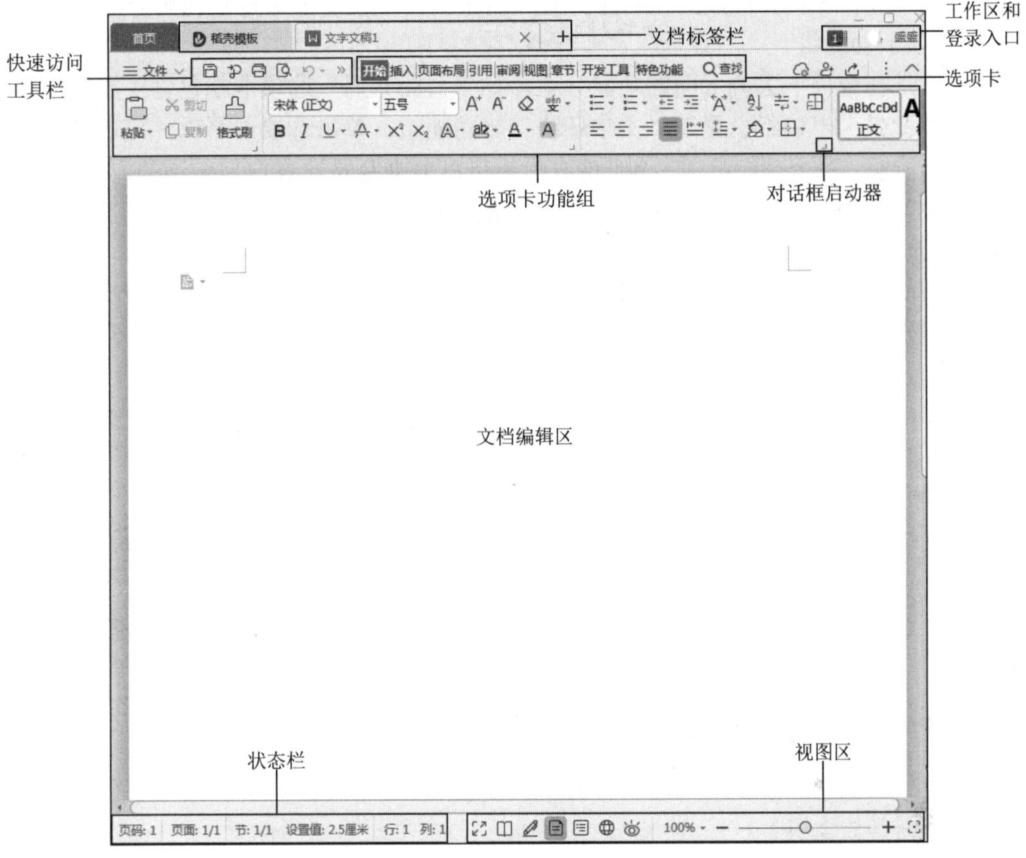

图 6-2　WPS 文字 2019 界面

1）首页

首页在文档标签栏的左侧，在此可以管理所有文档文件夹，包括最近打开的文档，电脑上的文档、云文档、回收站文档等。

2）文档标签栏

文档标签栏位于界面最上方，完整显示文档名称和扩展名，在文档标签栏可以快速切换打开的文档，WPS 文字会以高亮的方式提示用户目前正在编辑的文档，若用户需要转向其他文档进行操作，只要单击相应的文档标签即可。

3）工作区和登录入口

工作区和登录入口在文档标签栏的右侧，工作区可以查看已经打开的所有文档，每一个新窗口都是一个新的工作区。登录功能可以将文档保存到云端，支持多种登录方式。

4）选项卡

选项卡是 WPS 文字对各种文档命令重新组合后的一种新的呈现方式。WPS 文字将用于文档的各种操作分为“开始”“插入”“页面布局”“引用”“审阅”“视图”“章节”

“开发工具”“特色功能”九个默认选项卡，还包括“表格样式”等在内的根据需要显示的多个选项卡。每一个选项卡分别包含相应的功能组和命令。单击不同的选项卡，会显示不同的功能组和命令，在后面的内容中，将会讲解各个功能组和命令的使用方法。

5）选项卡功能组

功能组是在选项卡大类下面的功能分组。如“页面布局”选项卡就包含“主题”“页面设置”“背景”“稿纸设置”“文字环绕”等功能组。单击选项卡名称，可以看到该选项卡下的功能组。每个功能组中又包含若干命令，有些命令是通过窗口对话的方式实现的，需要用户设置一些参数。

6）快速访问工具栏

快速访问工具栏在文件菜单左侧，由几个常用的图标组成，单击快速访问栏里的相应图标，可以快速地编辑处理文本。

7）状态栏

状态栏位于 WPS 文字界面底部左侧，状态栏里可以看到文档字数和页数，单击字数可以查看详细的字数统计，“拼写检查”可在此快速切换开关。

8）视图区

视图区位于 WPS 文字界面底部右侧，可以对文档的显示方式进行快速切换，默认是页面视图，在此可以快速切换全屏显示、阅读版式、写作模式、页面视图、大纲、Web 版式、护眼模式、页面缩放级别（拖动滚动条可快速调整页面缩放比例），最右侧是最佳显示比例按钮。

2. WPS 文字 2019 的新特性

（1）主界面首页集成了一个全局搜索框，用户可以用它全局搜索本地硬盘里的文件（首次使用需等候索引）。

（2）内置了 PDF 阅读工具，让用户可以快速地打开 PDF 文档，目前该工具除了让用户可以阅读 PDF 文档，还能将 PDF 文件转为 Word 格式、Excel 格式、PPT 格式，以及转图片，转 CAD，转 TXT，同时还包含注释、合并 PDF 文档、拆分 PDF 文档及签名等功能。

（3）WPS 文字 2019 创建的文件可以和 WPS 表格 2019、WPS 演示 2019 创建的文件同时打开，从文档标签栏显示的文件扩展名可识别该文档类型。

6.1.2 WPS 文字的基本操作

1. 文档的创建

1）创建空白文档

（1）双击 WPS Office 图标，单击“新建”按钮，选择“文字”→“新建空白文档”命令，即可新建一个空白文档。

（2）选择“文件”→“新建”命令，即可创建一个空白文档。

2）使用模板创建文档

选择“文件”→“本机上的模板”命令，在弹出的对话框中选择“空文档”，并单击

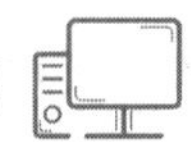

"确定"按钮，即可创建空白文档。

2. 文档的打开

（1）常用方法：找到需要打开的文档，双击文档即可打开文档；或启动 WPS 文字后选择"文件"→"打开"命令打开相应文档。

（2）快速打开最近使用过的文档：WPS 文字可以自动记录用户最近编辑过的几个文档，选择"文件"→"打开"命令，文件菜单底部会显示出最近编辑过的文档名，选择要打开的文档，单击即可打开。

3. 文档的保存

（1）直接保存文档：单击快速访问工具栏中的"保存"按钮或选择"文件"→"保存"命令即可，首次保存文档时，WPS 文字会弹出窗口，提示用户选择保存位置和对新文档命名。

（2）将文档另存：如果想将编辑完的文档另外保存一份或改变存储路径或名称，可选择"文件"→"另存为"命令并选择相应的存储路径和文件名后，单击"保存"按钮，即可另存文档。

（3）自动保存：WPS 文字提供了自动保存文档的功能，按照一定的时间，自动保存对文档的修改，以免用户因为忘记保存而丢失文档信息。选择"文件"→"工具"→"备份中心"，单击"设置"按钮，将"备份至本地"的模式改为定时备份，修改时间间隔，文档就会按设置的时间间隔进行自动保存。

4. 文档的关闭

（1）单击窗口右侧上方的控制图标"×"，即可关闭文档。

（2）选择 WPS 文字界面左上侧的"文件"→"退出"，即可关闭文档。

（3）使用快捷组合键 Alt+F4 也可关闭文档。

5. 文档的安全

利用文档的保护功能，可以对文档的个人信息进行保护，同时可以设置阅读及修改权限，选择"文件"→"工具"→"选项"命令，在选项窗口中选择"安全性"命令，可对文档进行打开和修改文件的加密保护。

6.1.3　文本操作

1. 添加文本

用户新建空白文档后，光标会在文档区域即编辑区的左上侧不停闪动，提示用户该位置为插入点，所有新输入的内容都会在这个位置显示出来。用户可以使用键盘、手写板、扫描甚至语音来完成内容的输入。

用户在编辑文本时，通常需要选定文本，最常用的是拖放鼠标进行操作。文本选择区和辅助键的使用如表 6-1 所示。

表 6-1　选择文本

<table>
<tr><td rowspan="5">文本左侧选择区</td><td>鼠标操作</td><td>选　　择</td><td rowspan="5">鼠标+</td><td>鼠标操作</td><td>选　　择</td></tr>
<tr><td>单击</td><td>一行文字</td><td>Ctrl</td><td>不连续文本</td></tr>
<tr><td>双击</td><td>一段文本</td><td>Shift</td><td>连续文本</td></tr>
<tr><td>三次连击</td><td>整篇文档</td><td>Alt</td><td>矩形区域文本</td></tr>
<tr><td>Ctrl+A</td><td>选择全文</td><td></td><td></td></tr>
</table>

2. 编辑文本

1）复制粘贴

复制是将选中的内容复制到目标位置，原位置上的内容保持不变，常用方法如下：

（1）选中文本，右击，在弹出的快捷菜单中选择“复制”命令，将插入点定位到目标位置后，右击，在弹出的快捷菜单中选择“粘贴”命令即可完成复制粘贴。

（2）选中文本，按住 Ctrl 键不放，鼠标拖动到目标位置后松开即可完成复制粘贴。

2）移动

移动是将选中文本移动到目标位置，原位置上的文本消失，常用方法如下：

选中文本，右击，在弹出的快捷菜单中选择“剪切”命令，将插入点定位到目标位置，右击，在弹出的快捷菜单中选择“粘贴”命令即可完成移动。

3）删除

（1）删除字：用 BackSpace 键，删除插入点左边字符；用 Delete 键删除插入点右边字符。

（2）删除选定文本：先选定文本，按 BackSpace 键或 Delete 键即可删除。

3. 查找与替换

查找与替换可以快速地查找和修改文档的指定内容。查找功能用于文本中内容的定位，对文本不做任何修改；替换功能实际上包含了查找功能，是在找到文本中定位的内容后，用新的内容替换旧的内容。在使用查找与替换功能时，若需要查找与替换一些特定格式和特殊字符的内容，可以通过“高级搜索”按钮进行相应设置，还可以使用非打印字符和通配符等进行复杂的搜索，并进行智能查找和替换，同时注意使用“在以下范围中查找”按钮进行相应设置。常用的通配符如表 6-2 所示。

表 6-2　常用的通配符

通　配　符	含　　义	举　　例
?	任意单个字符	a?c 查找 a 开头 c 结尾，中间为任意一位字符的字符串
*	任意字符串	a*c 查找 a 开头 c 结尾，中间位数不定的任意字符串
^#	任意数字	查找任意数字
^$	任意字母	查找任意字母

例如，将文档中所有的“细菌”替换为红色、四号字体的“病毒”。操作步骤如下：

（1）选中全文，选择“开始”→“查找替换”命令，弹出“查找和替换”对话框。

（2）选择“替换”选项卡，在“查找内容”输入“细菌”，“替换为”输入“病毒”。

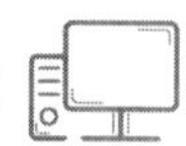

（3）选中“替换为”框内的“病毒”，单击“格式”按钮，将格式设置为四号、红色字体，单击“全部替换”按钮即可完成替换，如图 6-3 所示。

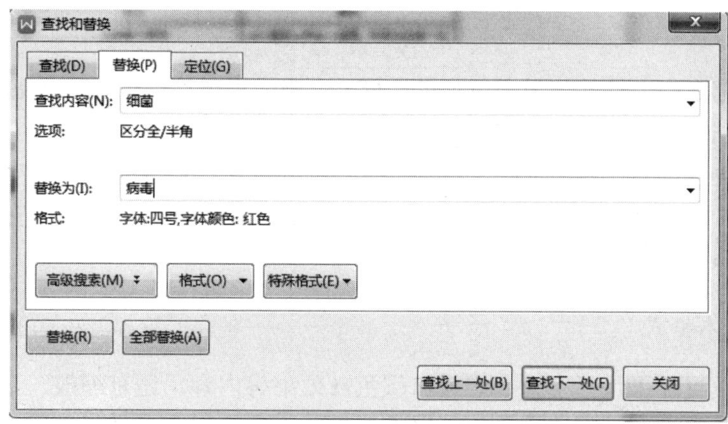

图 6-3　“查找和替换”对话框

4. 撤销和恢复

用户编辑文档时，如果出现错误，使用此操作可迅速纠正错误。

1）撤销

撤销是指用户执行了错误编辑命令后，取消错误编辑的过程。可撤销前一次操作，也可同时撤销多次操作。操作方法如下：

单击快速访问工具栏上的“撤销”按钮，可撤销前一次操作；单击“撤销”按钮旁的下三角按钮，单击所有需要撤销的操作，即可撤销所选中的所有操作。

2）恢复

如果用户错误地撤销了某项操作，可以使用恢复功能重新恢复该操作，操作方法可参照撤销操作，不同的是将“撤销”换为“恢复”，这里不再赘述。

5. 拼写和检查

在输入文本时，WPS 文字会自动进行拼写和语法检查，如果文档中出现错别字、错误的单词或者语法，那么系统会将这些错误的内容以红色或绿色的波浪线显示出来，提醒用户注意，在文档打印时，波浪线不会被打印出来，拼写检查的使用步骤如下。

（1）打开一个文档。

（2）选择上方菜单栏中的“审阅”→“拼写检查”命令。

（3）当拼写无误时，系统会提示你拼写检查已完成。

（4）当拼写有误时，系统会弹出拼写检查对话框。在检查的段落中，拼写错误的词句会被标红，可以手动更改，也可根据拼写建议进行修改。

6. 字数统计

我们写论文时，经常会有字数的要求，用 WPS 文字的字数统计功能可以方便地随时统计当前字数。

选择“审阅”→“字数统计”命令，可以查看各种类型的统计结果，也可直接从状态栏中读取文档字数。

7. 添加批注

批注是文档审阅者给文档内容添加的注解、说明或提示等信息，以供文档阅读者参考，批注不影响文档的格式。

添加批注时，选中内容，选择“审阅”→“插入批注”命令即可。

6.1.4 格式设置

1. 设置文本格式

文本格式设置除了包括字体、字号、颜色及效果等内容，还有缩放、字符间距、字符位置、文字效果等，可选择“文件”→“格式”→“字体”命令进行设置或选择“开始”选项卡，打开“字体”对话框进行相应设置，常见的字体设置效果如表 6-3 所示。

表 6-3 常见字体效果

命　令	设置效果	命　令	设置效果
字体（默认宋体）	大学计算机	字号（默认五号）	大学计算机
加粗	**大学计算机**	倾斜	*大学计算机*
字体颜色	大学计算机	以不同颜色突出显示文本	大学计算机
下画线	大学计算机	删除线	~~大学计算机~~
字符底纹	大学计算机	字符边框	大学计算机
带圈字符	计 算 机	拼音指南	大学计算机
下标	H_2O	上标	H^2
文字效果	大学计算机	着重号	大学计算机
字符缩放（200%）	计算机	字符间距（加宽）	大 学 计 算 机
字符位置（提升）	大学计算机		

2. 设置段落格式

段落格式是指以段落为单位的格式设置，包括段落本身的格式和段落之间的距离、对齐关系等内容。可选择“文件”→“格式”→“段落”命令进行设置或选择“开始”选项卡，打开“段落”对话框进行设置。常用段落设置功能如图 6-4 所示。

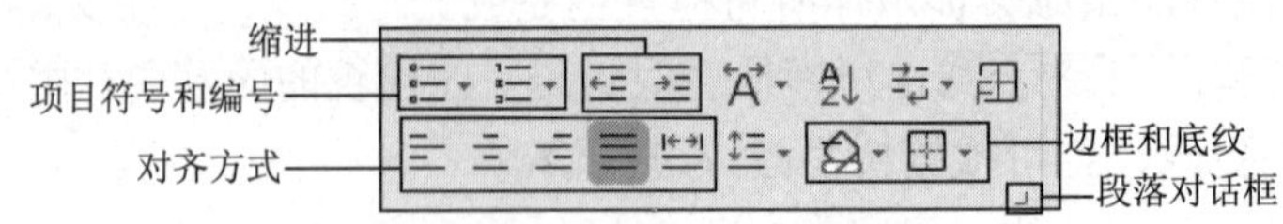

图 6-4 段落功能组

1）对齐方式

两端对齐：默认设置，两端对齐时文本左右两端对齐，当最后一行文字不满行时右边

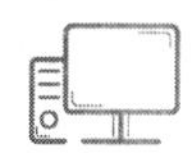

是不对齐的。

分散对齐：文本左右两边均对齐，当段落的最后一行不满行时，将拉开字符间距使该行均匀分布占满一行。

左对齐、右对齐、居中对齐容易理解，在此不做解释。

2）缩进

段落缩进：指段落中的文本与页边距之间的距离，有左缩进、右缩进、悬挂缩进和首行缩进。

悬挂缩进：段落中除首行外其他各行左缩进。

首行缩进：首行左缩进。

3）间距

间距设置分为段落间距与行间距的设置。段落间距指所选择的段落与前后段落之间的距离，度量单位可以是“行”“磅”等，可选择“文件”→“格式”→“段落”命令进行设置或是如图 6-4 所示，打开“段落”对话框进行设置。行间距是段落中行与行之间的距离，若需自行设定行距，可在“段落”对话框中选择“固定值”后，输入相应数值，单击“确定”按钮完成设置。

3. 添加项目符号和编号

WPS 文字提供了自动添加项目符号和编号的功能，只要输入了第一个符号或编号，按 Enter 键，下一段将自动添加符号和编号。对于已经输入的文本，只要选中相应段落，单击项目符号和编号图标即可添加或改变项目符号和编号。

4. 设置边框和底纹

边框和底纹用于美化文档，同时也可以起到突出和醒目的作用。选中文本或段落，单击“边框”和“底纹”图标即可进行设置，也可在“页面布局”→“页面边框”功能组进行设置。进行此设置时，注意应用范围是“段落”还是“文字”。

5. 设置特殊格式

1）首字下沉

首字下沉就是以下沉或悬挂的方式设置段落中的第一个字符的格式。选择要设置首字下沉的段落或文字，选择“插入”→“首字下沉”命令，打开“首字下沉”对话框进行参数设置，设置完后，单击“确定”按钮即可。

2）分栏

WPS 文字的分栏功能可方便地对文本进行栏数、栏宽等设置。选中文本后，选择“页面布局”→“分栏”命令，在下拉列表中选择栏数或单击“更多分栏”打开“分栏”对话框进行设置。

6. 复制和清除格式

1）复制格式

复制格式可使用“格式刷”完成，可以快速地将指定文本的格式复制到其他文本中。

单击“格式刷”图标，可复制一次，双击一次可复制多次，再次单击“格式刷”图标即可停止复制。其方法如下：先选中某种格式文本，选择“开始”→“格式刷”命令，并按住鼠标选择目标文本然后松开鼠标即可。

2）清除格式

此功能将清除文本所用的所有格式，只留下纯文本。选中文本后，选择“开始”→“清除格式”命令（橡皮擦工具），待清除格式的文本就会变成默认格式的文本。

6.1.5 页面排版

1. 页面设置

页面设置主要包括纸张、页边距、每页行数等内容，单击“页面布局”选项卡打开功能组，如图 6-5 所示，可进行页边距、纸张方向、纸张大小、分栏、文字方向等设置，也可单击功能组右下角的 ⌟ 图标打开“页面设置”对话框进行相关设置。

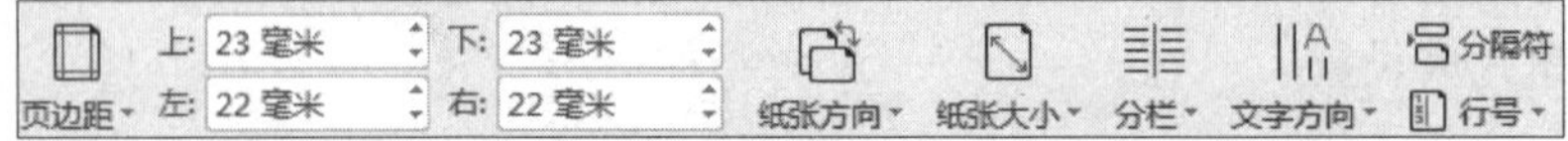

图 6-5 页面设置功能组

2. 设置页面背景

（1）颜色：选择“页面布局”→“背景”命令，在下拉列表中选择相应颜色即可，也可用“取色器”或“其他填充颜色”“图片背景”“其他背景”“自动”进行设置。

（2）水印：选择“页面布局”→“背景”命令，可在下拉列表中选择水印样式即可，也可通过“自定义水印”，将文字或图片设置成水印。

3. 插入分隔符

分隔符一般用于文档的分页、分节处理，方便页眉、页脚等的插入和目录的处理。分隔符主要有分页符和分节符两种，选择“页面布局”→“分隔符”命令，在下拉列表中可选择相应分隔符。

（1）分页符：当一页文本满后自动进入下一页，这是软分页；当一页未满，后面内容需要从新的一页开始，就需要插入分页符强制分页。

（2）分节符：一篇文档在插入节之前，整篇文档就是一节，当需要改变页眉、页脚、页边距等特性时，就需要用分节符创建新的节。

4. 插入页眉和页脚

页眉和页脚分别位于每个页面的顶部和底部，可在页眉和页脚中插入文本和图形，也可为首页、奇偶页插入不同的页眉页脚，可为不同的节设置不同的页眉页脚，设置不同的页眉页脚需要使用插入“连续分节符”和“同前节”命令，“同前节”命令可断开与前一节的链接。选择“插入”→“页眉和页脚”命令或双击页眉，即可进行页眉页脚的编辑，此时正文呈灰色不可编辑，关闭“页眉和页脚”退出编辑状态，在添加完页眉和页脚后，

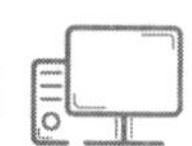

切换到页面视图方式，才能看到页眉和页脚的效果。

5. 插入页码

有两种方法可插入页码，一种方法是选择“插入”→“页眉和页脚”命令，在编辑界面即可插入页码；另一种方法是选择“插入”→“页码”命令，弹出“页码”对话框，设置页码格式（页码的样式、位置、页码编号、应用范围）。

6. 打印文档设置

文档编辑完成后，若需要打印输出，可利用页面视图方式或通过打印预览对文档实际打印效果进行审阅。选择“文件”→“打印”命令，在弹出的“打印”对话框中可设置打印机、页码范围、打印份数、单双面打印、纸张方向等。

6.1.6　图文混排

1. 插入文本框

文本框是一种图形对象，就像存放文本或图形的容器，可置于文档中任何位置。文本框如图 6-6 所示，WPS 文字提供了多种内置文本框，另外还可自定义横排、竖排文本框。选择“插入”→“文本框”命令，鼠标变成十字形状，用鼠标拖放，即可完成文本框的绘制。

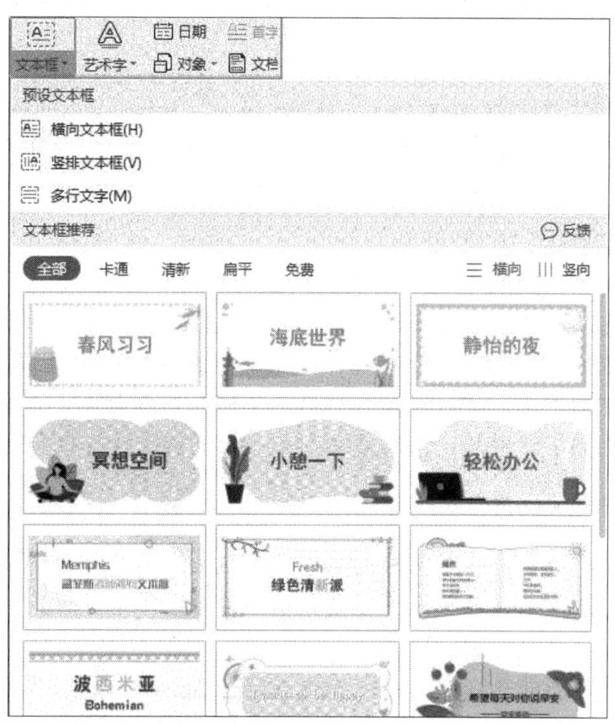

图 6-6　文本框类型

选择文本框，在“文本工具”选项卡中可对文本框内的文字的字体、字号、颜色进行设置，在“绘图工具”选项卡中可对文本框进行环绕、对齐、组合、旋转等设置，单击文本框后，文本框右侧会出现布局选项、形状样式、形状填充、形状轮廓的相关设置。

若要为文本框建立链接，可选中前一个文本框，右击，从弹出的快捷菜单中选择“创建文本框链接”命令，此时鼠标变为茶杯形状，指向要链接的文本框，单击即可完成。

2. 插入艺术字

选择“插入”→“艺术字”命令，在下拉列表中选择艺术字式样后，页面弹出“请在此放置您的文字”的文本框，将这几个字删除后，输入需要的文字即可；或选中需要设置的文字，选择“插入”→“艺术字”命令，在下拉列表中选择艺术字式样，所选文字即变为艺术字。

3. 插入图片与剪贴画

在文档中添加图片，能够简单地说明许多文字无法准确表达的问题。首先将光标定位在需要插入的位置，选择“插入”→“图片”命令，弹出“插入图片”对话框，找到存放的图片文件，单击“打开”按钮，即可将图片插入文档的指定位置。插入图片还可以是扫描仪扫描或手机上传图片。

文档中插入图片后对图片做进一步编辑，可以获得更好的效果。单击图片打开“图片工具”的功能组，可以对图片格式进行设置，包括图片背景、颜色、轮廓、效果、大小调整、文字环绕、裁剪等功能。如图片经过与文字环绕方式的设置后，图片就可在文档中灵活地调整位置。

4. 屏幕截图

WPS 文字专门提供了屏幕截图工具软件，可以实现将任何未最小化到任务栏的程序窗口图片插入到文档中，也可以插入屏幕上的任何部分图片。

屏幕截图方法如下：

将光标定位在文档中要插入图片的位置。选择“插入”→“截屏”命令，弹出“WPS 截屏工具”窗口，此时默认选中第一个“矩形区域截图”并截取部分图形，或移动鼠标选择需要截取的窗口图片，单击“完成”按钮，即可插入图片到文档中。同时，也可选择“WPS 截屏工具”窗口的其他选项，如：椭圆区域截图、圆角矩形截图、自定义截图来截取需要的图片，此时鼠标变为十字形状，拖放鼠标，单击“完成”按钮即可。

5. SmartArt 图形的使用

编辑办公文档时，对于一些结构性的文本可用 SmartArt 图形来直观地表示，包括图形列表、流程、循环、层次结构、关系图以及其他更复杂的图形。

插入 SmartArt 图形的方法如下：

选择“插入”→“智能图形”命令，弹出“选择 SmartArt 图形”对话框，根据需要选择制作图形，如图 6-7 所示。插入智能图形后，双击文本框即可编辑文本内容，在“设计”选项卡中，选择“添加项目”可以根据所需添加项目。如要对项目进行升降级处理，可以在“设计”选项卡中对项目进行升级、降级、前移、后移等操作，以及更改智能图形布局设置。

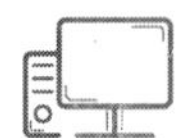

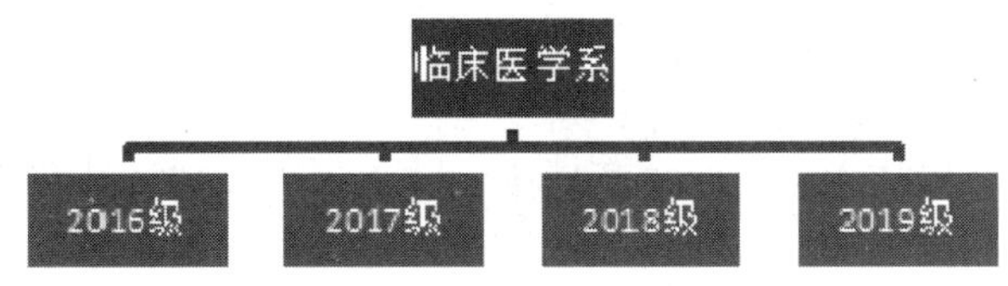

图 6-7　SmartArt 图示例

6. 绘制图形

我们需要动手绘制简单的图形时，可以利用绘制新图形的功能，让几个图形组合起来形成我们所需要的简单图形。

绘图如下：选择“插入”→“形状”命令，在下拉列表中选择要画的图形，此时鼠标变成“+”形状，拖放鼠标即可画出图形。选择图形并右击可从快捷菜单中选择添加文字操作，选中图形后自动激活“绘图工具”，可设置图片格式，流程图如图 6-8 所示。

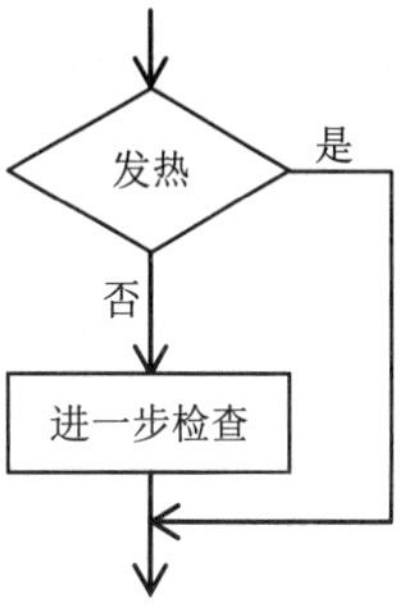

发热　是　否　进一步检查

图 6-8　流程图

7. 插入图表

（1）选择“插入”→“图表”命令，弹出“插入图表”对话框，可选择柱形图、折线图等 11 类图表，选择需要的图表，单击“插入”按钮，即可将图表插入文档。

（2）单击图表，然后选择上方“图表工具”中的“编辑数据”，即可打开 WPS 表格预设图表数据，在此可修改数据，修改完成后单击“保存”图标，此时文档中的图表会随着数据的修改而发生改变。

（3）选择“图表工具”→“添加元素”命令，可以设置图表元素。

（4）选择“图表工具”→“快速布局”命令，可以快速更改图表的整体布局。

（5）选择“图表工具”→“更改类型”命令，可以更改此图表为其他类型的图表。

（6）选择“图表工具”→“设置格式”命令，可以在右侧弹出的属性对话框中快速设置图表的格式。

8. 插入公式

在编辑科技论文时，常常需要插入一些数学公式，WPS 文字的公式编辑器提供了一些内置公式，可直接插入使用，选择“插入”→“π公式”命令，激活如图 6-9 所示的公式编辑器，即可自定义输入公式。

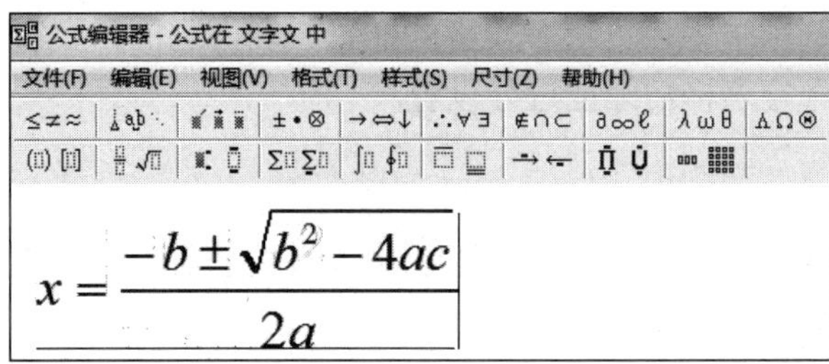

图 6-9　公式编辑器

9．插入文本对象

有时候需将一篇文档插入到另一个文档中，除了可用复制粘贴功能完成外，还可用插入“对象”的方式来完成。操作方法如下：选择“插入”→“对象”命令，在弹出的“插入对象”对话框中选择“由文件创建”，单击“浏览”按钮，选择需要插入的文档文件，单击“打开”按钮，然后单击“确定”按钮，即可完成文档的插入，也可插入图形、公式、表格、幻灯片等。

6.1.7 表格的使用

WPS 的制表功能非常强大，可以制作一些复杂、特殊的表格，本书中将学到的 WPS 表格 2019 是一个专业的表格数据处理软件，所以对 WPS 的表格使用方法只作简单介绍。

1．插入表格

WPS 有以下几种插入表格的方法。

（1）鼠标拖动：选择“插入”→“表格”命令，在打开的下拉列表中，用鼠标在“插入表格”网格框中拖动，即可按要求插入一个表格。

（2）表格对话框：选择“插入”→“表格”命令，在打开的下拉列表中，选择“插入表格”命令，打开“插入表格”对话框，设定行、列数后，单击“确定”按钮即可。

（3）绘制表格：选择“插入”→“表格”命令，在打开的下拉列表中，选择“绘制表格”命令，此时鼠标呈铅笔状，可任意画表格线。此方法一般是在以上两种制表方法的基础上使用。

2．编辑表格

单击表格，可自动激活“表格工具”和“表格样式”选项卡，如图 6-10 所示为“表格工具”选项卡，从图中可以看到表格编辑的主要功能：插入行、列或删除行、列和单元格；调整表格行高、列宽；拆分与合并单元格等。

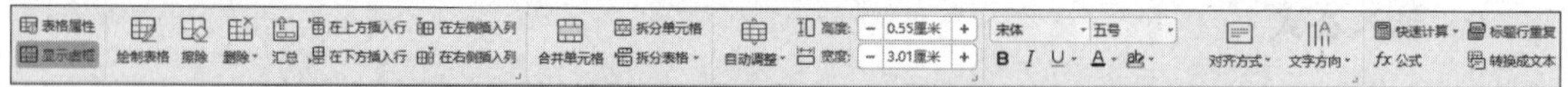

图 6-10　表格工具选项卡

3．表格格式设置

在“表格样式”选项卡中还可设置表格的样式、表格边框和底纹等，在对表格进行编辑和格式设置前，要选定表格后才能进行设置。

4．表头

对于一个比较长的表格，比如一个需要分 10 页才能打印完的学生名册，在每页开始都需要打印表头，可用如下方法设置表头：

（1）选定表格的表头（对于多行表头有几行选几行）。

（2）选择“表格工具”→“标题行重复”命令。

6.1.8　WPS 文字高级应用

1. 脚注、尾注、超链接和题注

在 WPS 文字文档中，经常需要使用某些比较专业的术语，而在解释专业术语时会大大增加文档的长度，如果要既不增加文档长度，又能让读者看懂本篇文档，可以通过给文档添加注释的方法完成。

WPS 文字中的脚注和尾注、超链接、题注 3 种功能既不增加文章的长度又对专业术语进行解释，下面介绍这 3 种添加注释的方法。

1）脚注和尾注

脚注和尾注均是对文档中某个内容进行注释的文本，一般位于当前页面底部，尾注一般位于文档的末尾，用于列出引文的出处等。将光标移至需要插入脚注或尾注的文本后面，选择“引用”→“插入脚注”或“插入尾注”命令，在光标闪烁处输入内容即可。当编辑位于页面底部的脚注时，光标移至该页的左下方，输入注释文本，在原文本后面会出现一个数字序号，光标移至该序号处，注释文本即可显示出来。

2）超链接

如果注释文本比较长，可以将要注释的文本或图片存放在一个独立的文件中，然后建立一个超链接。操作方法：选中要加超链接的文本，选择“插入”→“超链接”命令，打开“插入超链接”对话框，在“要显示的文字”右边的方框中输入文字，单击“屏幕提示”输入屏幕提示文字，找到预先建立好的注释文件，然后单击“确定”按钮，需要加超链接的文本即可变成蓝色加下画线形式，超链接也可以链接到某个网址。

3）题注

题注是用来给图片、表格、图表、公式等项目添加名称、编号和注释的工具，当需要插入新题注时，可以快速更新题注编号。以图片为例，选中图片选择“引用”→“题注”命令，弹出“题注”对话框，在“标签”项选择“图”，也可根据情况“新建标签”为图片命名，方便查找，然后单击“编号”按钮，可以设置题注编号格式，格式一般都默认为 1、2、3...，单击“确定”按钮，此时图片下方就会出现刚刚设置的题注“图 1”。

2. 样式

1）样式的概念

多种段落或字体格式的集合称为样式。如图 6-11 所示，WPS 文字 2019 中内置了多种文字或段落的样式，用户可根据需要创建新样式。排版时，直接将这些样式应用到选定的段落或文字中，可以简化文档的排版工作。

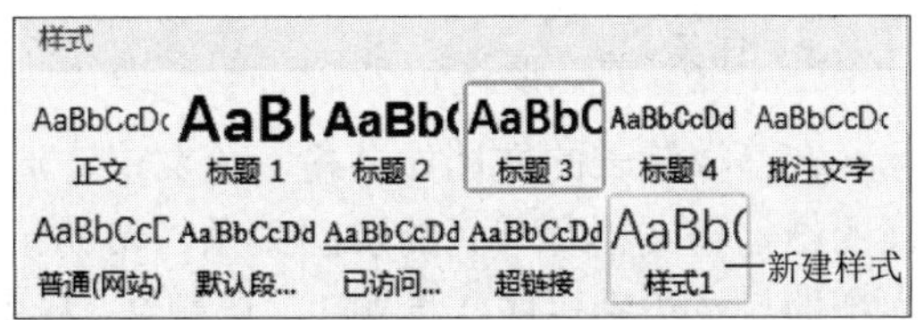

图 6-11　样式设置

2）自定义样式

如果预设样式中没有合适的样式模板，可自定义文字样式。选择“开始”→“新样式”命令，在弹出的“新建样式”对话框中，输入新建样式的名称，选择样式类型、样式基于、格式等，完成后单击“确定”按钮即可。单击上方的样式列表，就可以看到自定义的样式，图 6-11 中的样式 1 即为新建的样式。

3）利用样式设置文本格式

添加多种类型的样式后，样式窗口很难显示更多样式，单击“新样式”右下角的“样式和格式”对话框，在窗口右侧会弹出“样式和格式”窗口，新建的样式即可显示，选中文本后从右侧的“样式”列表中选择要应用的样式即可。

4）删除和修改样式

在右侧的“样式和格式”窗口，选中样式，右击即可删除样式或修改样式。

3. 模板

模板是一种框架，它包含了一系列的文字和样式等项目，每一个文档都是由一种模板建立起来的，模板以文件的形式保存，扩展名为*.wpt。当模板不满足要求时，也可自己设计制作模板。方法如下：

（1）选择“文件”→“文件”→“本机上的模板”命令，选择“空文档”，“新建”选择“模板”，单击“确定”按钮即可，如图 6-12 所示。

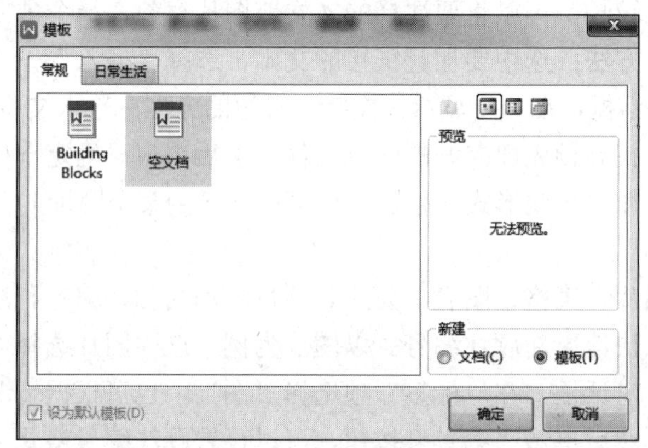

图 6-12　新建模板

（2）制作模板完成后，选择“文件”→“文件”→“保存”命令，选择文件类型为“WPS 文字模板文件（*.wpt）”，单击“保存”按钮即可，同时还可对新建模板进行加密处理。

4. 目录

在篇幅较长的文档如书籍、论文中，通常将文档分成若干章节。目录能清晰地表明文档的结构和文档章节间的层次关系，帮助读者快速掌握文档内容和查找信息。目录可根据文档的目录级别生成，标题 1、标题 2、标题 3 的目录级别分别为 1 级、2 级、3 级。WPS 文字提供了按文档中的章节标题自动生成目录的功能。

如果要在文章中自动生成目录，那么首先要确定每一个标题的目录级别，也就是要为

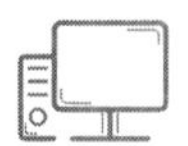

文章中需要制作成目录的标题添加目录级别。

1）自定义目录

选中所需要生成目录的标题，选择“引用”→“目录级别”命令，选择需要的级别，整个文档标题依次按 1 级目录、2 级目录、3 级目录、4 级目录……，目录级别依次标识完成后，将光标移到空白页面，选择“引用”→“目录”→“自定义目录”命令，弹出“目录”对话框，如图 6-13 所示，在此对话框中可以自定义设置目录样式（制表符前导符、显示级别、显示页码、页码右对齐），完成目录的自定义设置后，单击“确定”按钮，文档的目录即可按要求自动生成。

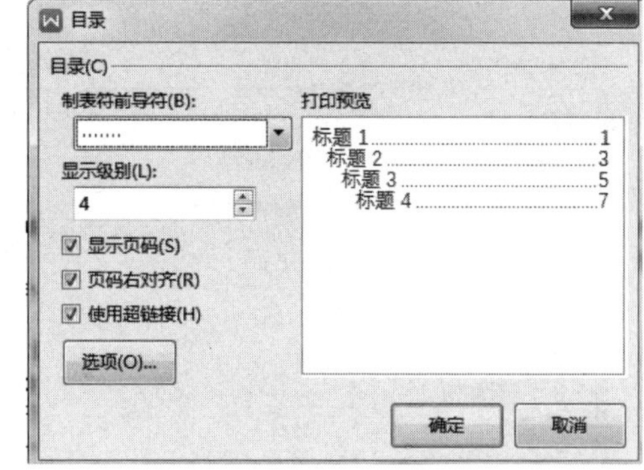

图 6-13 “目录”对话框

2）删除已生成的目录

选择“引用”→“目录”→“删除目录”命令，即可删除目录。

5. 索引

索引是将文档中的主要概念、词组或短语单独列出，制成索引目录，按页码、次序排列，以供快速定位和查阅。一般在科技论文或书籍的开始或末尾编制索引，以方便读者直接查阅文档中的重要概念。

编制索引分为两步：标记索引和编制索引目录。

1）标记索引

要编制索引，需要先对文档中的概念、词组或短语标记索引项并生成索引。例如：对下面文本框中的特殊词汇加上索引标记。

青霉素（Penicillin，或音译盘尼西林）又被称为青霉素 G、peillin G、盘尼西林、配尼西林、青霉素钠、苄青霉素钠、青霉素钾、苄青霉素钾。青霉素是抗菌素的一种，是指分子中含有青霉烷、能破坏细菌的细胞壁并在细菌细胞的繁殖期起杀菌作用的一类抗生素，其是由青霉菌中提炼出的抗生素。青霉素属于 β-内酰胺类抗生素（β-lactams），β-内酰胺类抗生素包括青霉素、头孢菌素、碳青霉烯类、单环类、头霉素类等。青霉素是很常用的抗菌药品。但每次使用前必须做皮试，以防过敏。

（1）选取索引词：上段文字中，主要标记的索引词是“青霉素”和“盘尼西林”。

（2）选择“引用”→“标记索引项”命令，弹出“标记索引项”对话框，如图 6-14 所示，在“主要索引项”中输入“青霉素”，单击“标记”按钮即可，“盘尼西林”也是同样操作。

（3）不用关闭“标记索引项”对话框，输入其他需要标记索引的词，依次将所有词语标记完。

2）编制索引目录

标记完索引项后，需要选择一种设计好的索引格式生成最终的索引，WPS 文字会自动收集索引项，将其排序并引用其页码。

例如，将上述标记好的索引制作成索引目录，放在文章最后，方法如下：

（1）将光标定位于要做索引目录的位置（文章最后），选择“引用”→“插入索引”命令，打开“索引”对话框，选中“页码右对齐”复选框并选择合适的制表符前导符，如图 6-15 所示。

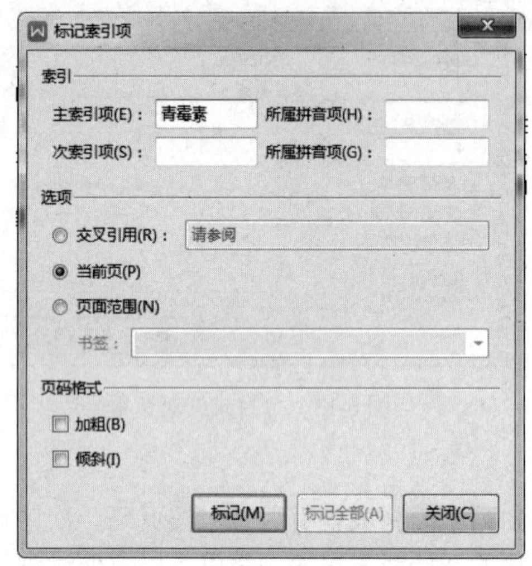

图 6-14　“标记索引项”对话框

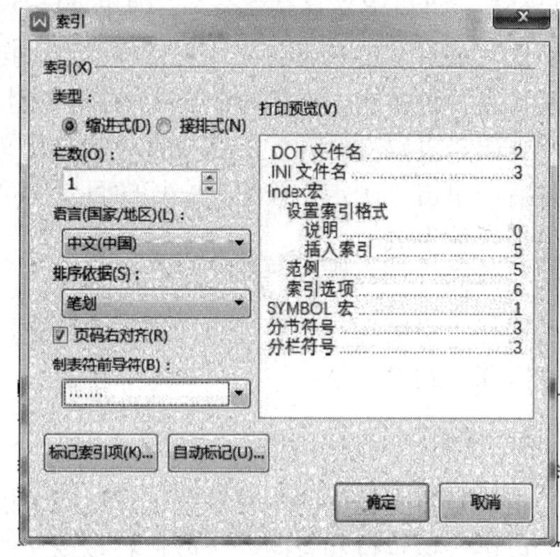

图 6-15　建立索引目录

（2）单击“确定”按钮即可，如图 6-16 所示。

青霉素(Penicillin，或音译盘尼西林)又被称为青霉素 G、peillin G、 盘尼西林、配尼西林、青霉素钠、苄青霉素钠、青霉素钾、苄青霉素钾。青霉素是抗菌素的一种，是指分子中含有青霉烷、能破坏细菌的细胞壁并在细菌细胞的繁殖期起杀菌作用的一类抗生素，是由青霉菌中提炼出的抗生素。青霉素属于β-内酰胺类抗生素(β-lactams)，β-内酰胺类抗生素包括青霉素、头孢菌素、碳青霉烯类、单环类、头霉素类等。青霉素是很常用的抗菌药品。但每次使用前必须做皮试，以防过敏。

图 6-16　索引设置效果

对于较长的文档，建立索引后，就可以方便地查阅索引词所在的页码。

6. 邮件合并

邮件合并是指将主文档与数据源合并起来，作为邮件发送的主文档用来保存文档，数据源文件用来保存发送文档中的变化部分，又叫收件人列表，一般用 Excel 表格保存数据源比较方便。数据源文件要保存为“Microsoft Excel 97-2003 文件（*.xls）”的格式，如果是“*.xlsx”格式的数据表，系统会弹出“WPS 文字无法打开数据源”的提示。

例如，用一个如图 6-17 所示的主文档和如图 6-18 所示的 WPS 表格数据源文件，为每

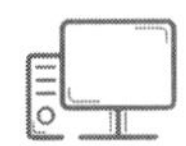

个患者生成如图 6-19 所示“患者基本信息表”。

患者基本信息表			
姓名		性别	
出生年月		年龄	
疾病史		过敏史	
家庭住址			

图 6-17　主文档

	A	B	C	D	E	F	G
1	姓　名	性别	出生年月	年龄	疾病史	过敏史	家庭住址
2	[illegible]	男	1976年5月	47	胃病	无	云南省昆明市盘龙区
3	[illegible]	男	1980年7月	42	动脉	无	云南省昆明市官渡区
4	[illegible]	女	1992年4月	31	高血压	有	云南省昆明市呈贡新区
5	[illegible]	男	1986年1月	37	糖尿病	无	云南省昆明市西山区
6	[illegible]	女	1977年8月	45	高血脂	无	云南省昆明市五华区
7	[illegible]	女	1983年9月	40	内分泌失调	无	云南省昆明市呈贡新区

图 6-18　数据源文件

操作步骤如下：

（1）打开“主文档”患者基本信息表，选择“引用”→“邮件”→“打开数据源”→“打开数据源”，选择已经建立好的数据源文件，单击“打开”按钮，然后单击“收件人”按钮，从弹出的“邮件合并收件人”对话框中勾选所需收件人，单击“确定”按钮。

（2）将光标定位到主文档需要插入合并域的地方，选择“插入合并域”命令，从弹出的“插入域”列表中选择对应的合并域项目插入到主文档的对应位置。

（3）单击“查看合并数据”按钮，即可看到一个患者基本信息的新文档，单击“上一条”和“下一条”按钮，可以查看每个患者的基本信息。

（4）单击“合并到新文档”按钮，选择“全部”，为数据源文件中的每一个患者生成如图 6-19 所示的患者基本信息表。

患者基本信息表			
姓名	[illegible]	性别	女
出生年月	1992-4-1	年龄	31
疾病史	高血压	过敏史	有
家庭住址	云南省昆明市呈贡新区		

图 6-19　患者基本信息表

（5）单击右侧的“关闭”按钮，关闭邮件功能组。

6.2　WPS 表格 2019 的使用

WPS 表格 2019 是金山办公软件 WPS Office 2019 的三大组件之一，WPS 表格 2019 使用了全新引擎，能够最大限度地发挥计算机的性能，效率更高，操作界面使用方便，用户可以选择自己喜爱的界面布局和配色方案。

WPS 表格 2019 是一款优秀的电子表格制作软件，不仅能够满足日常办公的需要，还可以通过函数实现专业的数据处理，特别适合企业的财务、统计部门和大中小学校使用，它支持超过 900 多个函数计算、条件表达式排序、自动填充、多条件筛选丰富的统计图表等功能。

WPS 表格能够输出 PDF 格式文档，或另存为其他格式文档，并兼容 Excel 文件格式，方便与他人分享成果。

6.2.1 工作表创建及编辑

WPS 表格工作表界面如图 6-20 所示。

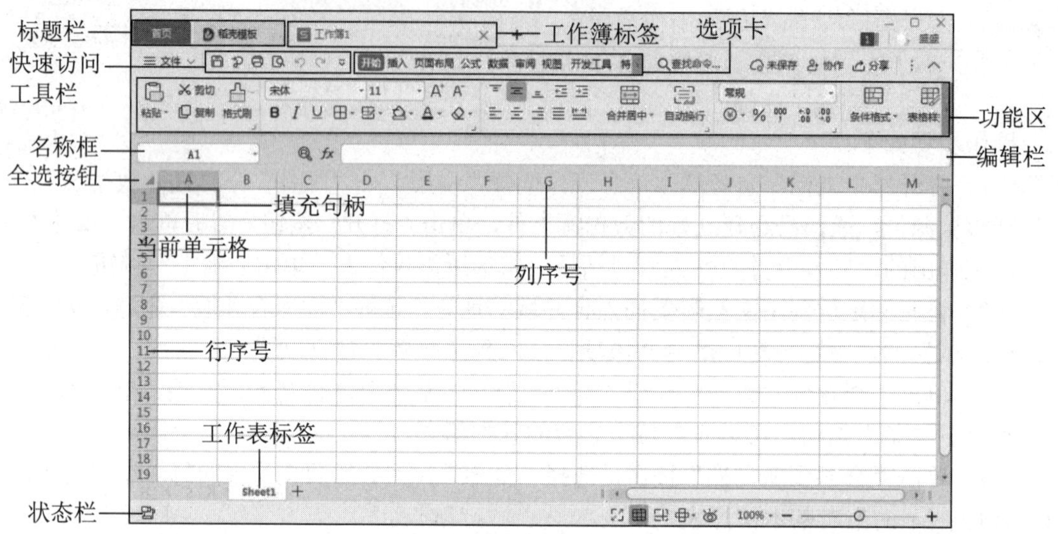

图 6-20 WPS 表格 2019 界面

1. WPS 表格软件的基本概念

（1）工作簿：工作簿是处理和存储数据的文件，一个 WPS 表格文件就是一个工作簿，工作簿的扩展名是*.et。

（2）工作表：工作表也叫电子表格，若干个工作表组成一个工作簿，工作表以叠放的方式显示在工作簿窗口中。工作表是通过工作表标签来标识的，工作表标签位于窗口的底部，通过单击相应工作表标签可以切换不同的工作表，WPS 表格新工作簿生成时包含了一张默认工作表。

（3）单元格：工作表中的一个方格称为一个单元格。它是工作表的基本元素，也是 WPS 表格独立操作的最小单位，用户可以在单元格中输入文字、数据和公式，也可以对单元格进行各种设置，如字体、颜色和对齐方式等。

（4）单元格的地址：用于表示单元格的位置。单元格地址由所在列的列号和所在行的行号构成，单元格的列号位于其所在列的顶端，行号位于其所在行的左侧。例如：一个单元格所在列的列号为 A，所在行的行号为 3，则该单元格的地址为 A3。在 WPS 表格中，利用“:”将连接单元格地址表示一个单元格区域。例如“A1:C3”表示以 A1 为左上角，C3 为右下角的矩形区域中所有的单元格。

（5）编辑栏：编辑栏位于表格编辑区域上方，由名称框、取消按钮（×）、输入按钮（√）、插入函数按钮“*fx*”和编辑栏组成。当某个单元格被选中后，名称框中会出现该单元格的地址，取消按钮用于删除单元格输入的内容，输入按钮用于确认单元格输入的内容，

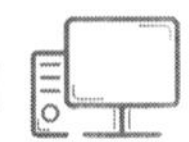

插入函数按钮用于在单元格中输入函数，编辑栏用于输入或修改单元格的内容。

2. WPS 表格工作簿及工作表的建立

1）WPS 表格工作簿的建立

（1）启动 WPS Office，选择“新建”→“表格”→“新建空白文档”命令，系统会自动生成“工作簿 1”，新生成的工作簿中由系统默认生成一张工作表 Sheet1。

（2）WPS 表格软件启动后按 Ctrl+N 快捷键，可在 WPS 表格建立一个新的工作簿。

2）使用模板创建工作簿

选择“文件”→“文件”→“本机上的模板”命令，选择“空工作簿”，即可建立一个新的工作簿。

3. 工作表数据的输入

工作表生成后，可以向表中输入数据。工作表中的数据有两种输入方法，若输入的数据无规律，则直接输入，若要输入的数据存在一定的规律，则可尝试使用自动填充柄生成数据。

1）直接输入

选中要输入数据的单元格，单击编辑框，在其中输入数据，输入完成后按输入按钮（√）确认；或直接在单元格中输入数据，输入完成后按 Enter 键确认。

2）用自动填充柄输入数据

在 WPS 表格中输入数据时，若输入的数据有明显变化规律，可尝试使用自动填充柄输入。图 6-21 中患者的住院号就可用自动填充柄生成。将鼠标提示符移动到选中单元格区域右下角的黑点上，鼠标提示符会由空心十字变成实心十字，该实心十字就是自动填充柄。

	A	B	C	D	E	F	G	H
1	住院号	姓名	性别	病房号	体重（kg）	血糖（mmol/L）	舒张压(mmhg)	收缩压(mmhg)
2	2023001	张晓丽	女	1	56	7.2	76	120
3	2023002	马艳	女	2	58	3.1	80	130
4	2023003	王斌	男	1	62	8.5	78	126
5	2023004	李华	男	2	67	10.4	90	148
6	2023005	杨娅	女	1	61	6.4	86	130
7	2023006	朱有志	男	1	64	9.5	76	140
8	2023007	周毅	男	2	67	8.3	84	140
9	2023008	姚呈	女	2	55	7.6	86	128
10	2023009	林月	女	1	63	9.7	90	128

图 6-21　患者血糖血压统计表

（1）填充已定义的序列和自定义序列。WPS 表格预设了一部分可自动填充的序列，选择“文件”→“工具”→“选项”命令，弹出“选项”对话框，在对话框左侧的“自定义序列”中，可以看到已经定义好的序列，工作表中若需要填充，则在单元格中输入序列中的任意一个值，利用自动填充柄向填充方向拖动，该系列的值就会在拖动的区域中依次出现。

自定义序列填充操作：在“输入序列”的编辑框中输入自定义序列“赤、橙、黄、绿、青、蓝、紫”，单击“添加”按钮，左边的自定义序列中就会出现新的序列。此时我们在

WPS 表格中输入“赤”，下拉填充柄时，新添加的序列就会依次自动填充到表格中。

（2）填充有明显变化规律但未定义的序列。等差序列、日期序列和自动填充序列可以使用自动填充柄来填充。图 6-21 中，患者的住院号为等差序列，填充其他患者的住院号方法：在单元格 A2 中输入“2023001”，在 A3 中输入“2023002”，选中 A2:A3，将鼠标提示符移动到选中区域右下角出现自动填充柄，拖动鼠标到 A10 即可自动填充患者住院号。

4. 数据的类型

输入单元格的数据划分为数值、日期时间和文本等类型。

1）数值型数据

数值型数据是指由数字 0～9 或某些特殊字符（+、−、E、e、，、.、$、%）构成的字符串，例如 1234、123.4、12.34%等。

WPS 表格用“−”表示负数，例如数据−111。

E 或 e 用于表示科学计数法，例如 1.11E+2，该数据代表的意义为 1.11×10^2。当单元格中输入的数据大于 12 位时，WPS 表格可将该数据转为科学计数法表示。

分数的输入方法是先输入 0 和一个空格，再输入分数，例如分数 1/2 应输入为 0 1/2。

数值型数据默认的对齐方式是右对齐。

2）日期型或时间型数据

WPS 表格用“-”“/”表示日期型数据。例如，2016 年 1 月 22 日可以表示为 2016/1/22 或 22-Jan-16。时间型数据用“:”和 AM、PM 表示。例如上午 7 点 30 分表示为 7:30（24 小时制）或 7:30AM（12 小时制），下午的 7 点 30 分表示为 19:30 或 7:30PM。输入当天日期的快捷方式为 Ctrl+：。输入当前时间的快捷方式为 Ctrl+Shift+：。日期型和时间型数据默认的对齐方式为右对齐。

3）文本型数据

文本型数据是由汉字、英文字母或其他不符合数值或日期时间型数据规律的字符构成的字符串，例如 alb2c3。在输入全部由数值构成的文本数据时，可在该数据前加一个撇号（'）。

文本型数据默认的对齐方式为左对齐。

5. 公式和运算符

WPS 表格中公式是用运算符号连接的单元格地址，它可以对单元格进行计算。所有的公式均以等号“=”开头。

1）算术运算符

WPS 表格算术运算符有+、−、*、/、^等，用于对数值数据进行加、减、乘、除、乘幂等数学运算，例如，图 6-21 中，求 9 位患者的体重总和的公式为：“=E2+E3+E4+E5+E6+E7+E8+E9+E10”，要在工作表中输入该公式，首先选中要显示结果的单元格 E11，在编辑框中输入公式内容，单击确认按钮“√”，E11 单元格中就会显示出计算结果，此时使用填充柄向右拖动，即可计算出血糖、舒张压、收缩压的数值总和。

2）文本运算符

&为文本运算符，用于文本型数据的连接。例如 E1 单元格的值为 aaa，E2 单元格的值

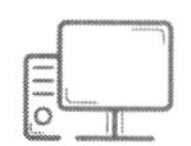

为 ccc，则公式 E1&E2 的计算结果为 aaaccc。

3）比较运算符

WPS 表格中比较运算符包含<、>、>=、<=、<>（不等于）等，使用它们可以比较两个单元格中数据的大小，比较运算符的运算结果为 true 或 false。

4）引用运算符

引用运算符有“:”“,”和空格，其中“:”为区域运算符，“,”为联合运算符，空格为交集运算符。

WPS 表格中运算符的优先次序从高到低排列为引用运算符、算术运算符、文本运算符和比较运算符。

6. 单元格格式的设置

设置单元格的格式，首先选中单元格，选择“开始”选项卡，单击“字体”功能组右下角的按钮，弹出“单元格格式”对话框。或选中单元格，右击，在弹出的快捷菜单中选择“设置单元格格式”命令，在弹出的“设置单元格格式”对话框中可作如下设置。

1）“数字”选项卡

在实际数据输入过程中，所需的数据类型是各种各样的，“数字”选项卡用于对数据显示方式进行设置。可设置的数据格式包含常规、数值、货币、统计专用、日期、时间、百分比、分数、科学记数、文本、特殊以及自定义等格式。

2）“对齐”选项卡

选择“对齐”选项卡，“水平对齐”选项用于设置数据在单元格中水平方向的对齐方式；“垂直对齐”选项用于设置数据在单元格中垂直方向的对齐方式；“自动换行”选项用于定义数据自动换行以适应列宽；“缩小字体填充”选项用于将超出单元格的文字缩小以适应单元格的大小；“合并单元格”选项用于将两个或多个相邻的单元格合并为一个较大的单元格；右侧的“方向”可以调整文字的方向。

3）“字体”选项卡

“字体”选项卡用于对单元格内的字体格式进行设置，设置方式与 WPS 文字相同。

4）“边框”选项卡

“边框”选项卡用于对表中单元格的边框进行设置。选中要设置边框的单元格或区域以后，在“边框”选项卡中选择“线条”对应的样式和颜色，然后在“预置”和“边框”区域单击要设置的边框线条位置，单击“确定”按钮即可。

5）“图案”选项卡

“图案”选项卡用于对选中单元格或区域设置背景图案或颜色。

6）“保护”选项卡

“保护”选项卡用于设置单元格的锁定和隐藏公式，锁定和隐藏只有在“审阅”→“保护工作表”命令启用后才生效。

单元格格式设置实例：在如图 6-21 所示的表格中，若要将标题设置为“黑体、加粗”，则选中 A1:H1 区域，在“字体”选项卡中设置；若要设置单元格对齐方式为“居中对齐”，则可选中 A1:H10 区域，在“对齐”选项卡中设置；若要给表格加上边框，则选中 A1:H10

区域，在“边框”选项卡中设置。

7. 单元格的操作

1）单元格（行或列）的插入

打开表格，选择需要插入行列的位置，右击，在弹出的快捷菜单中选择“插入”命令，在输入框中输入需要插入的行（列）数量，单击“√”按钮即可。

2）套用表格样式

套用表格样式是利用 WPS 表格存储的表格样式美化当前表格。套用表格格式的方法：选中要套用格式的表格，选择“开始”→“表格样式”→“预设样式”命令，在打开的样式中选择要套用的表格样式即可。

3）条件格式

条件格式用于对符合条件的单元格指定特定格式，条件格式的使用方法如下：选中要使用条件格式的区域，选择“开始”→“条件格式”命令，在下拉菜单中选择需要的选项。常用选项为“突出显示单元格规则”，下一级菜单的“大于”命令可设置当单元格的值大于某个数值时，显示单元格所用的格式，“小于”命令可设置当单元格的值小于某个数值时，显示单元格所用的格式，以此类推。

例如，在图 6-21 所示表格中，若要设置血糖高于 6（>6）的数值用特定的颜色显示，则选中 F2:F10 区域，在“突出显示单元格规则”中选择“大于”命令，在打开的对话框中设置“为大于以下值的单元格设置格式”为“6”“浅红填充色深红色文本”，然后单击“确定”按钮即可。

4）单元格的移动和复制

（1）单元格的移动。

① 选中要移动的单元格，当鼠标指针变为带移动标记的指针时，直接拖动单元格至目标位置即可。

② 选中要移动的单元格，右击，在弹出的快捷菜单中选择“剪切”命令，选中移动目标区域的第一个单元格，右击，在弹出的快捷菜单中选择“粘贴”命令即可。

（2）单元格复制。

① 选中要复制的单元格，当鼠标指针变为带移动标记的指针时按住 Ctrl 键，拖动单元格至目标位置即可。

② 选中要复制的单元格，右击，在弹出的快捷菜单中选择“复制”命令，选中复制目标区域的第一个单元格，右击，在弹出的快捷菜单中选择“粘贴”命令即可。

5）单元格（行或列）的清除和删除

单元格（行或列）的清除是将单元格（行或列）内的字符清除，但是单元格（行或列）仍然保留。单元格（行或列）的删除是指直接把单元格（行或列）删除，用新单元格（行或列）来代替原有的单元格。

清除单元格（行和列）的方法如下：选定要清除的单元格（行和列），选择“文件”→“编辑”→“清除”→“内容”命令。

删除单元格（行或列）的方法如下：选中需要删除的行或列，右击，在弹出的快捷菜

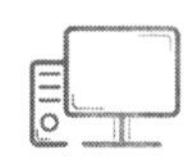

单中选择“删除”命令即可。或选中需要删除的行或列，选择“开始”→“行和列”→“删除单元格”→“删除行”（“删除列”）命令即可。

6）单元格数据的查找与替换

（1）单元格数据的查找。WPS 表格单元格数据的查找可以在工作表中快速定位要查找的内容。要查找单元格数据，可以选择“开始”→“查找”→“查找”命令，在“查找”对话框中输入要查找的内容，单击“查找下一个”或“查找上一个”或“查找全部”按钮进行查找。

（2）单元格数据的替换。单元格数据的替换可以将符合条件的单元格数据替换成指定内容。对单元格数据进行替换时，选择“开始”→“查找”→“替换”命令，在“替换”对话框中输入查找内容及替换内容，单击“全部替换”或“替换”按钮即可。

7）选择性粘贴

通过选择性粘贴，用户能够将剪贴板中的内容粘贴为不同于内容源的格式，例如公式、数值、格式和批注等。

选择性粘贴的使用方法如下：选中单元格，右击，在弹出的快捷菜单中选择“复制”命令，将鼠标移到目标单元格，右击，在弹出的快捷菜单中选择“选择性粘贴”命令，在打开的对话框中选择要粘贴的具体内容。

8）行高（列宽）的调整

（1）手动设置行高（列宽）。

① 选中要调整的行（列），选择“开始”→“行和列”命令，在下拉菜单中选择“行高”（“列宽”）命令，在打开的对话框中输入行高（列宽）的值，单击“确定”按钮即可。

② 将鼠标提示符移动到要调整高度的行标号下侧（若调整列宽，则将鼠标移动到要调整宽度的列标号右侧），当鼠标变为双向箭头后直接拖动鼠标进行调整即可。

（2）自动调整行高（列宽）：选中要调整的行（列），选择“开始”→“行和列”命令，在右边下拉菜单中选择“最适合的行高”（“最适合的列宽”）命令即可。

9）单元格的引用

单元格的引用是指 WPS 表格表示单元格地址的方式。单元格的引用有相对引用、绝对引用、混合引用和非当前工作簿（工作表）中单元格的引用四种方式。

（1）相对引用。相对引用是直接由列号和行号表示单元格地址的方式，相对引用的地址在复制或使用自动填充柄时，会随着公式（函数）所在单元格位置的变化而变化，如 D2。

（2）绝对引用。绝对引用是在单元格行号和列号前面加上“$”来表示单元格地址的方式。在复制或使用自动填充柄时，绝对地址不会随着公式（函数）所在单元格位置的变化而变化，如$D$2。

（3）混合引用。混合引用是在单元格行号或者列号前加上“$”来表示单元格地址的方式，复制或使用自动填充柄时，单元格地址中加了“$”的部分不会随着公式（函数）所在单元格的位置而变化，而没有加的部分会发生改变。如：D$2 符号只添加在行号前，表示只固定了行。$D2 符号只添加在列号前，表示只固定了列。

（4）非当前工作表中单元格的引用。WPS 表格用户可以从其他工作表或工作簿中引用单元格，引用格式为：“=[工作簿名称.xlsx]工作表标签!单元格引用”。例如，“=[2016

年学生名册.xlsx]计算机专业!$A$5”引用的是工作簿“2016 年学生名册.xlsx”的“计算机专业”工作表中的$A$5 单元格数据。

6.2.2 函数和图表应用

1. 函数

WPS 表格函数用于对表格中的数据进行计算，函数由函数名、参数和括号组成。

1）求和函数 SUM

SUM 函数用于计算单元格或单元格区域所包含的数值之和。其语法为：SUM(numberl, number2, ...)。

SUM 函数参数列表中的“numberl, number2, ...”表示要求和的单元格或区域。例如，图 6-21 所示表格中，要计算 9 位患者的体重的总和，使用的函数为“=SUM(E2:E10)”，此函数可计算区域 E2:E10 中所有单元格之和。

函数的输入方法如下。

（1）选中存放函数计算结果的单元格 E11，在编辑栏中直接输入函数“=SUM(E2:E10)”，输入完成后单击编辑栏中的“√”按钮确认即可。

（2）选中存放函数计算结果的单元格 E11，选择“插入函数”→“常用函数”→“SUM”，在“函数参数”对话框中设置参数数值 l 为 E2:E10，单击“确定”按钮即可。

计算出体重的总和后，选中单元格 E11，利用自动填充柄往右拖动，可快速算出血糖、舒张压和收缩压的总和。

2）求平均值函数 AVERAGE

AVERAGE 函数用于计算单元格或单元格区域所包含的数值的平均值。其语法为：AVERAGER(numberl, number2, ...)。例如图 6-21 所示表格中，要计算 9 位患者体重的平均值，使用的函数为“=AVERAGE(E2:E10)”，此函数可计算区域 E2:E10 中所有单元格的平均值。

3）最大值函数 MAX

MAX 函数用于提取参数列表中数值型数据的最大值。其语法为：MAX(numberl, number2, ...)。例如，图 6-21 所示表格中，要求 9 位患者的体重最大值，使用的函数为“=MAX(E2:E10)”，此函数可提取 E2:E10 区域中单元格数据的最大值，返回值为 67。

4）最小值函数 MIN

MIN 函数用于提取参数列表中数值型数据的最小值。其语法为：MIN(number1, number2, ...)。例如，图 6-21 所示表格中，求 9 位患者的体重最小值，使用的函数为：“=MIN(E2:E10)”，此函数可提取 E2:E10 区域中单元格数据的最小值，返回值为 55。

5）条件函数 IF

IF 函数用于对不等式执行判断，根据判断结果返回不同的值。其语法为：IF(logical_test, value_if_true, value_if_false)。logical_test 表示要进行判断的不等式，其计算结果为 true（不等式成立）或 false（不等式不成立）；value_if_ture 是 logical_test 为 ture 时返回的值，value_if_false 是 logical_test 为 false 时返回的值。例如，图 6-21 所示表格中，要在备注栏

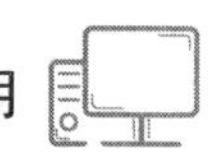

中 I2 单元格中对患者张晓丽的血糖进行标记“正常”或“不正常”时，使用的函数为“=IF(F2>=6.1, '血糖不正常', '血糖正常')”，返回值为“血糖不正常”。

6）条件求和函数 SUMIF

SUMIF 用来根据指定条件对若干单元格进行求和。其语法为：SUMIF(range, criteria, sum_range)。range 是条件区域，criteria 求和条件，sum_range 是实际求和的区域。单击编辑栏上“*fx*”，打开“插入函数”对话框，如果在“选择函数”列表中找不到需要的函数，可以在“或选择类别”中选择“全部”，找到 SUMIF 函数，单击“确定”按钮即可。例如，图 6-21 所示表格中，要求一号病房所有患者体重值的总和，使用的函数为“=SUMIF(D2:D10, 1, E2:E10)”，返回值为 306。

7）四舍五入函数 ROUND

ROUND 用于对指定单元格或单元格区域的值进行四舍五入操作。其语法为：ROUND(number, num_digits)。number 是要进行四舍五入的单元格或单元格区域，num_digits 是四舍五入后小数点后要保留的位数。例如，A1 单元格的值为 1.25，若要求将其四舍五入保留一位小数，使用的函数为“=ROUND(A1, 1)”，返回值为 1.3。

8）求乘积函数 PRODUCT

PRODUCT 用于求指定单元格或单元格区域内数值数据的乘积。其语法为：PRODUCT(numbrl, number2, ...)。“numberl, number2, ...”表示要求积的单元格或区域。例如，单元格 Al 的值为 2，单元格 B1 的值为 3，若要求 A1 和 B1 的乘积，则对应的函数为“=PRODUCT(A1, B1)”，返回值为 6。

9）计数函数 COUNT

COUNT 用于统计参数列表中数值型数据的个数。其语法为：COUNT(valuel, value2, ...)。“valuel, value2, ...”表示要对数值型数据计数的单元格或单元格区域。例如，图 6-21 所示表格中，求患者的人数，使用的函数为“=COUNT(D2:D10)”，可计算出 D2:D10 区域包含的数值型数据的个数，返回值为 9。

10）条件计数函数 COUNTIF

COUNTIF 用于统计满足条件非空单元格的个数。其语法为：COUNTIF(range, criteria)。range 是条件区域，criteria 是统计条件。例如，图 6-21 所示表格中，求其中女患者的人数，使用的函数为“=COUNTIF(C2:C10, C2)”，返回值为 5。

2. 图表的应用

1）图表概述

图表在日常生活和工作中应用非常广泛，图表是数据的图形化表示，它使数据的表示更加直观，清晰易懂，它也可以帮助我们分析和比较数据。

WPS 表格提供了丰富的图表处理功能，常用的图表类型有柱形图、折线图、饼图、条形图、面积图等。

2）图表的基本概念

（1）图表标题：整张图表的名称。

（2）图例：用于说明该图表中各种颜色所代表的意义。

（3）坐标轴标题：常用的有横坐标轴标题和纵坐标轴标题两类。

3）图表的生成

利用图 6-21 中表格的部分数据生成如图 6-22 所示图表，步骤如下：

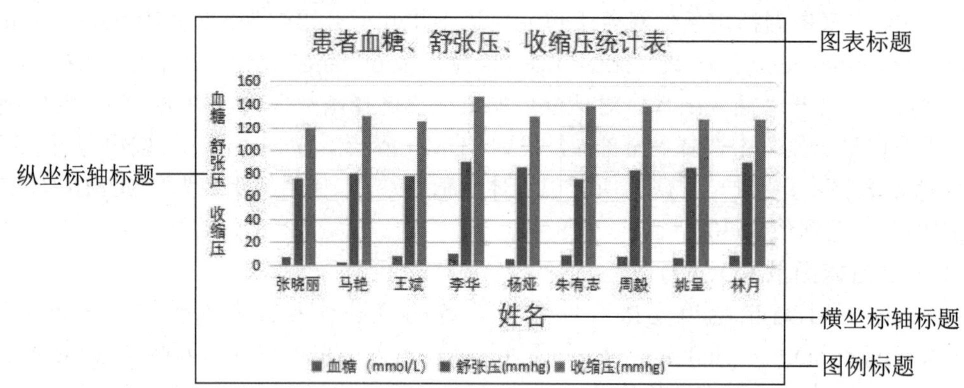

图 6-22　图表的基本概念

（1）选择制作图表所需的数据区域：制作图表前，首先要选中创建图表所需的数据区域。该例中选择数据区域 B1:B10 和 F1:H10。

（2）选择图表类型：图表类型的选择决定了制作出的图表的大致外观，它是图表制作过程中重要的步骤，本例中图表类型的选择操作方法为选择“插入”→“全部图表”命令，打开“插入图表”对话框，选择左侧“柱形图”，右侧选择“簇状柱形图”，单击“插入”按钮完成图表的选择插入。

（3）定义图表的外观：选中已经生成的图表，利用“图表工具”选项卡下的“添加元素”功能可对图表的外观进行定义。

图表标题的定义：选中图表，选择“图表工具”→“添加元素”→“图表标题”→“图表上方”命令，将图表标题定义为“患者血糖、舒张压、收缩压统计表”。

坐标轴标题的定义：选中图表，选择“图表工具”→“添加元素”→“轴标题”→“主要横向坐标轴”或“主要纵向坐标轴”，将下方横坐标轴标题定义为“姓名”，左侧纵坐标轴的标题定义为“血糖、舒张压、收缩压”。

图例标题的定义：生成图表前，各项数据的标题都要选中，如“姓名”“血糖”“舒张压”“收缩压”，在插入图表时，就可以自动生成图表的图例标题。可选择“图表工具”→“添加元素”→“图例”命令对图例的位置进行更改。

3. 图表的更改

WPS 表格图表生成后，可利用“图表工具”的工具栏对图表外观进行更改；若要更改图表的数据内容，则直接更改图表对应的表格数据即可。

例如利用图 6-23 所示表格的数据生成如图 6-24 所示饼图，步骤如下。

（1）选择制作图表所需的数据区域：选中 A1:B5 区域。

（2）选择图标类型：选择“插入”→“全部图表”→“饼图”命令，选择饼图样式，单击“插入”按钮。

（3）定义图表的外观：选中饼图，选择“图表工具”→“添加元素”→“数据标

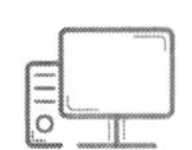

签”→“数据标签外”命令，双击饼图中的标签，在右侧弹出饼图属性对话框，选择标签选项设置标签包括“百分比”，取消“值”和“显示引导线”。选中饼图中的图例，在右侧的图例选项中选择“图例位置”→“靠右”命令。

	A	B
1	仓库名称	货品存量（吨）
2	天花仓库	10067
3	晓桥仓库	6782
4	莹里村仓库	25161
5	成运仓库	17352

图 6-23　货品存量表

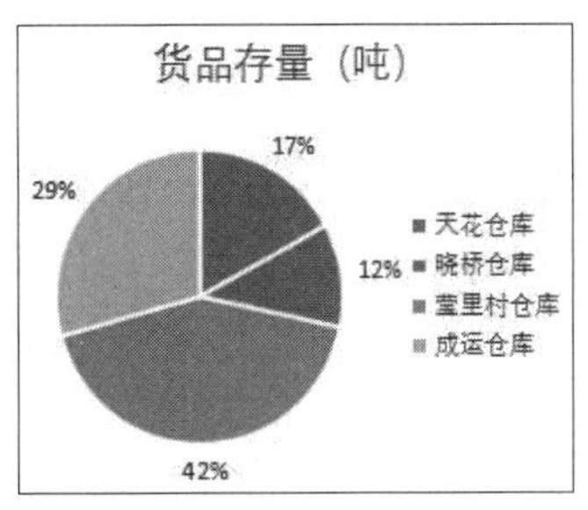

图 6-24　货品存量图

4. 数据管理与分析

1）工作簿的管理

（1）插入、删除和重命名工作表。

① 插入工作表。

方法一：单击工作簿底部 Sheet1 工作表右侧的加号“+”，即可创建一个新的工作表。

方法二：右击工作表，在弹出的快捷菜单中选择“插入”命令，弹出“插入工作表”对话框，输入插入新工作表的数量，选择插入当前工作表之后或当前工作表之前，单击“确定”按钮即可。

② 删除工作表。

方法一：单击要删除工作表的标签，选择“文件”→“编辑”→“删除工作表”命令即可。

方法二：右击要删除工作表的标签，在弹出的快捷菜单中选择“删除工作表”命令即可。

③ 重命名工作表。

方法一：选中要重命名的工作表标签，选择“文件”→“格式”→“工作表”→“重命名”命令，并输入新的名称即可。

方法二：双击要重命名工作表的标签，出现光标闪动，此时即可编辑工作表名称。

方法三：右击要重命名工作表的标签，在弹出的快捷菜单中选择“重命名”命令，并输入新的名称即可。

（2）工作表的移动、复制和隐藏。

① 工作表的移动。

方法一：选中要移动的工作表标签，选择“文件”→“编辑”→“移动或复制工作表”命令，在打开的对话框中设置移动位置。

方法二：按住鼠标左键直接拖动要移动工作表的标签，将拖动过程中出现的黑色三角形拖到目标位置即可。

② 工作表的复制。

方法一：选中要复制的工作表标签，选择“文件”→“编辑”→“移动或复制工作表”

命令，在打开的对话框中选中“建立副本”复选框并选择复制目标位置。

方法二：按住 Ctrl 键后，用鼠标拖动要复制工作表的标签，将拖动过程中出现的黑色三角形拖到目标位置。

③ 工作表的隐藏与取消隐藏。

方法一：

隐藏工作表：右击要隐藏工作表的标签，在弹出的快捷菜单中选择“隐藏”命令。

取消工作表隐藏：右击任意一个工作表标签，在弹出的快捷菜单中选择“取消隐藏”命令，在打开的对话框中选择要取消隐藏的工作表。

方法二：

隐藏工作表：选择要隐藏的工作表标签，选择“文件”→“格式”→“工作表”→“隐藏”命令。

取消工作表隐藏：选择“文件”→“格式”→“工作表”→“取消隐藏”命令，在打开的对话框中选择要取消隐藏的工作表。

（3）工作表的打印。

工作表打印的方法如下：单击要打印的工作表标签，选择“文件”→“打印”命令，设置打印的页码范围、打印内容、布局方向、单/双面打印等打印选项，单击“确定”按钮即可。

2）数据管理

WPS 表格允许采用数据库管理的方式管理工作表数据，将工作表中包含的数据看作一个数据库，行数据相当于数据库中的记录，行标题相当于数据库中的记录名，列数据相当于数据库中的字段，列标题相当于数据库中的字段名。这样，用户就可以在工作表中以专业的数据库管理方式对数据进行输入、修改、删除和移动等操作。

（1）排序。数据表中的记录按某一字段或某几个字段的数值大小进行排列称为排序。排序所依据的字段名称为关键字。在 WPS 表格中，按关键字从小到大排序称为升序排序，从大到小排序称为降序排序。

① 简单排序。只有一个关键字的排序称为简单排序。例如，图 6-21 中所示数据表，若要按照体重从大到小对数据表中的记录进行排序，则“体重”就是关键字。

简单排序方法如下。

方法一：选中关键字“体重”所在单元格 E1，选择“数据”→“A↓Z”命令（升序）。

方法二：选中数据表中任意一个单元格，选择“数据”→“排序”命令，在打开的对话框中设置主要关键字为“体重”，排序依据为“数值”，次序为“升序”即可。

② 多重排序。排序时有多个关键字的排序叫作多重排序，多重排序依据的第一个关键字称为主要关键字，依据的第二个关键字称为次要关键字，以此类推。例如，图 6-21 所示数据表，若需按照体重降序排序，体重相同的患者之间按照血糖降序排序，则此时有两个关键字，体重为主要关键字，血糖为次要关键字。

多重排序方法：选中数据表中任意一个单元格，选择“数据”→“排序”命令，在打开的对话框中进行设置。本例中主要关键字为“体重”、排序依据为“数值”及次序为“降序”，单击“添加条件”按钮，设置次要关键字为“血糖”、排序依据为“数值”及次序为“降序”即可。

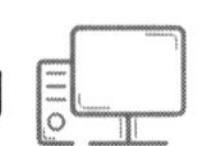

（2）筛选。筛选是指从数据表中找出符合条件的记录。WPS 表格中每次筛选均只能针对一个数据表，如果要再次使用筛选，则需要清除上一次的筛选。

WPS 表格中有两种筛选方式：自动筛选和高级筛选。

① 自动筛选。自动筛选适用于需同时满足多个条件的筛选。例如，图 6-21 所示的数据表中，若要筛出一号病房体重在 60 千克以上的患者，则该患者需要同时满足两个条件："病房号=1"和"体重>=60"。

自动筛选的操作方法：选中数据表中任意一个单元格，选择"数据"→"自动筛选"命令，单击字段名右侧的带黑色三角形的按钮进行条件设置。本例中，单击字段名"病房号"右侧的带黑色三角形的按钮，选择"数字筛选"→"等于"命令，在弹出的"自定义自动筛选方式"对话框中设置"病房号=1"，用同样的方法设置条件"体重>=60"。

② 高级筛选。高级筛选适用于同时满足多个条件的筛选，也适用于满足多个条件之一的筛选。在进行高级筛选之前，需在数据表外建立一个条件区域，该条件区域最少有两行，高级筛选根据条件区域进行筛选。

同时满足多个条件的筛选既可以使用自动筛选也可以使用高级筛选。

在如图 6-21 所示的数据表中，若要筛选出体重大于 60kg、血糖高于 7mmol/L、（血压）舒张压大于 80mmhg 的患者，则符合条件的患者需同时满足 3 个条件："体重>=60""血糖>=7"和"（血压）舒张压>=80"。

同时满足多个条件的高级筛选的操作方法：在数据表外建立一个用于筛选的条件区域，利用该条件区域对数据表进行筛选。在本例中，首先建立一个条件区域（可在工作表中任意空白位置创建），本例创建在 A13:C14，如图 6-25 所示，选择数据表中的任意一个单元格，选择"开始"→"筛选"→"高级筛选"命令，在打开的对话框中设置列表区域为"Sheet1!$A$1:$H$10"，条件区域为"Sheet1!$A$13:$C$14"。同时满足多个条件的高级筛选区域为两行，第一行是条件字段名，第二行是条件值。

满足多个条件之一的筛选只能使用高级筛选。如图 6-26 所示的数据表中，若要筛选出至少满足一个条件的患者，则符合条件的患者需满足 3 个筛选条件之一："体重>=60"或"血糖>=8"或"（血压）舒张压>=80"。

	A	B	C
13	体重（kg）	血糖（mmol/L）	舒张压(mmhg)
14	>=60	>=7	>=80

图 6-25 同时满足多个条件区域

	A	B	C
13	体重（kg）	血糖（mmol/L）	舒张压(mmhg)
14	>=60		
15		>=8	
16			>=80

图 6-26 满足多个条件之一的区域

满足多个条件之一的高级筛选步骤：在数据表外建立一个用于筛选的条件区域，利用该条件区域对数据表进行筛选。本例中，首先建立一个条件区域（可在工作表中任意空白位置创建），本例建在 A13:C16，如图 6-26 所示，选择数据表中的任意一个单元格，选择"开始"→"筛选"→"高级筛选"命令，在打开的对话框中设置列表区域为"Sheet1!$A$1:$H$10"，条件区域为"Sheet1!$A$13:$C$16"。

满足多个条件之一的高级筛选区域大于两行，第一行为条件字段名，自第二行以后为条件值部分，呈对角线方式排列在条件区域中。

（3）分类汇总。分类汇总是将数据表中的记录按某个字段分成多个类别，再对每个类别分别进行计算。

如图 6-21 所示的数据表中，要求分别计算 1 号病房及 2 号病房患者的体重平均值，则需按照病房号字段把表中的患者分为 1 号病房和 2 号病房两个类别，然后对每个类别（病房）的患者体重求平均值（汇总）。

分类汇总的操作方法：在分类汇总之前，首先根据分类字段进行排序。本例根据病房号进行排序，可为升序或降序，然后选中数据表中的任意一个单元格，选择“数据”→“分类汇总”命令，在弹出的“分类汇总”对话框中进行设置。本例中，设置分类字段为“病房号”、汇总方式为“平均值”，汇总项为“体重”，然后单击“确定”按钮。

要取消分类汇总，选择“数据”→“分类汇总”→“全部删除”命令即可。

（4）数据透视表。数据透视表是一种交互式表，可以对数据表进行统计和计算。它可以动态地改变版面布置，以便按照不同的方式分析数据，也可以重新安排行号、列标和页字段。每一次改变版面布置时，数据透视表会立即按照新的布置重新计算数据。

在如图 6-21 所示的数据表中，若要求统计 1 号病房和 2 号病房的男、女患者人数，则可以使用数据透视表。数据透视表操作方法：选中建立数据透视表所需的数据区域（本例中选 B1:D10），选择“插入”→“数据透视表”命令，在打开的对话框中设置“表/区域”为“Sheet1!$B$1:$D$10”，“现有工作表/位置”为“Sheet1!$I$13”，单击“确定”按钮。在工作表右侧出现的“数据透视表字段列表”任务窗格中将“病房号”拖至“列标签”，“性别”拖至“行标签”，“姓名”拖至“值”，在 I13 为左上角的数据区域中，会出现有统计结果的数据透视表。

在图 6-27 所示的数据透视表字段列标中，若互换列标签及行标签中的内容，则图 6-28 中生成的数据透视表也会立即按照新的布置重新计算数据。

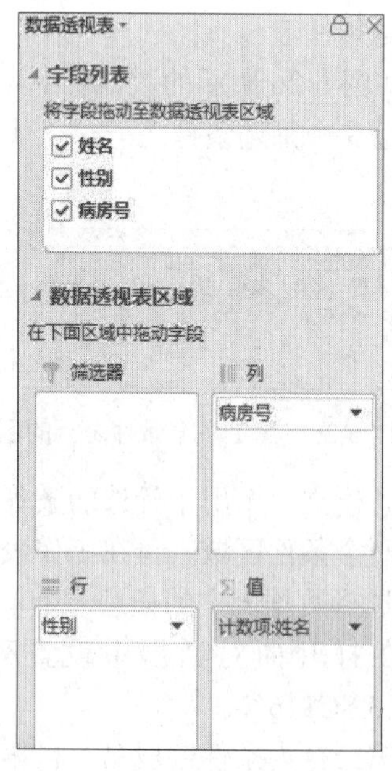

图 6-27　数据透视表字段列表

计数项:姓名	病房号		
性别	1	2	总计
男	2	2	4
女	3	2	5
总计	5	4	9

图 6-28　生成的数据透视表

6.3　WPS 演示 2019 的使用

6.3.1　演示文稿的基本编辑

WPS 演示 2019 是一个多媒体演示文稿制作软件，主要用于制作各种图文并茂的演示文稿，可集成文字、声音、图形、图片和动画等多媒体信息，编辑完成的演示文稿可以多种形式进行打印或放映。

1. WPS 演示 2019 的基本概念

（1）演示文稿：由 WPS 演示制作的文件，其扩展名为*.dps；演示文稿由幻灯片、演讲者备注、讲义和大纲等基本信息构成。

（2）幻灯片：构成演示文稿的基本单位。

（3）对象：已插入幻灯片中的文字、声音、图形、图片、动画或视频剪辑等素材。

（4）占位符：标识对象位置信息的特定区域，它的实质是预先设定好的文本框。

（5）幻灯片版式：即对象的集合，定义了幻灯片上对象的基本布局结构。

（6）模板：模板是一种特殊文件，扩展名为*.dpt。模板文件中预先定义好了项目符号、字体类型和大小、占位符的大小和位置、背景设计和填充、配色方案以及幻灯片母版等信息，利用它可以快速制作幻灯片。

（7）主题：主题是组成模板的元素，包括颜色、字体和设计风格等，模板包含主题。

2. 演示文稿的基本编辑区

WPS 演示 2019 的文稿编辑界面如图 6-29 所示。

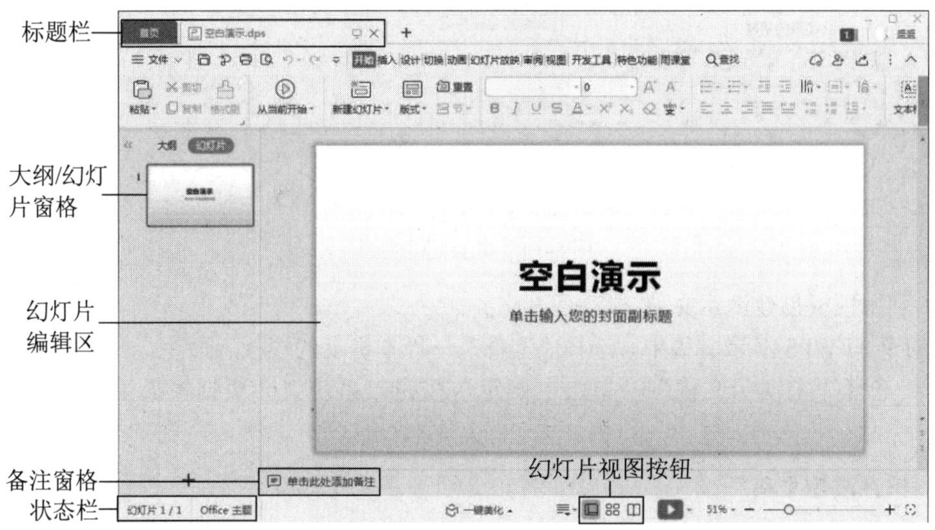

图 6-29　WPS 演示 2019 界面

（1）幻灯片编辑区：幻灯片的编辑区域，用于对幻灯片的内容进行编辑。

（2）备注窗格：位于幻灯片编辑区下方，可供用户输入演讲者备注信息。

（3）大纲/幻灯片窗格：位于幻灯片编辑区左侧，包含幻灯片和大纲两个标签，在幻灯片标签下，可以看到用缩略图形式显示的幻灯片；在大纲标签下，可以看到幻灯片文本的大纲。

（4）幻灯片视图按钮：位于窗口界面右下角的状态栏中，其对应的视图有“普通视图”“幻灯片浏览视图”“阅读视图”。幻灯片视图按钮能让用户从不同的角度察看或管理演示文稿。

3. 创建演示文稿

1）创建空白演示文稿的方法如下。

方法一：双击 WPS Office 快捷图标，选择“新建”→“演示”→“新建空白文档”即可。

方法二：双击后缀名为*.dps 的 WPS 演示文件。

例如，要制作如图 6-30 所示的演示文稿，首先要新建一个空白演示文稿，然后在每一个空白幻灯片中插入图片、视频、音频、文字等内容，逐步制作成一个演示文稿。

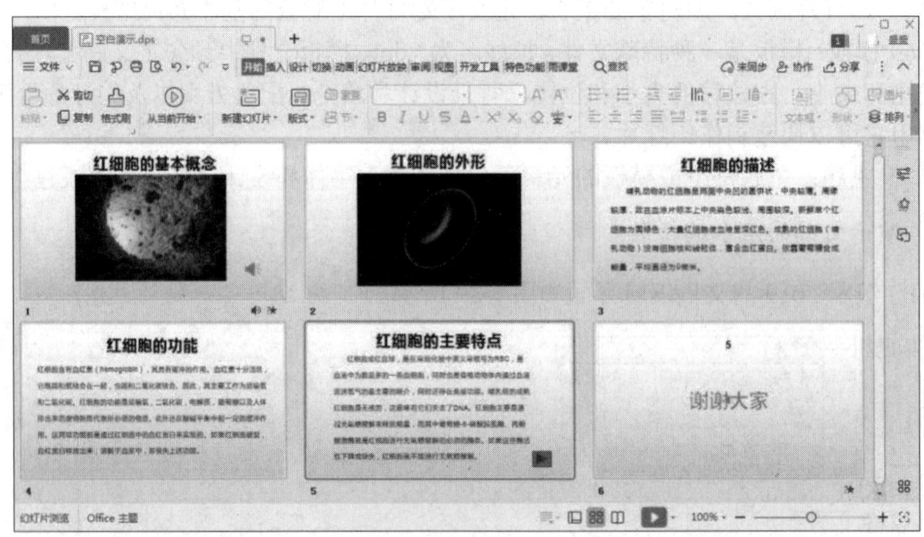

图 6-30　演示文稿实例

2）利用模板创建演示文稿。

在打开的 WPS 演示文稿中，选择“文件”→“本机上的模板”命令，在打开的模板对话框中，选择“空演示文稿”，单击“确定”按钮，系统就会根据模板生成一个空演示文稿。

4. 保存演示文稿

保存演示文稿的方法与 WPS 文字保存文档的方法相同，在此不再赘述。

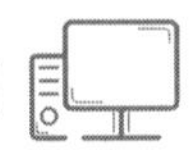

5. 插入新幻灯片

当前幻灯片后插入新幻灯片时，可以选中当前幻灯片，选择“插入”→“新建幻灯片”命令，根据需要的幻灯片数量点击相应的次数就能生成相应数量的幻灯片，同时也可在右侧的下拉菜单中选择需要的母版版式。创建新的演示文稿时，系统会自动生成一张标题幻灯片，其余的幻灯片需采用此方法手动插入。

6. 复制粘贴、移动和删除幻灯片

在编辑演示文稿的过程中，若需要对幻灯片进行复制、移动或删除操作，需要将演示文稿切换到“幻灯片浏览”视图，在该视图下，直接拖动幻灯片即可完成幻灯片的移动；选中要复制的幻灯片，右击，从弹出的快捷菜单中选择“复制”命令，找到要插入的位置后右击，从弹出的快捷菜单中选择“粘贴”命令，即可将幻灯片粘贴到相应位置，完成幻灯片的复制粘贴；选中幻灯片后按 Delete 键即可删除幻灯片。

7. 文本的编辑及格式化

演示文稿是由多张幻灯片构成的，编辑演示文稿实质上是编辑一张张幻灯片，在进行幻灯片的文字编辑时，因幻灯片版式中有占位符，可单击幻灯片不同的空白位置，找到幻灯片自带的占位符，直接单击占位符输入文字即可，若幻灯片版式中没有对应的占位符，则需选择“插入”→“文本框”→“横向（或竖向）文本框”命令，在幻灯片对应位置绘制文本框，然后在文本框中输入文字即可。在如图 6-30 所示演示文稿中，幻灯片中的文本部分均为利用占位符输入的文字。

6.3.2　插入多媒体对象

WPS 演示支持图片、视频、音乐和动画等多种多媒体对象的插入，多媒体对象的插入可使制作的幻灯片声色俱佳，内容更加全面完善。

1. 插入图片、图形和艺术字

1）图片的插入

要在幻灯片中插入图形，可以选择“插入”→“图片”命令，在打开的对话框中选择想插入的图片，单击“打开”按钮即可。

2）图形的插入

要在幻灯片中插入图形，可以选择“插入”→“形状”命令，选择想插入的形状，在幻灯片上拖动鼠标绘制出选中形状即可。

3）艺术字的插入

要在幻灯片中插入艺术字，可以选择“插入”→“艺术字”命令，在右侧下拉列表中选择预设样式，幻灯片中出现“请在此处输入文字”，将这几个字删除，输入需要的文字即可；或选中需要设置的文字，选择“插入”→“艺术字”命令，从下拉列表中选中艺术字样式即可。如图 6-30 所示的演示文稿中幻灯片 6 即为使用该方法制作的致谢幻灯片。

2. 插入音乐和视频

WPS 演示支持多种音频文件和视频文件的插入和播放。

1）插入音乐

要在幻灯片中插入声音，可以选择“插入”→“音频”命令，在下拉菜单中选择对应的音频来源（“嵌入音频”“链接到音频”“嵌入背景音乐”“链接背景音乐”），然后在弹出的对话框中选择想插入的音频文件，单击“打开”按钮即可，如图 6-30 所示的演示文稿中幻灯片 1 中的背景音乐插入（右下角有一个喇叭图标），可拖动调整喇叭图标的位置。

在幻灯片中，单击喇叭图标，在选项卡中出现“音频工具”选项卡，选择“裁剪音频”命令，设置音频的结束时间，单击“确定”按钮即可剪辑音频文件。

选择“当前页播放”命令，音频就只在此页放映时播放，切换下一页时，音频自动停止播放。

若要设置音频在特定几张幻灯片放映时播放，可以在“音频工具”中选择“跨幻灯片播放至”命令，选择要播放至的幻灯片页数即可。

若要将此音频设置为在放映整个幻灯片时播放，可以选择“设为背景音乐”命令，此时系统会自动勾选“循环播放，直至停止”和“放映时隐藏”音频图标，此时放映演示文稿，音乐就会自动播放，切换幻灯片时，音乐会持续播放，直到退出幻灯片放映模式。

2）插入视频

WPS 演示支持的视频格式很多，在幻灯片中插入影片，选择“插入”→“视频”命令，在下拉菜单中选择对应的视频来源（“嵌入本地视频”“链接到本地视频”“网络视频”），然后在弹出的对话框中选择想插入的视频，单击“打开”按钮即可。图 6-30 所示的演示文稿中幻灯片 2 中嵌入的红细胞的外形特点视频即可使用此方法插入。

3. 插入 Flash 动画

在幻灯片中插入 Flash 动画，能使演示文稿显得更加生动有趣，增强演示文稿的表现能力。Flash 动画的插入方法如下：

选择“插入”→“视频”→Flash（F）命令，在弹出的对话框中选择想插入的 Flash 文件（Flash 文件的扩展名为 swf），单击“打开”按钮即可。

图 6-30 所示的演示文稿中幻灯片 1 中嵌入的红细胞在血管中运行的 Flash 动画即为使用此方法插入的，Flash 动画文件插入后，需要在幻灯片放映时才可看到动画的播放效果。

4. 插入超链接

WPS 演示中的超链接可以让用户在演示文稿播放时控制幻灯片的跳转或打开指定目标文档，使演示文稿的结构更清晰。超链接的对象可以是幻灯片中的文字、图片、文本框、图形或艺术字等。幻灯片中的对象设置了超链接后，鼠标指针移动到其上时就会变为手指形状，单击即可跳转至指定的目标对象。

超链接的设置方法：选中要建立超链接的对象，选择“插入”→“超链接”命令，在

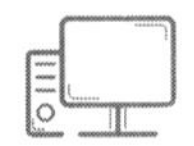

下拉菜单中选择要链接的对象（文件或网页/文档幻灯片页）即可。若要在本演示文稿中实现幻灯片的跳转，则选择“本文档幻灯片页”。

5. 插入动作按钮

选择“插入”→“形状”命令，在下拉列表中选择“动作按钮”功能组中的某个动作按钮，在幻灯片中拖动鼠标绘制按钮，并在弹出的“动作设置”对话框中进行设置。图 6-30 所示的演示文稿中幻灯片 5 右下角的■跳转至幻灯片 2 的超链接按钮即为使用此方法制作而成的。

6.3.3　演示文稿的综合应用

1. 演示文稿外观的美化

演示文稿外观可以通过形状填充、背景、配色方案和母版来进行美化，美化后的演示文稿通常具有协调统一的外观。

1）形状填充

选择“插入”→“形状”命令，在幻灯片中插入所需的形状后，选择“绘图工具”→“填充”命令，在下拉菜单中可以选择推荐的颜色，也可以使用“取色器”选取需要的颜色，或选择“图片或纹理”“图案”等进行填充，还可以设置“渐变”效果。

设置形状的填充效果后，我们还可以设置形状的轮廓颜色，选择“绘图工具”→“轮廓”命令，在下拉菜单中可以选择推荐的轮廓颜色，也可以使用“取色器”选取需要的颜色；还可以设置轮廓的线型，在下拉菜单中的“线型”或“虚线线型”中进行选择。

2）背景

选中幻灯片，选择“设计”→“背景”命令，在右侧的下拉菜单中有“渐变填充”“背景”“背景另存为图片”等命令。选择“设计”→“背景”命令，在右侧的对象属性中有“纯色填充”“渐变填充”“图片或纹理填充”“图案填充”。例如选择“图片或纹理填充”，在“图片填充”处选择“本地文件”，在弹出的选择纹理对话框中选择图片路径找到图片单击“打开”按钮，这样就可以将所选择的图片作为幻灯片背景，单击“全部应用”按钮，即可将该图片作为背景应用到整个演示文稿中。

3）配色方案

“配色方案”用于定义幻灯片背景颜色、强调文字的颜色、填充色、线条颜色、阴影颜色、超链接文字颜色、已访问超链接文字颜色和标题文本的整体颜色搭配等。

新建演示文稿时，WPS 演示会自动为其运用配色方案，可以选择“设计”→“配色方案”命令，在右侧下拉列表中选择所需的配色方案，即可调整整个演示文稿的配色。

4）母版

幻灯片母版又叫幻灯片主控，用于幻灯片的预定格式的设置，包含正文文字格式、标题文本格式、位置和颜色等信息。

母版包括幻灯片母版、讲义母版和备注母版。幻灯片母版用于控制除标题幻灯片外所有幻灯片的格式。选择“视图”→“幻灯片母版”命令，即可编辑幻灯片母版。讲义母版用于创建讲义，用户可通过讲义了解演示文稿的大致内容，选择“视图”→“讲义母版”命令，即可编辑讲义母版。备注母版提供演讲者备注使用的空间及设置备注幻灯片的格式，选择“视图”→“备注母版”命令即可编辑备注母版。

2. 动画的设置

演示文稿中动画的设置能使演示文稿变得更加生动。

1）默认动画

默认动画的操作方法：选中要设置动画的对象，在“动画”选项卡下选择想设置的动画效果即可，如选中对象，单击“动画”选项卡中的“飞入”按钮，编辑时就可以看到对象出现“飞入”效果。

2）自定义动画

如果要对幻灯片中的对象进行更详细的动画效果设置，则需要使用“自定义动画”功能，用户可以根据自己的需要做出复杂多变的动态效果。

自定义动画的操作方法：选中要设置动画的对象，选择“动画”→“自定义动画”命令，在右侧弹出的自定义动画对话框中，单击“添加效果”右侧下拉列表中的动画效果，为所选择的对象添加动画效果；对“修改所选效果”的“开始、方向（“数量”“属性”“辐射”等）和速度（“期间”等）”进行设置；选择一个动画效果右侧下拉菜单中的“计时”，即可对“计时”对话框中的触发器进行设置。

3）幻灯片切换动画

幻灯片切换动画用于设置演示文稿放映时幻灯片之间的过渡方式。设置幻灯片切换动画的操作方法：选中对象，选择“切换”选项卡，选择想设置的切换动画方式，在右侧可对“切换速度”“切换声音”和“自动换片”进行设置，同时还可将切换方式应用到全部幻灯片。

3. 插入 WPS 表格

WPS 演示文稿在编辑过程中经常需要插入 WPS 表格的图表，用以清晰地展示数据。插入 WPS 表格的图表的方法：选择“插入”→“图表”命令，选择要插入的图表类型单击，即可在打开的 WPS 演示文稿中插入需要的图表。选中图表，在 WPS 演示文稿上方即会出现“图表工具”选项卡，选择“图表工具”→“编辑数据”命令，即可打开该图表对应的 WPS 表格数据，此时可以对表格内的数据进行修改。

4. 演示文稿的放映

演示文稿编辑完成以后，便可通过投影仪或者展台进行播放，或将其打印成讲义在演讲时使用。

1）设置放映方式

放映方式的设置定义了幻灯片在放映状态下用户以何种方式对演示文稿进行控制。设置放映方式的方法：选择“幻灯片放映”→“设置放映方式”命令，在下拉菜单中可以选择“手动放映”或“自动放映”。

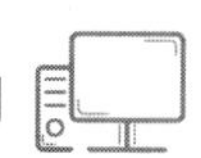

选择“幻灯片放映”→“设置放映方式”→“设置放映方式”命令，在弹出的“设置放映方式”对话框中可以设置幻灯片放映的类型、多监视器放映等。

在“放映类型”中可以选择“演讲者放映”和“展台自动循环放映”，两者的共同之处是都为全屏幕放映演示文稿，两者的不同之处在于“演讲者放映”模式由演讲者操控演示文稿，而“展台自动循环放映”模式则是由展台系统自动循环放映。

在“放映幻灯片”处设置需要放映的幻灯片，可以选择放映“全部”或“从...到...”的幻灯片，在“放映选项”与“换片方式”中可以选择是否需要“以循环放映，按 ESC 键终止”与“手动”换片方式。

2）放映幻灯片

放映幻灯片的方法：选择“幻灯片放映”→“从头开始”或“从当前开始”命令即可放映幻灯片。

5. 演示文稿的打包播放

在我们使用演示文稿的过程中，经常会碰到制作好的演示文稿复制粘贴后无法进行正常演示的问题。为了解决这个问题，WPS 演示提供了将演示文稿、链接文件和播放器一起打包的功能。演示文稿打包的方法：选择“文件”→“文件打包”→“打包成文件夹”或“将演示文档打包成压缩文件”命令即可。

6. 演示文稿的打印

演示文稿可以幻灯片序列的方式打印，也可以讲义、备注页以及大纲视图的形式打印。打印演示文稿的方法：选择“文件”→“打印”命令，在打印窗口中，可以设置演示文稿的打印范围、打印内容、单双面打印等，设置完成后单击“确定”按钮即可打印。

第7章 信 息 安 全

在互联网和大数据时代，信息代表着财富和机遇，可以说谁占有的信息多、掌握的信息准确性高，谁就拥有了权威，有了制胜的先机。但是，由于互联网的开放性和共享性，它在给人们带来极大便利的同时，也带来了巨大挑战。目前，网络安全问题已成为全世界关注的焦点。信息泄露、网络诈骗、计算机病毒的破坏、黑客的入侵与攻击，轻则干扰日常生活，重则造成巨大的经济损失，甚至威胁到国家安全。因此，世界各国不惜投入巨大的人力、物力和财力，来提升计算机信息系统的安全性，只有这样，互联网才会健康发展，个人的生活才会幸福安宁，我们的社会才会井然有序。

7.1 信息安全概述

7.1.1 信息安全的发展

信息安全的发展跟信息技术发展和用户需求密不可分。自20世纪初至今，信息安全大致可以分为三个阶段：通信安全、信息安全、信息保障。

1. 通信安全（communication security，COMSEC）

20世纪初，通信技术还不发达，面对电话、电报、传真等信息交换中存在的安全问题，人们主要关注信息传递过程中的保密问题。该阶段研究的主要内容为如何对信息进行编码后在通信信道上传输，从而防止攻击者通过窃听通信信道获取信息。

对于我国而言，只有少数专业单位进行通信密码技术的研究和开发，而且研究开发工作本身也是秘密进行的。1984年12月，在西安电子科技大学召开了“第一届中国密码学术会议”，这个活动开创了我国民间公开研究密码学的先河。

2. 信息安全（information security，INFOSEC）

20世纪60年代以后，半导体和集成电路技术的飞速发展推动了计算机软硬件的发展，计算机和网络技术的应用进入了实用化和规模化阶段。于是，除了通信保密，防治计算机病毒等恶意代码、阻止非法复制软件、保障网络安全成为人们对信息安全的迫切需要，因此，逐步提出了以机密性、完整性、可用性为目标的信息安全概念。该阶段具有代表性的成果是美国的TCSEC和欧洲的ITSEC测评标准。

3. 信息保障（information assurance，IA）

互联网、信息高速公路的出现和应用构成了人类生存的信息环境，即网络空间

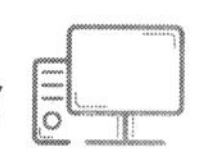

（cyberspace）。电子商务、电子政务、云计算、物联网、大数据处理等大型应用信息系统相继出现并广泛应用，对信息安全提出了更高的要求。信息安全不再局限于对信息的静态保护，而需要对整个信息系统进行防御和保护。

1996 年美国国防部提出了信息保障概念，即信息保障主要包括保护、检测、反应、恢复四个方面，其目的是动态、全方位地保护信息系统。

在该体系中，“保护”指采用可采取的手段保障信息的保密性、完整性、可用性、可控性和不可否认性。“检测”指利用工具检查系统可能存在的黑客攻击、犯罪和病毒泛滥等。“反应”指对危及安全的事件、行为、过程及时做出处理，杜绝危害的进一步蔓延和扩大，力求系统能提供正常的服务。“恢复”指当系统遭到破坏，尽快恢复系统功能，提供正常的服务。保护、检测、反应、恢复形成了一个完整的信息安全周期。信息保障的第一步是保护，根据系统已知的所有安全问题进行防护。当攻击者突破保护后，检测系统检测出入侵者的身份，反应系统及时做出处理，恢复系统将系统恢复至初始状态。保护系统更新保护策略，保证相同类型入侵事件不再发生。

纵观信息安全的发展过程，可以发现信息安全不是一个孤立静止的概念。其内涵和目标会随着人类信息技术、计算机技术及网络技术的发展而不断发展，随着我国新技术的不断更替，信息安全的发展将进入全新的阶段。

7.1.2　信息安全的定义

信息安全是一个广泛而抽象的概念，不同领域对其概念的理解都会有所区别。ISO（国际标准化组织）把信息安全定义为：为数据处理系统建立和采用的技术、管理上的安全保护，为的是保护计算机的硬件、软件和数据不因偶然和恶意的原因而遭到破坏、更改和泄露。

信息安全主要包含物理安全、网络安全、安全控制和安全服务。物理安全是指在物理媒介层次上对存储和传输的信息进行安全保护。网络安全是指网络系统的硬件、软件及数据不遭受偶然或恶意的破坏、更改、泄露，使系统能够连续、可靠、正常地运行，网络服务不中断。安全控制是指在操作系统和网络通信设备上对存储和传输信息的操作和进程进行控制和管理，主要是在信息处理层次上对信息进行初步安全保护。安全服务是指在应用层对信息的保密性、完整性和来源真实性进行保护和鉴别，满足用户安全需求，防止和抵御各种安全威胁和攻击。

网络安全是信息安全的重要组成部分，其侧重于研究网络环境下的计算机安全。我们这里介绍的信息安全主要侧重于网络安全。

7.1.3　信息安全的基本目标

按照《信息技术安全评估标准》ITSEC（Information Technology Security Evaluation Criteria）的观点，信息安全的目标是 CIA（Confidentiality Integrity Availability），即机密性、完整性和可用性。

1. 机密性

机密性（confidentiality）是指保证信息不被非授权访问。只有授权的发送方和接收方才能访问所发送信息的内容，而信息的截获者则不能访问所截获的信息。显然，机密性是网络安全通信最基本的要求，也是应对被动攻击所必须具备的功能。尽管计算机网络安全并不仅仅依靠机密性，但不能提供机密性的网络一定是不安全的。为了使网络具有机密性，需要使用各种密码技术。

2. 完整性

即使能够确认发送方的身份是真实的，并且所发送的信息都是经过加密的，我们依然不能认为网络是安全的，还必须确认所收到的信息是完整的，也就是信息的内容没有被篡改过。一般通过访问控制阻止篡改行为，同时通过消息摘要算法检验信息是否被篡改过。

3. 可用性

可用性（availability）是指保证信息与信息系统可被授权人正常使用，即授权用户可以根据需要随时访问所需信息。

除了以上三方面的要求，信息还要求具有可控性（controllability），即可以控制授权范围的信息流向及行为方式。不可否认性（non-repudiation）是指对可能否认行为的防范措施。即用户不能否认自己曾给某个用户发送过某个信息，也不能否认自己曾接收过对方的信息。

7.1.4 信息安全评价标准

由于信息安全问题是根据所处理的信息保密等级、应用环境和系统要求等提出的，不同系统的信息安全要求也有所不同。因此，必须制定针对不同系统信息安全进行客观定性或定量的安全评价标准。

1. 中国评价标准（GB17859、GB18336、GB/T22239—2019）

国家质量技术监督局于 1999 年 10 月发布的《计算机信息系统安全保护等级划分准则》（GB17859），将计算机安全保护划分为 5 个级别：GB1 为用户自主保护级；GB2 为系统审计保护级；GB3 为安全标记保护级；GB4 为结构化保护级；GB5 为访问验证保护级。它提供了信息系统和产品的安全等级划分、等级评估的总体技术要求。

随着通用评价准则 CC 的发布，国家相关部门对其密切关注，并开展深入研究。国家质量技术监督局于 2001 年 3 月颁布了援引 CC 的国家标准《信息技术安全性评估准则》（GB18336—2001）。对安全性评估过程中信息技术产品和系统的安全功能及相应的保证措施提出一组通用要求，使各种相对独立的安全性评估结果具有可比性。

《信息安全技术—网络安全等级保护基本要求》（GB/T22239—2019）是 2019 年 12 月 1 日实施的一项中国国家标准，规定了网络安全等级保护的第一级到第四级等级保护对象的安全通用要求和安全扩展要求。该标准适用于指导分等级的非涉密对象的安全建设和监督管理。

2. 美国标准（Trusted Computer Standards Evaluation Criteria，TCSEC）

美国国防部于 1985 年开发的《可信任计算机标准评价准则》多年来一直是评估多用户主机和小型操作系统的主要方法。TCSEC 是计算机系统信息安全评估的第一个正式标准。

TCSEC 把信息安全级别从低到高分为四个类别：D 类、C 类、B 类和 A 类，每类又分为几个级别。其中 D 级是最低的安全级别，拥有这个级别的操作系统就像一个门户大开的房子，任何人都可以自由进出，是完全不可信任的；C 类为自主保护等级，具有一定的保护能力；B 级为强制保护等级；A 级为验证保护等级，是当前的最高级别，它包含了一个严格的设计、控制和验证过程，该级别包含了较低级别的所有安全特性。

3. 欧洲评价标准（Information Technology Security Evaluation Criteria，ITSEC）

1991 年，由英国、德国、法国、荷兰等欧洲国家组成的欧洲委员会共同统一制定了《信息技术安全评估标准》。它提出了信息安全的机密性、完整性、可用性的安全属性。ITSEC 把可信计算机的概念提高到可信信息技术的高度，对国际信息安全的研究、实施产生了深刻的影响。标准主要涉及在硬件、软件和固件上面实现的技术安全措施，而不包括硬件安全的物理方面，如电磁辐射的控制。

ITSEC 把安全的级别从低到高分成七个级别：E0 级，不充分的安全保证；E1 级，功能测试；E2 级，数字化测试；E3 级，评估测试；E4 级，半形式分析；E5 级，形式化分析；E6 级，形式化验证。

4. 通用评价准则（Common Criteria，CC）

信息技术安全评价的通用标准由 6 个国家（美国、加拿大、英国、法国、德国、荷兰）于 1996 年联合提出，并逐渐形成国际标准 ISO 15408。CC 标准是第一个信息技术安全评价国际标准，它的发布对信息安全具有重要意义，是信息技术安全评价标准以及信息安全技术发展的一个重要里程碑。

CC 定义了评价信息技术产品和系统安全性的基本准则，提出了目前国际上公认的表述信息技术安全性的结构。它把安全要求分为规范产品和系统安全行为的功能要求，以及解决如何正确有效地实施这些功能的保证要求问题。CC 的评估等级共分为七级，每一级均需评估七个功能类。EAL1，功能测试级；EAL2，结构测试级；EAL3，系统测试和检查级；EAL4，系统设计、测试和复查级；EAL5，半形式化设计和测试级；EAL6，半形式化验证的设计和测试级；EAL7，形式化验证的设计和测试级。

7.2　信息安全威胁

随着计算机技术的发展和互联网的普及，信息在存储、使用和传输的过程中面临着对机密性、完整性、可用性、可控性和不可否认性的挑战。

信息安全威胁是某个人、物、事或概念对某个资源的机密性、完整性、可用性和合法性等造成的危害、对信息资源引起不期望事件而造成损害的潜在可能性。目前，安全威胁主要来自自然威胁和人为威胁，如图 7-1 所示。

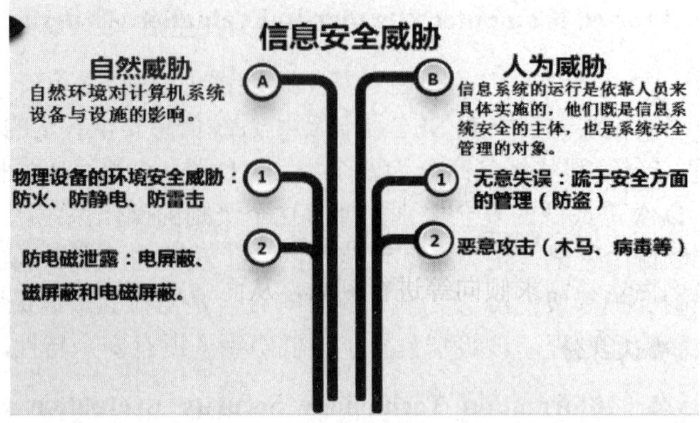

图 7-1　信息安全的威胁来源

（1）自然威胁主要是自然环境对计算机系统设备与设施的影响。通常表现为直接作用于对物理设备设施的破坏，具有突发性、自然性、非针对性和不可抗拒等特点。

（2）人为威胁可分为有意威胁和无意威胁。无意威胁指由于管理和使用者的操作失误造成信息的泄露或破坏。有意威胁指某些组织或个人出于各自的目的或利益，直接破坏各种设备，窃取及盗用有价值的信息，制造传播病毒，改变系统功能。

其中，人为威胁占主要方面。目前，网络面临的安全威胁主要体现在以下几个方面：信息泄露、黑客恶意攻击、计算机病毒、网络内部安全问题。

7.2.1　信息泄露

信息泄露是生活中非常常见的保密信息受到威胁的类型。信息泄露是指信息被泄露或透漏给非授权的实体。它破坏了系统的保密性。能够导致信息泄露的威胁有网络监听、业务流分析、电磁射频截获、人员的有意或无意、媒体清理、漏洞利用、授权侵入、物理侵入、病毒、木马、后门、流氓软件、网络钓鱼等。

信息泄露会造成诸多不良后果：收到垃圾短信，骚扰电话；被人冒名办卡透支欠款，甚至被不法分子利用个人信息进行违法犯罪活动；个人名誉无端受损，财产安全受到威胁；等等。

目前 AI 诈骗正在全国频发，越来越多的人受到了严重的财产损失。AI 诈骗是骗子通过拨打骚扰电话、微信语音等方式，录音提取诈骗对象及其重要关系人的声音特征，利用 AI 语音合成技术或换脸技术，伪造他人声音，甚至将他人的脸换成指定人脸从而实施诈骗，给受害者造成极其严重的经济损失，如图 7-2 所示。

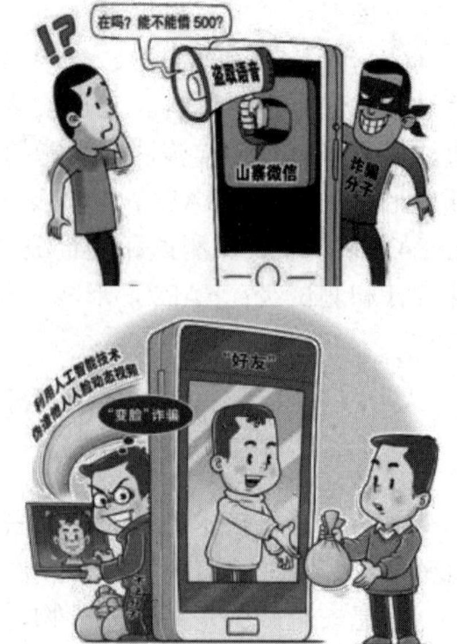

图 7-2　AI 诈骗

为了防止信息泄露，使个人信息被不法分子利用，在生活中，预防 AI 诈骗要做到以下三点。

1. 保护信息，拒绝诱惑

为避免不法分子窃取个人信息实施诈骗，我们应当提高个人信息保护意识，切勿接听陌生人邀请的视频验证或语音聊天，谨防骗子利用 AI 技术搜集人脸、声音等信息，掌握大量个人信息并对人物性格、需求倾向等进行刻画，从而有针对性地实施诈骗。

2. 多重验证，确认身份

在涉及财产时，要增强安全意识，通过电话、视频等方式确认对方是否为本人，在不能确定对方真实身份时，要格外留意，不要着急汇款，避免上当受骗，建议将到账时间设定为“2 小时到账”或“24 小时到账”，以预留处理时间。

3. 相互提醒，共同预防

当前信息技术发展迅速，老年人常常难以适应，中青年要及时做好家中老年人的宣传教育工作。提醒老年人对不认识、不熟悉的人和事提高警惕，向老年人及时讲解新型诈骗手段，以防被骗。遇到亲友借钱时，应多方核实，不要贸然转账。

7.2.2　黑客的恶意攻击

“黑客（hacker）”通常是指一些技术水平较高的程序员，他们以保护网络为目的，利用技术手段进入其权限以外的计算机系统，找出系统漏洞，使更多网络趋于完善和安全。因此，黑客是一个褒义的称呼。与黑客相近的另一个称呼是骇客，是“cracker”的音译，就是“破解者”的意思。其从事恶意破解商业软件、恶意入侵他人的网站等不法行为。以上两种身份通常被统称为“黑客”。事实上，黑客中的大部分人不伤害他人，但是也会做一些不应该做的事情；小部分黑客不顾法律与道德的约束，由于寻求刺激、被非法组织收买或对某个企业、组织存有报复心理，而肆意攻击与破坏一些企业、组织的计算机网络，这部分黑客对网络安全有很大的危害。由于现在还缺乏针对网络犯罪卓有成效的反击和跟踪手段，使得黑客们便于隐蔽，攻击“杀伤力”强，这是网络安全的主要威胁。

计算机网络系统的运行一定会涉及计算机硬件与操作系统、网络硬件与软件、数据库管理系统、应用软件以及网络通信协议等。这些计算机硬件与操作系统、应用软件等都存在一定的安全问题，不可能是百分之百无缺陷或无漏洞的。TCP/IP 协议簇是 Internet 使用的基本协议，其中也能找到被攻击者利用的漏洞。这些缺陷和漏洞恰恰是黑客进行攻击的首选目标。

“黑客”攻击的一般过程步骤如下。

（1）收集目标主机的有关信息并分析目标主机存在的漏洞。首先，需要获取被攻击者计算机的初始信息，如 IP 地址或域名，根据域名搜集关于这个站点的其他信息。然后，找出网络的地址范围和子网掩码，找到活动的主机及开放的端口和入口点，识别出主机运行的操作系统类型，识别出每个端口运行的服务类型。最后，通过得到的各种信息分析目标主机上可能存在的漏洞，找出最好的入侵方法。

（2）对被攻击方实施入侵。根据获取的相关信息，通过技术手段取得目标系统的普通用户访问权，进而提升用户权限为超级用户权限，完成对系统的完全控制，进行敏感数据的篡改、添加、删除、复制等，为进一步攻击应用系统做准备。

（3）做好下次入侵的准备。在受害系统上创建一些后门或陷阱，以便于再次入侵，同时清除所有入侵痕迹，避免自己的行踪被暴露。

“黑客”的攻击手段多种多样，常用的基本攻击形式如下：

（1）口令入侵：攻击者首先利用一些系统习惯性使用账号的特点，采用暴力法（也称为字典穷举法）或中途截击的方式，破译或获取用户账号和密码，然后使用这些合法的账号和密码登录目的主机，实施攻击。

（2）拒绝服务（denial of service，DOS）攻击：通过使服务器崩溃或过载阻止服务器提供服务，它是最容易实现的攻击行为，主要有“死亡之 Ping”“泪滴”“洪水”等。

（3）信息收集攻击：这类攻击并不对目标主机本身造成危害，只是为进一步攻击提供有用信息，主要包括地址扫描、端口扫描、网络监听等。

（4）欺骗攻击：攻击者创造出一个易于误解的环境，诱使受害者进入并做出缺乏安全考虑的决策，常见的有 Web 欺骗、ARP 欺骗及 IP 欺骗等。

（5）电子邮件攻击：电子邮件攻击方法相对简单。常见的电子邮件攻击有以下两种：一种是电子邮件轰炸，攻击者通过向目标邮箱发送地址不详且容量庞大的垃圾邮件，阻断网络通信；另一种是电子邮件欺骗，攻击者冒充系统管理员骗取用户密码；或者在电子邮件的附件中加入病毒；等等。

（6）木马攻击：木马程序是指非法驻留在目标主机中，在目标主机系统启动时自动运行，并在目的主机上执行一些约定操作的程序。它常常伪装成工具程序或者游戏等，诱使受害者打开带有木马程序的电子邮件附件或从网络直接下载的文件。一旦受害者连接互联网，这个程序就会把用户的 IP 地址及预先设定的端口通知发送给攻击者，攻击者收到信息后利用该潜伏的程序就可以任意更改目标主机的设定、复制文件、窥视整个硬盘中的内容，进而控制目标主机。

7.2.3 计算机病毒

计算机病毒对计算机系统和网络安全造成了极大的威胁，它在运行时通常会破坏数据，使软件不能正常工作或瘫痪；有些计算机病毒的破坏性极大，它们甚至能破坏硬件系统。特别是在网络日益发达的今天，计算机病毒的蔓延威胁和破坏能力更是与日俱增，了解和防范计算机病毒入侵尤为重要。

1. 计算机病毒的历史

早在 1949 年，冯·诺伊曼在他的论文《复杂自动装置的理论及组织的进行》中，就已经把病毒程序的模型勾勒出来了。当时绝大部分的计算机专家都无法想象这种会自我繁殖的程序是存在的。只有少数几位科学家默默地研究了冯·诺伊曼所提出的概念。直到10年后，在美国贝尔（Bell）实验室中，3位年轻的程序员在工作后留在实验室里玩他们自己创造的电子游戏——“核心大战”（Core War）。玩游戏的两人编制了许多能自身复制、并可保存在磁芯存储器中的程序，然后发出信号，双方的程序在指令控制下就会竭力去消灭对方的程序。在预定的时间内，谁的程序繁殖得多，谁就获胜。这被认为是计算机病毒的雏形。

1987年，第一个真正的计算机病毒C-Brain诞生。这个病毒程序是由一对巴基斯坦籍的兄弟编写的，他们编写C-Brain的目的主要是防止软件被任意盗拷。只要有人盗拷他们的软件，C-Brain就会运行，将盗拷者的硬盘剩余空间给“吃掉”。

1988年11月，莫里斯（Morris）蠕虫病毒使得6000多台计算机（占当时Internet上计算机总数的10%）瘫痪，造成严重的后果，由此计算机病毒引起了全世界的关注。同年，我国发现了首例计算机病毒Ping Pang（乒乓病毒）。

1998年出现了CIH病毒，它是第一个直接攻击硬件的计算机病毒，造成了数十万台计算机被破坏。从2001年起，“红色代码”蠕虫、“冲击波”蠕虫、“振荡波”蠕虫、“熊猫烧香”、“鬼影”等计算机病毒先后在计算机网络中疯狂传播。2017年，勒索病毒“永恒之蓝”席卷全球，无差别敲诈勒索，所有被其攻击的设备，被勒索后只有支付高额赎金才能解密恢复文件，这对重要数据造成了严重威胁，国内有部分学校也不幸中招。

2. 计算机病毒的定义

计算机病毒实质上是一组有恶意的计算机程序。“病毒”（virus）一词来源于生物学，因为通过分析研究发现，计算机病毒在很多方面都与生物病毒有相似之处，所以借用了生物病毒的概念。但是它与医学上的“病毒”不同，计算机病毒并非天然存在的，是人为利用计算机软件和硬件所固有的脆弱性编制的一组指令或程序代码。它能通过特定途径潜伏在计算机的存储介质（或程序）中，当达到某种条件时即被激活，其通过修改其他程序将自身的精确复制或可能演化的形式放入其他程序，从而感染其他程序，对计算机资源进行破坏。

《中华人民共和国计算机信息系统安全保护条例》将计算机病毒定义为：“计算机病毒是指编制或者在计算机程序中插入的破坏计算机功能或者毁坏数据，影响计算机使用，并且能够自我复制的一组计算机指令或者程序代码。”

计算机病毒是一些计算机软件编程人员利用计算机系统的弱点编制而成的，是具有一定特殊功能的“计算机指令代码”，通常隐藏在其他安全的程序中，它不仅能够破坏计算机系统，还能够进行自我复制和传播，附加到其他计算机程序上，利用软件交流和网络感染其他系统，破坏其他计算机的功能，侵占计算机系统资源，损坏或删除计算机上存储的数据信息。

3. 计算机病毒的特点

（1）潜伏性。计算机病毒代码短小，伪装巧妙，一般潜伏在计算机系统里。只有当满足特定条件时才会启动并发起破坏。病毒的潜伏性越好，其在系统中存在的时间就越长，病毒的传染范围就越大。例如，“黑色星期五”病毒不到预定的时间，用户计算机就不会出现异常，一旦遇到日期为13并且是星期五，病毒就会被激活并且对系统进行破坏。

（2）传染性。传染性是计算机病毒的基本特征。传染性是指病毒具有将自身复制到其他程序的能力。计算机病毒可通过各种可能的渠道去传染其他的计算机程序，如U盘、硬盘、光盘、电子邮件、网络等。被病毒感染的计算机将成为病毒新的培养基和传染源。

（3）破坏性。计算机病毒感染系统后，会对系统产生不同程度的影响，主要表现为：无限制地占用系统资源，更改系统设置，使系统不能正常运行；对数据或程序造成不可恢复的破坏；有的恶性病毒甚至能毁坏计算机的硬件系统，使计算机瘫痪，给用户带来巨大的经济损失。

（4）寄生性。计算机病毒大多不是独立存在的，而是寄生在其他程序中，病毒所寄生的程序称为宿主程序。由于病毒很小不容易被发现，所以在宿主程序未启动之前，用户很难发觉病毒的存在。而一旦宿主程序被用户运行，病毒就会被激活，进而产生一系列破坏活动。

（5）可触发性。可触发性指因某个事件或数值的出现，诱使病毒实施感染或进行攻击的特性。病毒预定的触发条件可能是时间、日期、文件类型、特定数值或事件等。当其中一个或几个条件被触发时，病毒就会被激活，实施攻击破坏并进行传染。

（6）针对性。网络病毒并非一定对网络上所有的计算机都进行感染与攻击，而是具有某种针对性。如针对某些特定机型，或针对某种操作系统，或针对使用某些软件的系统，进行专门的感染与攻击。

4. 计算机病毒的分类

计算机病毒可从寄生方式、破坏程度、入侵方式、传播媒介、激活时间等不同的角度进行分类。按照计算机病毒的传播媒介不同，可分为单机病毒和网络病毒。

（1）单机病毒。单机病毒的载体是外存储器，常见的是单机病毒从移动存储设备（软盘或U盘）传入硬盘，感染系统，再传染其他移动存储设备，移动存储设备又传染其他系统。按寄生方式不同，单机病毒可分为如下几类。

① 系统引导区病毒。这类病毒是20世纪90年代最流行的病毒类型，它们隐藏在硬盘或软盘的引导区。当计算机从感染了引导区病毒的硬盘或软盘启动，或当计算机从受感染的软盘中读取数据时，引导区病毒就开始发作。将病毒程序复制到主机的内存中，不断感染其他磁盘并进行传播。受感染的计算机在启动时会把病毒激活，激活的病毒会夺取系统控制权并控制系统，导致系统不能正常启动。

② 文件型病毒。这类病毒也称为寄生病毒，主要感染扩展名为exe、bat、com的可执行文件，通过这些文件的执行进行传播和破坏，也有一些病毒感染扩展名为dll、sys的文件，这些文件是Windows系统的配置、链接文件，应用程序执行时这些文件被加载，病毒程序也同时被加载，病毒程序代码可以整段或分段插入正常程序，进行传播和破坏。这种传播方式隐蔽性强，难以检测，一旦爆发破坏力巨大。

③ 宏病毒。这是一种特殊的文件型病毒，一般存在于Office文档中，其寄生在Microsoft

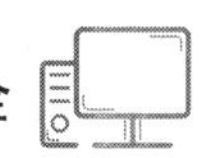

Office 文档的宏代码上。所谓“宏”就是多条命令组织在一起，以完成某项特定任务。它会影响系统对文档的各种操作，如打开、存储、关闭或清除等。在 Word、Excel 文档操作中，可以直接利用事先编好的宏自动运行，完成特定任务，而不必再重复相同的动作。病毒编制者利用这一特点编写含有病毒代码的宏。当执行相关操作时，病毒宏代码会附着到原软件的宏（程序）上，导致原程序感染病毒，当再次启动应用程序时，再感染被使用的或新编辑的文档。

④ 混合型病毒。也叫复合型病毒，这类病毒同时具备引导型病毒和文件型病毒的特点，它既能感染磁盘引导区，也能感染可执行文件。混合型病毒查杀难度很大，破坏力更强。

（2）网络病毒。网络病毒的传播媒介不再是移动式载体，而是网络通道。在网络环境下，病毒可以按指数增长的速度进行复制，因此这种病毒的传染能力更强，破坏力更大，清除难度也更大。目前，常见的网络病毒包括以下几种：

① 网页脚本病毒。脚本（script）病毒是以脚本程序语言编写而成的病毒，主要使用的脚本语言是 VBScript 和 JavaScript。Windows 操作系统大部分的脚本病毒都是使用 VBScript 编写的。脚本病毒编写比较简单，并且编写的病毒具有传播快、破坏力大等特点。但脚本病毒必须通过 Microsoft 的 Windows 脚本宿主（windows scripting host，WSH）才能够启动执行以及感染其他文件。

② 蠕虫病毒。蠕虫是一种能够利用系统漏洞通过网络进行自我传播的恶意程序。它独立存在，不需要附着在其他程序上。当形成规模且传播速度过快时会极大地消耗网络资源，导致大面积网络拥塞甚至瘫痪。蠕虫病毒是一种结合了蠕虫和计算机病毒特点的病毒，是利用网络和电子邮件进行复制和传播的计算机病毒。蠕虫病毒不改变文件和资料信息，它利用网络从一台机器的内存传播到其他机器的内存，将自身的病毒通过网络发送，一般不占用除内存外的其他资源。蠕虫病毒的传染目标是网络上所有的计算机。它比一般计算机病毒更强大，传播速度更快。

③ 木马。木马与病毒都是恶意代码，但与一般的病毒不同，木马不会自我繁殖，也并不“刻意”地去感染其他文件。它通过伪装吸引用户下载执行，向施种木马者提供打开被种者计算机的门户，使施种者可以任意毁坏、窃取被种者的文件，甚至远程操控被种者的计算机。

完整的木马程序一般由两个部分组成：一个是服务器程序，另一个是控制器程序。常说的“中了木马”就是指安装了木马的服务器程序。若某台计算机被安装了木马服务器程序，则拥有控制器程序的人或计算机就可以通过网络控制该计算机，这时该计算机上的各种文件、程序，以及在使用的账号、密码就毫无安全性可言了。

5. 计算机病毒的主要传播途径

计算机病毒的传染性是计算机病毒最基本的特征，是计算机病毒赖以生存繁殖的条件。计算机病毒传播主要通过文件复制、文件传送、文件执行等方式进行。文件复制和传送需要传输媒介，因此，文件传输媒介的变化与计算机病毒传播有直接联系。计算机病毒的主要传播途径如下。

（1）移动存储设备。这些设备包括软盘、U 盘、光盘等介质，它们应用广泛，移动便捷频繁。不加控制地随意在各种机器上、各种软件环境下使用，易于感染，是病毒的温床。尤其是非法软件的传播、盗版光盘的泛滥给病毒的传播带来了极大的便利。

（2）不可移动的设备。这些设备通常是指计算机的专用芯片和硬盘等。病毒感染主要来自设备维修，这类传播虽然极少，但破坏性极强。

（3）网络。计算机网络在提供各种服务的同时，也为计算机病毒的传播铺设了“高速公路”。计算机病毒随着信息的传输，迅速地进入各子网和个人计算机中。在信息国际化的同时，计算机病毒也在国际化，这样的病毒传播更迅速。近年，就有计算机病毒通过网络在短时间内便使数以百万计的计算机受害的事件发生。网络使用的简易性和开放性使计算机安全受到越来越大的威胁，反病毒的任务更加艰巨。

6. 计算机病毒的危害

计算机病毒的破坏行为体现了病毒的杀伤力。计算机病毒要占用系统资源，触发后要占用内存，干扰计算机的正常使用，甚至破坏计算机系统。破坏目标和攻击部位主要有系统数据区、文件、内存、硬盘、键盘、喇叭、打印机、主板和CMOS等。计算机病毒的危害主要表现在如下几个方面。

1）直接破坏作用

大部分病毒激活后会直接破坏计算机的重要信息，如格式化磁盘，改写文件分配表和目录，删除重要文件，或用垃圾文件数据改写原文件、系统设置、配置文件，使系统不能启动，甚至对硬件设备进行破坏。

2）占用磁盘空间

寄生在磁盘上的病毒非法使用磁盘空间，甚至使用非法数据覆盖磁盘存储区，清除原内存信息，并无法恢复原有数据。

3）抢占系统资源

计算机病毒程序抢占内存空间、设备接口和CPU等资源，使计算机内部通道阻塞，正常程序无法调入，指令传递不畅或无法执行。

4）影响计算机运行速度

计算机病毒为了判断传染激活条件，要对计算机的工作状态进行监视。病毒的传染和运行是由一系列非法指令的执行来完成的，这些都将影响计算机的运行速度。

7.2.4 网络内部的安全问题

除了上述可能对网络安全构成威胁的因素，还有一些威胁主要来自网络内部。例如，源节点用户发送信息后不承认，或是目的节点接收信息后不承认，即出现抵赖问题。又例如，合法用户有意或无意地做出对网络安全有害的行为，这些行为主要包括：有意或无意地泄露网络管理员或用户口令；违反网络安全规定，绕过防火墙私自与外部网络连接，造成系统安全漏洞；超越权限查看、修改与删除系统文件、应用程序与数据；超越权限修改网络系统配置，造成网络工作不正常；私自将带有病毒的磁盘等拿到企业网络中使用。这些问题经常出现并且危害性极大。

7.3　信息安全的防御

7.3.1　信息安全意识

信息安全意识就是人们头脑中建立起来的信息化工作必须安全的观念，也就是人们在信息化工作中对各种各样有可能对信息本身或信息所处的介质造成损害的外在条件的一种戒备和警觉的心理状态。意识形态属于精神的范畴，对人的行动起到指导作用。只有人们从思想意识上真正地认识到信息的重要性，认识到安全的必要性，才能从根本上筑起信息安全的第一道防线。

最近几年没有再听说大规模的计算机病毒暴发，究其原因，除了免费杀毒软件的出现、电脑操作系统防护功能的增强等原因外，网民网络安全意识的提升也功不可没。随着互联网的发展，现在的网民已经具备一些基础的计算机网络知识，相应的防范意识也有很大增强。由此可见，信息安全意识的不断提升是网络信息安全的基本条件。

7.3.2　安全协议

为了保证网络环境下的信息安全，目前在计算机网络的多个层次都使用了相应的网络安全协议。

1. 网络层 IPsec 协议族

IPsec 不是一个单一的协议，而是能够在 IP 层提供互联网通信安全的协议族。IPsec 包括鉴别首部协议 AH 和封装安全有效载荷协议 ESP。AH 协议提供源点鉴别和保护数据完整性功能，但不能保密。而 ESP 协议则提供源点鉴别、保护数据完整性和保密功能。

2. 运输层 TLS（运输层安全）协议

当万维网能够提供网上购物功能时，安全问题就马上出现了。例如，当顾客在不安全的互联网上购物时，他会要求得到下列安全服务：

（1）顾客需要确保服务器属于真正的销售商，而不是假冒的。即应对身份进行鉴别。

（2）顾客与销售商需要确保报文的内容（如账单）在传输过程中没有被篡改。即应保证通信内容的数据完整性。

（3）顾客与销售商需要确保诸如信用卡上等敏感信息不被泄露。即要有保密性。

不仅在电子商务领域，即使在我们日常上网浏览各种信息时，我们所浏览的信息也是个人隐私，不应作为网上的公开信息。因此，在很多情况下，客户端（浏览器）与服务器之间的通信需要使用安全的运输层协议。

运输层的安全协议有 SSL（安全套接字层）和 TLS（运输层安全）。但 SSL 已被淘汰。目前使用的最新版本是 TLS1. 3。TLS 不仅能对服务器的安全性进行鉴别，而且可以把浏览器与服务器的所有会话记录进行加密，并保证了所传送的报文的完整性。

3. 应用层 PGP（Pretty Good Privacy）协议

应用层的协议较多，限于篇幅，我们这里以电子邮件的安全协议为例，介绍应用层安全协议。

电子邮件在传送过程中可能要经过许多路由器，其中的任何一个路由器都有可能对转发的邮件进行阅读。从这个意义上讲，电子邮件是没有什么隐私可言的。

要解决这个问题，电子邮件的安全协议就应当为每种加密操作定义相应的算法，以便用户在其系统中使用。应用层的 PGP 是一个完整的电子邮件安全软件包，包括加密、鉴别、电子签名和压缩等技术。PGP 并未使用新概念，只是把现有的一些加密算法（如 RSA 公钥加密算法或 SHA 报文摘要算法）进行综合使用。PGP 很难被攻破，因此目前可以认为 PGP 是足够安全的。

网络安全协议是营造网络安全环境的基础，是构建安全网络的关键技术。网络安全协议的安全性和正确性能够从基础上保证网络安全，避免因网络安全等级不够而导致网络数据信息丢失或文件损坏等信息泄露问题。

7.3.3 网络安全技术

针对信息安全可能存在的威胁，为了保护网络信息的可靠性，除了运用法律和管理手段，还要依靠技术方法。目前，网络安全技术有密码技术、防火墙技术、用户识别技术、访问控制技术、网络防病毒技术、网络安全漏洞扫描技术和入侵检测技术等。

1. 密码技术

密码技术是对存储或传输的信息进行秘密的变换以防止第三者窃取信息的技术，即把被存储、传输的一段有意义的信息变换成一串杂乱无章的、毫无意义的信息。只有合法接受者才能恢复原来的信息，而非法窃取者截获这些信息后将毫无用处。信息安全的核心是密码技术。

1）基本概念

数据加密是通过某种函数进行变换，将正常的数据报文（称为明文）转变为密文（也称为密码）的方法。解密是加密的逆操作。用来将明文转换为密文或将密文转换为明文的算法中输入的参数称为密钥。根据密钥使用方式的不同，密码体系分为对称密钥密码体系和非对称密钥密码体系。

2）对称密钥密码体系

对称密钥密码体系（见图 7-3）也称为常规密钥密码体系，即加密与解密采用相同的密钥。

对称加密技术的特点是在保密通信系统中，发送者和接收者之间的密钥必须安全传送，而且双方通信所用的密钥必须妥善保管。它的安全性依赖于以下两个因素：第一，加密算法必须足够强大，仅仅基于密文本身去解密信息在实践上是不可能的；第二，加密方法的安全性依赖于密钥的保密性，而不是算法的保密性。

对称加密技术具有加密速度快、保密度高等优点，在军事、外交及商业领域都得到了广泛应用。在公开的计算机网络上采用对称密钥加密体系，其最薄弱的环节是如何安全地传送和保管密钥。

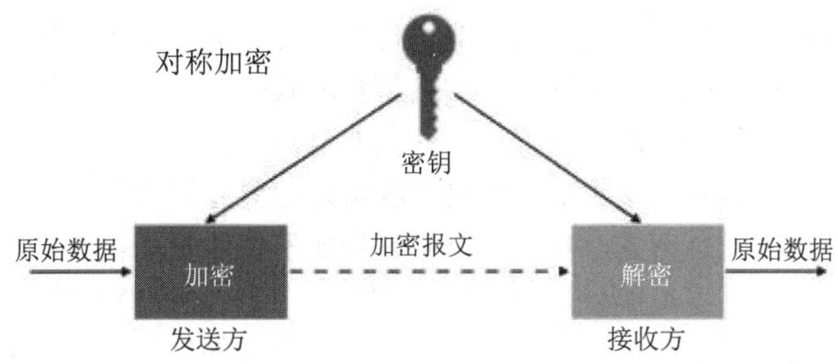

图 7-3　对称密钥密码体系示意图

对称加密技术采用的是对称加密算法。其中最为著名的算法是 IBM 公司研发的数据加密标准（data encryption standard，DES）分组算法。DES 使用 64 位密钥，经过 16 轮的迭代、乘积变换、压缩变化等处理，产生 64 位的密文数据。这种加密方法的机密性仅取决于对密钥的保密程度，而算法是公开的。

3）非对称密钥密码体系

非对称密钥密码体系也称公钥密钥密码体系，即加密与解密采用两个不同的密钥，而且解密密钥不能根据加密密钥计算出来，如图 7-4 所示。

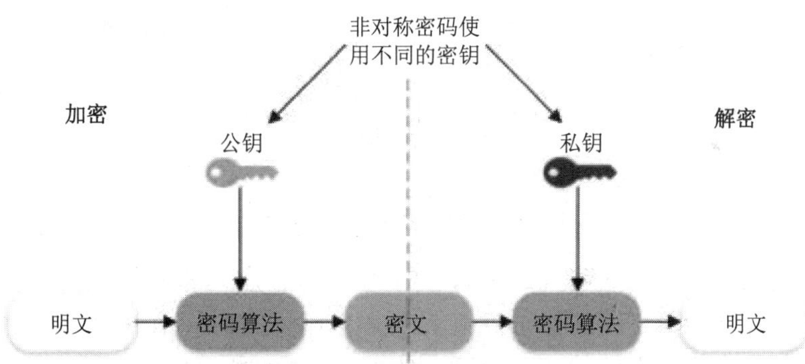

图 7-4　非对称密钥密码体系示意图

在网络上传输采用对称加密技术的加密文件时，当把密钥告诉对方时，信息很容易被其他人窃听。而非对称加密方法有两个密钥，且其中的“公钥”是公开的，收件人解密时只要用自己的“私钥”即可解密，由于“私钥”并没有在网络中传输，这样就避免了密钥传输可能出现的安全问题。非对称密钥密码体系最典型的算法是由 Rivest、Shamir 和 Adleman 提出的 RSA 算法。

非对称密码技术成功地解决了计算机网络安全的身份认证、数字签名等问题，推动了包括电子商务在内的一大批网络应用的不断深入和发展。

在实际应用时，通常采用对称密钥加密方式加密文件内容，采用非对称密钥加密方式加密密钥，这种加密方式称为混合加密。

2. 数字签名

数字签名（digital signature）又称电子签名，是对网络上传输的信息进行签名确认的一种方式。它类似于现实生活中的手写签名，但数字签名并不是手写签名的数字图像化，而是加密后得到的一串数据。数字签名采用公钥加密技术，是公钥加密技术应用的一个实例，可以对当事人进行身份认证，具有不可否认性。

在传统密码中，通信双方使用的密钥是一样的，信息接收方可以伪造、修改密文，信息发送方也可以否认发送过密文。电子签名就是用于解决否认、伪造、篡改及冒充等问题的方法。具体要求是发送者事后不能否认发送的签名；接收者能够核实发送者发送的签名；接收者不能伪造发送者的签名；接收者不能对发送者发送的信息进行篡改；其他用户不能冒充发送者和接收者。

非对称密钥密码体系实现数字签名的基本原理十分简单。假设发送方为 A，接收方为 B。A、B 双方只需三个步骤就可完成：① A 在将信息发送给 B 时，使用 A 的私有密钥对文件加密（签字过程）；② A 将加密文件发送到 B 处；③ B 用 A 的公开密钥解开 A 送来的文件，如图 7-5 所示。

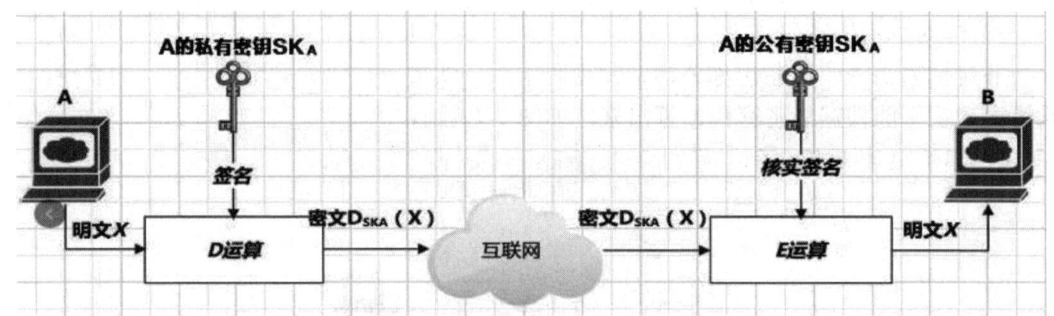

图 7-5 非对称密钥数字签名过程示意图

因为B是用A的公开密钥解开加密信息的，所以原信息只能被A的私有密钥进行加密，并且只有 A 具有自己的私有密钥，故签字是可以被确认的。只有 A 能够使用 A 的私有密钥进行加密，签字是无法否认的。由于签字是一个加密过程，因此，签字无法重复使用，一旦信息被篡改，该信息就无法使用 A 的公有密钥解开。

在实际使用时，为了保证效率，并不对整个文件进行加密，而是对文件的报文摘要进行操作。即报文的发送方从报文文本中生成一个 128 位的单向散列数（报文摘要），并用发送方的私有密钥对其加密，形成发送方的数字签名。然后将这个数字签名作为报文的附件与报文一起发送给接收方。接收方首先根据原始报文计算出 128 位的单向散列数（报文摘要），接着使用发送方的公开密钥对报文的数字签名进行解密，如果两个散列数相同，那么接收方就能确认该数字签名是发送方的。

通过数字签名，可以保证信息的机密性、完整性和不可否认性，但是却无法抵御“中间人攻击”，即无法证明公钥持有者的合法身份。例如，使用数字签名时，合法用户向银行传送公钥时被窃听者截获，窃听者将假冒公钥传送给银行，此后，银行所确认的用户将从合法用户变成窃听者，银行将按照窃听者的要求行事，造成合法用户账户资金的损失。

这就需要引入数字证书技术。

3. 数字证书技术

数字证书（digital certificate）是用电子手段证实一个用户的身份和对网络资源的访问权限。它是各类终端实体和最终用户在网上进行信息交流或商务活动的身份证明，相当于互联网中的身份证。

数字证书由特定的授权机构 CA（certificate authority）发放。数字证书基于公开密钥体系，是一个数字文件，格式遵循 ITUTX. 509 国际标准，包含证书持有人的关键信息、公开密钥、证书序号有效期以及发证机构的数字签名。CA 的数字签名可以确保数字证书的真实性，持有者的公开密钥可以保证数字信息传输的完整性，证书持有者的数字签名可以保证信息的不可否认性。在数字证书认证的过程中，证书认证中心作为权威的、公正的、可信赖的第三方，其作用至关重要。

数字证书颁发过程一般如下。用户首先生成自己的密钥对，并将公共密钥及部分个人身份信息传送给认证中心。认证中心在核实身份后，将执行一些必要的步骤，以确认请求由用户发送而来。然后，认证中心将给用户发一个数字证书，该证书内包含用户的个人信息和公钥信息，同时还附有认证中心的签名信息。用户就可以使用自己的数字证书进行各种相关的活动。

数字证书使用的过程一般如下。如果用户 A 要使用用户 B 的公钥进行数据传递，用户 A 首先要从 CA 数据库中取得用户 B 的数字证书；使用 CA 的公钥验证该证书中 CA 的数字签名；若 CA 数字签名正确，还需查看 CA 的证书撤销列表；若 B 的证书未被撤销且 B 的证书中 CA 数字签名正确，则用户 A 可以信任 B 的证书真实有效，可以用 B 的公钥进行数据传输。

数字证书是电子商务安全体系的核心，一方面，为使用者提供了一种身份证明的方式，另一方面，也实现了用户公开密钥的发放和分配。用户有了数字证书，就可以在网络中方便地说明自己的身份和公开密钥，为实施网络通信做好准备。

随着互联网的普及、各种电子商务活动和电子政务活动的飞速发展，数字证书开始广泛地应用到各个领域之中，目前主要包括发送安全电子邮件、访问安全站点、网上招标投标、网上签约、网上订购、安全网上公文传送、网上缴费、网上缴税、网上炒股、网上购物和网上报关等。

4. 防火墙技术

在各种网络安全技术中，防火墙技术作为保护局域网的第一道屏障与实现网络安全的一个有效手段，应用非常广泛。

防火墙作为内网（LAN）和外网（WAN）之间的屏障，控制着内网和外网的连接，实质上就是隔离内网与外网，并提供存取控制和保密服务，使内网有选择地与外网进行信息交换。内网通常称为可信赖的网络，而外网称为不可信赖的网络。所有的通信，无论是从内网到外网，还是从外网到内网，都必须经过防火墙。防火墙的安装位置是可信赖网络与不可信赖网络的边界，是可信赖网络与不可信赖网络的唯一出口，如图 7-6 所示。

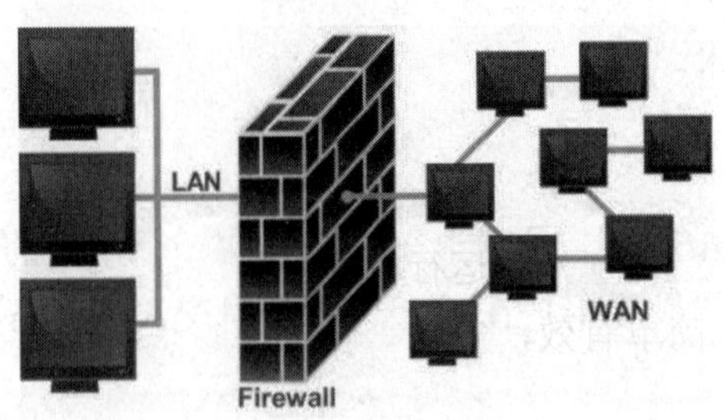

图 7-6　防火墙在内外网的位置示意图

防火墙能够禁止某些信息或未授权的用户访问受保护的网络，过滤不安全的服务和非法用户。防火墙可以记录所有通过它的访问，并提供统计数据。防火墙还可以对受保护网络的主机提供不同的访问控制，允许受保护网络的部分主机被外部网络访问。

由于防火墙的设计目标是以保护本地私有网络为前提的，即认为内部网络是可信赖网络，所以它主要防范来自外部可能的攻击，而缺少对内部攻击进行防范。防火墙不能防止感染了病毒的软件或文件的传输。另外，防火墙不能防范不经过防火墙的攻击。如果内部网络中部分用户绕过防火墙与互联网直接连接，将会造成潜在威胁。

防火墙有多种形式，有的以软件形式运行在普通计算机上，有的以硬件形式集成在路由器中。一般将防火墙分为两类，即包过滤型防火墙和应用级防火墙。

1）包过滤型防火墙

包过滤型防火墙工作在 OSI 参考模型的网络层，它根据数据包中的源地址、目的地址、端口号和协议类型等确定是否允许通过，只有满足过滤条件的数据包才被转发到相应的目的地址，其余数据包则被丢弃。

包过滤方式是一种通用、廉价和有效的安全手段。其之所以通用，是因为它不是针对某个具体的网络服务采取特殊的处理方式，适用于所有网络服务；其之所以廉价，是因为大多数路由器都提供数据包过滤功能，所以这类防火墙多数是由路由器集成的；其之所以有效，是因为它能满足绝大多数企业的安全需求。

2）应用级防火墙

应用级防火墙又称为应用级网关，也就是代理服务器。它工作在 OSI 参考模型的最高层，即应用层。应用级防火墙通过对每种应用服务编制专门的代理程序，实现监视和控制应用层通信流的作用。在应用级防火墙技术的发展过程中，经历了两个不同的版本：第一代应用网关型防火墙和第二代自适应代理型防火墙。

7.3.4　防病毒技术

随着网络技术的不断发展及其应用的广泛普及，计算机病毒也层出不穷，它的广泛传播给网络带来了灾难性的影响。因此，如何有效地防范计算机病毒已经成为众多用户关心的话题。

1. 主要的反病毒技术

目前，反病毒软件主要使用的技术有特征码识别技术、虚拟执行技术、实时监控技术和启发技术等。

1）特征码识别技术

特征码识别是指在出现新病毒后，由反病毒专家从病毒样本中分析出病毒的特征码，并集中存放在病毒代码库文件中，在运行时将扫描对象与特征代码库比较，如有吻合则可断定为感染病毒。该技术简单有效，安全彻底。但查杀病毒滞后，庞大的特征码库会造成查毒速度下降。

2）虚拟执行技术

该技术通过虚拟执行方法查杀病毒，可以应对加密、变形、异型及病毒生产机生产的病毒。在查杀病毒时，机器虚拟内存中会模拟出一个“指令执行虚拟机器”。在虚拟机环境中虚拟执行可疑带毒文件（不会被实际执行）。在执行过程中，从虚拟机环境内截获文件数据，如果文件含有可疑病毒代码，则杀毒后将其还原到原文件中，从而实现对各类可执行文件内病毒的查杀。

3）实时监控技术

该技术利用操作系统底层接口技术，对系统中所有类型的文件或指定类型的文件进行实时的行为监控。一旦有病毒传染或发作，就及时发出警告，从而实现了对病毒的实时、永久、自动监控。这种技术能够有效控制病毒的传播途径，但实现难度较大，系统资源的占用率高。

4）启发技术

该技术在原有的特征码识别技术基础上，根据反病毒样本分析专家总结的分析可疑程序样本经验（移植入反病毒程序），在没有符合特征值比对时，根据反编译后程序代码所调用的 Win32Api 函数情况（特征组合、出现频率等）判断程序是否为病毒、恶意软件，若符合判断条件则即刻发出警告，提示用户发现可疑程序，达到防御未知病毒、恶意软件的目的。

2. 防范措施

防止计算机病毒入侵比病毒入侵后再去发现和消除更为重要。为了将病毒拒之门外，用户要做好以下防范措施。

1）建立良好的安全习惯

对一些来历不明的邮件及附件不要打开，并尽快删除；不要访问一些不了解的网站，更不要轻易打开网站链接；不要执行从互联网上下载的未经杀毒处理的软件。

2）关闭或删除系统中不需要的服务

默认情况下，操作系统会安装一些辅助服务，如 FTP 客户端、Telnet 和 Web 服务器等。这些服务为攻击者提供了方便，而对用户却没有太大的用处。在不影响用户使用的情况下删除这些服务能够大大减少被攻击的可能性。

3）及时升级操作系统的安全补丁

据统计，有 80%的网络病毒是通过系统安全漏洞进行传播的，像“红色代码”“尼姆达”“冲击波”等病毒，所以应该定期下载、更新系统安全补丁，防患于未然。

4）为操作系统设置复杂的密码

一些用户不习惯设置复杂的系统密码，这种方式存在很大的安全隐患。因为一些网络病毒就是通过猜测简单密码的方式攻击系统的。使用并设置复杂的密码将会大大提高计算机的安全系数。

5）安装专业的杀毒软件

在计算机病毒日益增多的今天，使用杀毒软件进行病毒查杀是最简单、有效，也是越来越经济的选择。用户在安装了杀毒软件后，应该经常升级至最新版本，并定期扫描计算机。

6）定期进行数据备份

对于计算机中存放的重要数据，要有定期备份的数据计划，用硬盘等介质及时备份数据，妥善存档保管。除此之外，还要有数据恢复方案，在系统瘫痪或出现严重故障时，能够进行数据恢复。

计算机病毒的防范工作是一个系统工程。从各级单位角度来说，要牢固树立以防为主的思想，应当制订出一套具体的、切实可行的管理措施，以防止病毒相互传播。从个人的角度来说，每个人都要遵守病毒防范的有关措施，不断学习、积累防范病毒的知识和经验，培养良好的病毒防范意识。

检查和清除计算机病毒的有效方法是使用各种反病毒软件。目前，国外的反病毒软件产品有 Bitdefender（比特梵德，简称 BD）、kaspersky（卡巴斯基）、Norton（诺顿）、Avira（小红伞）和 McAfee（迈克菲）等，国内的反病毒软件产品有 360、百度、瑞星、金山毒霸、腾讯电脑管家等。一般来说，国外的防杀毒软件厂商主要集中在高端的信息安全领域，而国内厂商主要聚集于较低端的单机版；国外的防杀毒软件具有强大的病毒前防御功能，而国内的防杀毒软件能够查杀到的病毒数量相对更多，查杀的速度相对也更快。

面对众多的反病毒软件，选择时通常遵循如下原则：① 病毒识别率高，误报率和漏报率低；② 内存占用率低，检测速度快；③ 防毒引擎和病毒特征代码自动更新能力强，能查杀最新病毒；④ 具备实时监控能力；⑤ 恢复数据能力强；⑥ 软件本身足够安全。

由于病毒的防治技术总是滞后于病毒的产生，所以任何一种杀毒软件都不可能解决所有的问题。只有保持病毒特征数据库的实时更新，才能不断增强防病毒软件的检测、清除功能。

7.3.5 其他设置

1. 系统安全设置

Windows 操作系统自带的“本地安全策略”是一个系统安全管理工具，能让系统实现部分 HIPS（主机入侵防御系统）功能，对未知病毒和木马也能起到一定的防范作用。

2. 服务与端口管理

在 Windows 操作系统中，服务应用程序通常可以在本地或通过网络为用户提供一些功能。例如，客户端/服务器应用程序、Web 服务器、数据库服务器以及其他基于服务器的应用程序。通常可以通过查看服务与端口管理，对系统服务管理、网络端口管理等进行设置，停用一些服务不但可以提高计算机运行速度，还能减少被攻击的可能性。

除了上述的手段，还可以通过“组策略”“注册表”修改等方法进一步完善 Windows 操作系统的安全设置，再配合反病毒软件和防火墙，就能更好地保护计算机系统的安全。

7.4　信息安全技术

在大多数信息安全环境中，加密解密、用户认证、访问控制和入侵检测等技术是安全防范体系的重要组成部分。其中，加密解密是为传输和存储数据提供保密性的技术，已在 7.3 节中提到，而用户认证、访问控制和入侵检测是保障合法用户权限、阻止安全入侵的主要防线。

7.4.1　用户认证

用户认证是指通过某种方式确保用户真实身份的过程，在社交网络、电子商务和金融贸易等互联网领域有着广泛的应用。根据美国国家标准与技术研究院（NIST）的定义，用户认证是信息系统对用户提交的电子身份建立信任的过程，用户首先通过注册中心从特定证书服务提供商获得证书或令牌，然后在访问相应系统时由指定验证方对用户身份进行确认。用户认证包括识别和认证两个步骤，识别是指用户向系统提供一个身份标识，认证是指证实用户与标识符之间的绑定关系。例如，学生登录成绩管理系统时，输入的姓名或学号就是身份标识，若该标识有效，且后续输入的口令与该标识对应，则该学生登录成功。

用户身份认证方法通常有三种，即基于口令的方法、基于令牌的方法和基于生物特征的方法，它们可以单独使用也可以组合使用。

1. 基于口令的认证

口令即 Password，是一种被广泛使用的用户认证方法。几乎所有的操作系统、电子商务网站及管理信息系统，不仅要求用户提供用户名或身份标识（ID），还要求提供口令。系统通常维持一个口令文件，每一条记录包含一个用户 ID 及其对应口令，当用户提供的口令与该文件中保存的该用户的口令匹配时，表示认证成功。实际系统为提高安全性，口令文件中存储的往往是口令的散列值，而非口令明文。

由于用户疏漏、口令设置简单和重复使用等原因，常使基于口令的认证方式变得脆弱，易受离线字典攻击、蛮力破解、用户口令猜测及工作站劫持等方式攻击。

UNIX 系统采用“盐值”的概念来增强散列口令的安全性，口令文件除了包含用户 ID 及其口令散列值，还为每个口令组合一个定长的随机数，其口令方案分为生成口令和验证口令两个阶段，如图 7-7 所示。

“盐值”的加入显著增加了离线字典攻击的难度，并让使用相同口令的不同用户获得不同的口令散列值，攻击者几乎不可能发现重复使用的口令。但是“盐值”并不能完全避免口令攻击，攻击者可能会使用“彩虹表”（一种用于破解密码的加密散列函数的逆运算表）和性能优异的口令破解器等来破译用户口令。

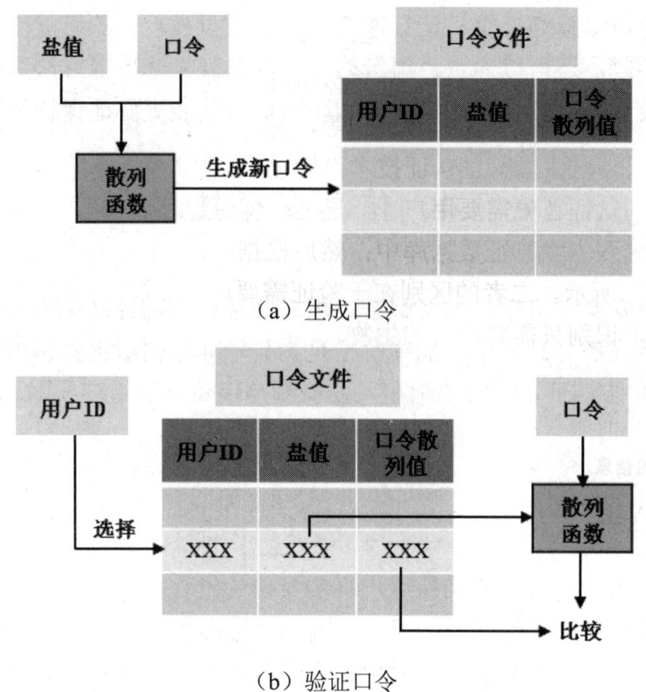

（a）生成口令

（b）验证口令

图 7-7　采用“盐值”的口令方案示意图

因此，应制定相应的口令选择策略，常用的有用户教育、计算机生成口令、后验口令检查和先验口令检查几种方法。用户教育就是让用户认识口令安全的重要性，设置口令时要选择不易被破解的口令，不使用生日、电话号码、众所周知的短语等作为口令。计算机生成口令随机性强、破解难度高，但普遍存在记忆困难、用户接受意愿低的问题。后验证口令检查是指系统定期运行自己的口令破解程序来检查容易被破解的口令，然后通知用户进行修改。该策略的缺点是可能存在这样的口令，在破解程序发现它之前就被攻破了。先验口令检查是一种被普遍认可的方法，它在用户设置口令的同时就对口令进行检查，只允许用户设置满足特定规则的口令，不符合要求的口令将被拒绝，这样能帮助用户选择那些不容易被破解又容易记忆的口令。

2. 基于令牌的认证

令牌是指用户所持有的进行用户认证的物品，如银行卡、车钥匙等。基于令牌的认证常与口令、生物特征等方式结合在一起使用，比如在银行的 ATM 机取款时，用户不仅需要插入银行卡，还需要输入登录口令或进行人脸识别。

随着硬件技术的发展，令牌的功能和种类日益丰富，从仅具有存储能力的老式凹凸卡到嵌入微处理器、能进行指定运算的智能卡，基于令牌的认证被应用得更加广泛。居民身份证也是一种典型的智能令牌，它在个人进行金融、交通、医疗和教育等领域行为时具有重要的认证功能。

然而，令牌需要随身携带，可能存在丢失或被盗的风险，且可能需要特殊的读卡器来识别令牌，使基于令牌的认证也存在一定的缺陷。

3. 基于生物特征的认证

生物特征认证利用个人拥有的唯一的身体特征来实现认证功能，这些特征既包括静态的生理特征，如人脸、指纹、视网膜和虹膜等，又包括动态的行为特征，如音频、视频、签名和打字节奏等。目前生物特征认证技术已趋于成熟，成为用户认证的标准方式。

基于生物特征的认证首先需要用户进行注册，即将传感器采集的个人特征经特征提取器量化处理后，存储到生物特征数据库中；然后根据应用的不同，认证可分为验证和识别两种形式，如图 7-8 所示。二者的区别在于验证需要用户同时提供身份信息（如用户名和口令）和生物特征，识别只需要用户的生物特征；另外，验证是将采集的特征数据与数据库中已存储的该用户的特征模板进行比对，而识别是将特征数据与库中多个模板比对，以确定该特征数据对应的用户身份。

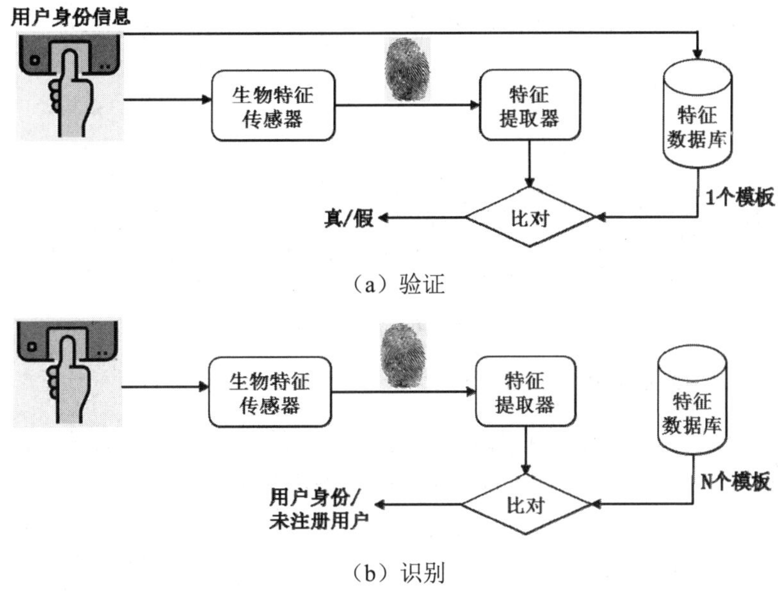

图 7-8　两种形式的生物特征认证示意图

7.4.2　访问控制

访问控制用于防止未经授权使用资源，包括防止合法用户以非授权方式使用资源。通常情况下，访问控制机制应用于用户（或用户进程）与系统资源（如应用、操作系统、防火墙、路由器、文件和数据库等）之间，包括认证、授权和审计三个方面的功能。首先，系统对试图访问的用户进行认证，决定该用户是否是该系统的合法用户；其次，对于合法用户，系统授予用户访问具体资源的权限，即根据授权数据库指定该用户对哪些资源的哪些类型的访问被允许；在用户访问系统资源过程中，审计功能会进行记录和检查，以保证相关活动的规范性。

访问控制包括三种基本元素：主体、客体和访问权。主体是能够访问客体的实体，客体是其访问受到控制的资源，访问权描述了主体对客体的访问方式。以数据库为例，用户是主体，二维表、视图等是客体，增、删、改、查就是访问权。

访问控制策略包含在授权数据库中，它定义了在什么条件下哪个主体对系统中哪种客体具有何种访问权。访问控制策略一般分为自主访问控制、强制访问控制、基于角色的访问控制和基于属性的访问控制四种类型。自主访问控制是传统的访问控制方法，强制访问常用于军事等较敏感或关键的信息安全场景，剩余两种方法是后来发展起来已被广泛使用的访问控制方法，下面具体介绍其中的三种方法，强制访问控制因与应用场景强相关，在此不做详细叙述。

1. 自主访问控制

自主访问控制基于请求者的身份和访问控制规则控制访问，规定请求者可以（或不可以）做什么。它利用访问矩阵实现控制。如图 7-9 所示，矩阵中的一维由试图访问资源的主体构成，另一维为可以被访问的客体，每一个单元格表示一个主体对一个客体的访问权限。

客体

主体

	文件1	文件2	文件3	文件4
用户1	读/写	所有/读/写		写
用户2	读	读/写		所有/读/写
用户3	所有/读/写		所有/读/写	读

图 7-9　访问矩阵示意图

2. 基于角色的访问控制

在基于角色的访问控制中，首先用户依据他们的职责被静态或动态地指定为不同的角色，然后系统根据用户被设定的角色分配访问权，而不是根据用户的身份。如图 7-10 所示，用户 1～3 被指定为两种不同的角色，这两种角色对 3 种资源具有不同的访问权，用户与角色、角色与资源之间都具有多对多的关系。

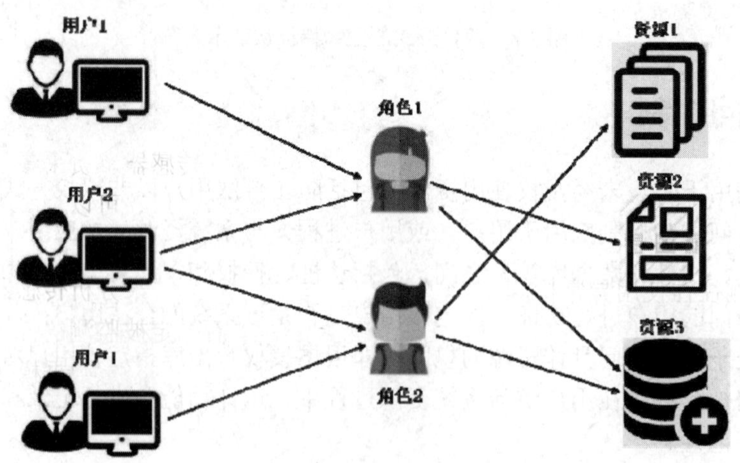

图 7-10　基于角色的访问控制示意图

3. 基于属性的访问控制

基于属性的访问控制（见图 7-11）根据用户、被访问资源及当前环境条件控制访问。它能够定义表达主体和客体二者属性条件的授权，具有较强的灵活性和表达能力，在 Web 服务、云计算等新兴应用领域被广泛运用。

电影评级	允许观看的用户
R	18岁及以上
PG-13	13岁及以上
G	任何人

图 7-11　基于属性的访问控制示例

该方法中的属性包括三种类型：主体属性（如名称、单位、地址等）、客体属性（如类型、所有者、大小等）和环境属性（如时间、地点、温度等）。

以下是基于属性的访问控制示例，允许观看的用户和电影评级分别对应主体和客体的属性（忽略环境属性）。

用户 u 能否观看电影 m 是通过如下规则来决定的：

$$\text{can\_access}(u,m) = (\text{Age}(u) \geqslant 18 \wedge \text{Level}(m) \in \{\text{R}, \text{PG}-13, \text{G}\}) \vee$$
$$(\text{Age}(u) \geqslant 13 \wedge \text{Age}(u) < 18 \wedge \text{Level}(m) \in \{\text{PG}-13, \text{G}\}) \vee (\text{Age}(u) < 13 \wedge \text{Level}(m) \in \{\text{G}\})$$

7.4.3　入侵检测

非法入侵是一种重要的安全问题，入侵者可能在未经授权的情况下获取或尝试获取一个系统的访问权，例如：远程获取电子邮件服务器管理员账号、未经许可查看敏感数据等。

入侵者执行入侵活动时，通常采取以下步骤：首先，为获取访问权限进行目标锁定和信息收集；其次，在获得一定访问权后，利用系统漏洞等执行恶意行为；同时，为了持续地入侵，需要进行访问权限维持甚至对权限进行升级；此外，为避免被很快检测出，入侵者在入侵过程中会进行痕迹覆盖。

为了应对非法入侵，信息安全提供了一种监控并分析系统事件的安全服务，即入侵检测，主要功能是发现未经授权而访问系统资源的尝试活动，并提供实时或近实时的报警。入侵检测包括传感器、分析器和用户接口三个逻辑组件，传感器负责采集数据，分析器从一个或多个传感器或其他分析器接收输入，通过用户接口，用户可以查看系统的输出或控制系统的行为。

入侵检测往往使用异常检测、特征或启发式检测两种方法来分析传感器收集的数据。异常检测是基于合法用户在某段时间内的行为数据，然后确定被监测的行为是否为合法用户的行为，而特征或启发式检测则是将被监测的行为与已知的恶意数据模式或攻击规则组成的集合进行比较，以确定该行为是正常的还是异常的。因此，特征或启发式检测仅仅被用于识别有模式或有规则的已知攻击。

根据数据来源，入侵检测分为基于主机的入侵检测、基于网络的入侵检测和分布式或混合式入侵检测三种类型。基于主机的入侵检测用于监测一台主机的特征和该主机发生的与可疑活动相关的事件，基于网络的入侵检测监测的是特定网段或网络设备的流量，分布式或混合式入侵检测融合了前两者的优势，对主机和网络传感器收集的数据进行汇总分析，以便更好地识别入侵活动并做出响应，这也是目前应用最广泛的入侵检测方式。

7.5 信息安全道德与法规

我国始终把“依法治网”作为加强数字生态建设、构建规范有序网络环境的基础性手段，坚定不移地推进依法管网、依法办网、依法上网，推动互联网在法治轨道上健康运行。健全网络法律体系，制定出台《中华人民共和国电子商务法》、《中华人民共和国电子签名法》、《中华人民共和国网络安全法》（以下简称《网络安全法》）、《中华人民共和国数据安全法》（以下简称《数据安全法》）、《中华人民共和国个人信息保护法》（以下简称《个人信息保护法》）等基础性、综合性、全局性法律，中国网络立法的“四梁八柱”基本构建，基本形成以宪法为根本，以法律、行政法规、部门规章和地方性法规规章为依托，以传统立法为基础，以网络内容建设与管理、信息化发展和网络安全等网络专门立法为主干的网络法律体系。

7.5.1 有关知识产权

1990 年 9 月，我国颁布了《中华人民共和国著作权法》，把计算机软件列为享有著作权保护的作品。1991 年 6 月，颁布了《计算机软件保护条例》，规定计算机软件是个人或者团体的智力产品，同专利、著作一样受法律的保护，任何未经授权的使用、复制都是非法的，按规定要受到法律的制裁。

因此，人们在使用计算机软件或数据时应遵照国家有关法律规定，尊重作品的版权，这是使用计算机的基本道德规范。人们应养成良好的道德规范，具体如下。

（1）使用正版软件，坚决抵制盗版，尊重软件作者的知识产权。

（2）不对软件进行非法复制。

（3）不要为了保护自己的软件资源而制造病毒保护程序。

（4）不要擅自篡改他人计算机内的系统信息资源。

7.5.2 有关网络安全

我国很早就认识到网络安全对生产、生活、政治的重要性。2014 年 2 月 27 日，中央网络安全与信息化领导小组正式成立，提出“网络强国”战略。一直以来，中国网络安全问题都没有明确的法律法规，这让大量网络安全事件发生后面临审判、量刑方面的难题，同时也无法为网络违法犯罪起到震慑作用。2016 年 11 月 7 日，《网络安全法》正式颁布，让我国网络安全终于有法可依，这是 2016 年网络安全最重大的事件之一。

《网络安全法》是为保障网络安全，维护网络空间主权和国家安全、社会公共利益，保护公民、法人和其他组织的合法权益，促进经济社会信息化健康发展而制定的，自 2017 年 6 月 1 日起施行。《网络安全法》明确了网络空间主权的原则，明确了网络产品和服务提供者的安全义务，明确了网络运营者的安全义务。《网络安全法》进一步完善了个人信息保护规则，还建立了关键信息基础设施安全保护制度。

7.5.3　有关网络行为规范

计算机网络正改变着人们的行为方式、思维方式乃至社会结构。它对于信息资源的共享发挥了重大的作用，并且蕴藏着无限的潜能。但是网络的作用并非完全正面，在它广泛的积极作用背后，也有使人堕落的陷阱，这些陷阱产生着巨大的反作用，其主要表现在：网络文化的误导，传播暴力、色情内容，诱发的不道德和犯罪行为。因此，在网络上一定要遵守以下规范。

（1）不能利用电子邮件做广播性宣传。

（2）不应擅自使用他人的计算机资源。

（3）不能私自阅读他人的通信文件（如电子邮件），不得私自复制不属于自己的软件资源。

（4）不应该窥探他人计算机中的内容，不得任意破译他人口令。

各个国家都制定了相应的法律法规，以约束人们使用计算机以及在计算机网络上的行为。例如，我国公安部公布的《计算机信息网络国际联网安全保护管理办法》中，规定任何单位和个人不得利用国际联网制作、复制、查阅和传播下列信息：

① 煽动抗拒、破坏宪法和法律、行政法规实施的。

② 煽动颠覆国家政权，推翻社会主义制度的。

③ 煽动分裂国家、破坏国家统一的。

④ 煽动民族仇恨、民族歧视，破坏民族团结的。

⑤ 捏造或者歪曲事实，散布谣言，扰乱社会秩序的。

⑥ 宣传封建迷信、淫秽、色情、赌博、暴力、凶杀、恐怖，教唆犯罪的。

⑦ 公然侮辱他人或者捏造事实诽谤他人的。

⑧ 损害国家机关信誉的。

⑨ 其他违反宪法和法律、行政法规的。

7.5.4　我国网络安全工作取得积极进展

共建网络安全，共享网络文明。“没有网络安全就没有国家安全，没有信息化就没有现代化。”党的十八大以来，我国网络安全政策法规体系不断健全，网络安全工作体制机制日益完善，全社会网络安全意识和能力显著提高，网络安全保障体系和能力建设加快推进，为维护国家在网络空间的主权、安全和发展利益提供了坚实的保障。

参 考 文 献

[1] 开放原子开源基金会．openEuler - 开放原子开源基金会[EB/OL]．[2023-06-06]．https://www.openatom.org/project/1ac83870dcea11ec95fa7b6a915924b7.

[2] openEuler 开源社区．社区章程[EB/OL]．[2023-06-06]．https://www.openeuler.org/zh/community/charter/.

[3] openEuler 社区．openEuler 22. 03 LTS SP1 技术白皮书[EB/OL]. [2023-06-06]. https://www.openeuler.org/whitepaper/openEuler-whitepaper-2203-SP1.pdf.

[4] openEuler 社区．openEuler 23.03 技术白皮书[EB/OL]．[2023-06-06]．https://www.openeuler.org/whitepaper/openEuler-whitepaper-2303.pdf.

[5] 开放原子开源基金会．OpenHarmony - 开放原子开源基金会[EB/OL]. [2023-06-06]. https://www.openatom.org/project/03143340dcf011eca599054ea93d476a.

[6] OpenHarmony．了解 OpenHarmony 开源项目[EB/OL]．[2023-06-06]．https://docs.openharmony.cn/pages/v3.2/zh-cn/OpenHarmony-Overview_zh.md/.

[7] 开放原子开源基金会．关于我们[EB/OL]．[2023-06-09]．https://www.openatom.org/about.

[8] 李芳，刘晓春，李东海．操作系统原理及 Linux 内核分析[M]．2 版．北京：清华大学出版社，2018.

[9] 汤小丹，梁红兵，哲凤屏，等．计算机操作系统[M]．4 版．西安：西安电子科技大学出版社，2014.

[10] 刘永生，郭永莉，何蓉．大学计算机教程：医学应用基础[M]．北京：科学出版社，2017.

[11] 奠石镁，李俊，张立鉴．大学计算机实践教程：医学应用基础[M]．北京：科学出版社，2017.

[12] 闫宏印，赵涓涓，廖丽娟，等．计算机硬件技术基础[M]．2 版．北京：电子工业出版社，2019.

[13] 柳秀梅，徐彬，张昱，等．计算机硬件技术基础[M]．北京：清华大学出版社，2019.

[14] 何宾．微型计算机系统原理及应用[M]．北京：电子工业出版社，2022.

[15] 钟义信．信息科学原理[M] ．北京：北京邮电大学出版社，1996.

[16] 王贺明，翟萍．大学计算机基础[M]．4 版．北京：清华大学出版社，2015.

[17] 姚琳，屈微，段世红，等．大学计算机基础[M]．北京：人民邮电出版社，2010.

[18] 王崇刚，王道乾，李黔．计算机网络技术基础[M]．北京：航空工业出版社，2021.

[19] 安淑芝，黄彦，杨虹．计算机网络[M]．4 版．北京：中国铁道出版社，2015．

[20] 谢希仁．计算机网络[M]．8 版．北京：电子工业出版社，2021．

[21] 言方荣．人工智能在生物医药领域中的应用和进展[J]．中国药科大学学报，2023，54（03）：263-268．

[22] 王振铎，曹强，王英强，等．生命体征监测及医学预警技术综述[J]．电脑知识与技术，2022，18（15）：7-9．